全国高等卫生职业教育创新型人才培养"十三五"规划教材

供医学美容技术等专业使用

美容医疗应用技术

主　编　胡　玲　陈　敏

副主编　林　蕾　王　影

编　者　（以姓氏笔画为序）

王　影　白城医学高等专科学校

刘子琦　重庆三峡医药高等专科学校

孙　杰　铁岭卫生职业学院

陈　敏　长春医学高等专科学校

林　蕾　宁波卫生职业技术学院

罗红柳　重庆三峡医药高等专科学校

周　围　宜春职业技术学院

赵　绮　郑州铁路职业技术学院

胡　玲　重庆三峡医药高等专科学校

华中科技大学出版社

http://www.hustp.com

中国·武汉

内 容 简 介

本书是全国高等卫生职业教育创新型人才培养"十三五"规划教材。

本书分为八章。内容包括绪论、美容医疗应用技术的医学美学基础、理化美容技术、注射美容技术、美容文饰技术、美容化妆技术、美甲技术及毛发养护。

本书主要供高职高专医学美容技术等专业使用,也可作为从事医学美容的医师、护士及美容医疗相关工作者的参考书。

图书在版编目(CIP)数据

美容医疗应用技术/胡玲,陈敏主编.—武汉:华中科技大学出版社,2017.8(2024.1 重印)
全国高等卫生职业教育创新型人才培养"十三五"规划教材. 医学美容技术专业
ISBN 978-7-5680-2518-8

Ⅰ.①美… Ⅱ.①胡… ②陈… Ⅲ.①美容术-医学院校-教材 Ⅳ.①R622

中国版本图书馆 CIP 数据核字(2017)第 012193 号

美容医疗应用技术 胡 玲 陈 敏 主编
Meirong Yiliao Yingyong Jishu

策划编辑:居 颖
责任编辑:陈 晶
封面设计:原色设计
责任校对:李 琴
责任监印:周治超
出版发行:华中科技大学出版社(中国·武汉) 电话:(027)81321913
　　　　　武汉市东湖新技术开发区华工科技园 邮编:430223
录　　排:华中科技大学惠友文印中心
印　　刷:武汉科源印刷设计有限公司
开　　本:787mm×1092mm　1/16
印　　张:13
字　　数:326 千字
版　　次:2024 年 1 月第 1 版第 6 次印刷
定　　价:59.80 元

全国高等卫生职业教育创新型
人才培养"十三五"规划教材
（医学美容技术专业）
编委会

前言

QIANYAN

随着经济的发展，人们生活水平普遍提高，对美容的需求也不断地增长，美容行业也已成为我国居民的"第五大消费热点"，社会需要更多实用技术型美容人才。"美容医疗应用技术"是医学美容技术专业人才学习的核心课程之一。该教材坚持服务并服从于高职高专医学美容技术专业的人才培养规格和人才培养目标，围绕专业要求和职业能力进行构思设计，以美容工作者的职业技能要求为出发点，准确定位教材的知识点和技能点，力求符合高素质高技能美容人才培养的要求，体现高等职业技术教育的特点。

本教材根据三年制医学美容技术专业的专业特点，结合学科进展和市场的需求，坚持科学性，以实用性、先进性为原则，突出"必需、够用"，重点选择一些常见且常用的美容医疗应用技术作为主要教学内容，强调医学美容技术在预防、治疗、美化皮肤等方面的相关知识，增强了可读性及学习效果。

全书共分为8章，96学时。课堂讲授48学时，实训48学时，不同专业学生具体教学内容和目标可根据实际情况适当调整。内容包括绪论、美容医疗应用技术的医学美学基础、理化美容技术（包括激光美容技术、高频电美容技术、超声波美容技术、冷冻美容技术等）、注射美容技术、美容文饰技术、美容化妆技术、美甲技术及毛发养护。《美容医疗应用技术》重点突出，图文并茂，特别符合以专业培养目标为导向，以职业技能培养为根本的高等职业教育特色，使学生毕业后能独立、正确处理与专业相关的常见求美需要。

本教材适合于高职高专医学美容技术、中医学、针灸推拿（美容方向）等美容各相关专业的学生使用，也可作为教师参考用书，对美容师、美容导师、美容讲师等美容岗位从业人员也是很好的辅导用书。

本书在编写过程中参考了相关书籍和文献资料，在此表示衷心感谢！由于编写时间仓促，内容较新，参考的资料有限，编者编写水平也有限，书中难免有错误和不妥之处，望得到广大师生和读者指正。

编者

目录

MULU

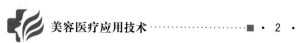

第一章 绪 论

第一节 美容医疗应用技术的概念和研究对象

一、美容医疗应用技术的概念和研究对象

美容医疗应用技术是一门以医学美学为基础,运用医疗美容仪器、用品或手法,来维护、修复、改善和重塑人体容貌美和形体美的应用性学科,其技术来源于医学的各个领域,是医学美容技术专业的一门重要的临床专业课程,也是美容医学的重要组成部分。

美容医疗应用技术是临床医学与美容学交叉的一门新兴边缘学科,是高等教育中美容医学的一个重要分支,也是高职高专医学美容技术专业的必然产物。它是不同的美容技术作用原理及技法的总和,是美容医学领域中一个实用性很强的应用性技术群。它与美容医学的其他分支学科同时存在,并广泛应用于美容医学实践中。

美容医疗应用技术的研究对象是围绕人的形体美,以及维护、修复、改善或再塑人体美的一切医学技能和设施,其核心是人的健与美的和谐及统一。美容医疗应用技术的实施对象是具有生命活力的人,实施者可以是美容医师、医学美容技师或美容护士。

二、美容医疗应用技术的基本任务

(1)充分运用美学、医学及美容医学相关学科中目前已经成熟的基础理论和实践技术满足广大社会求美人士的需求。

(2)继承和实施安全有效的技术的同时,运用现代医学美学和美容医学的基础理论充实提高美容医疗应用技术理论,研究美容技术(包括技巧、手法等)的作用原理,识别、优选各类美容方法,改进、创新美容技术的理论。

(3)美容医疗应用技术存在一定的风险,需在美容医师的指导和监督下完成,同时还要科学地借鉴相关学科(如美容外科、美容皮肤科、美容护理与保健、生物工程、艺术造型等)的知识和技能,不断丰富、发展和完善美容医疗应用技术。

(4)美容医疗应用技术在我国起步晚,发展快,其理论基础和技术水平不够完善和成熟。受科技水平和经济条件的限制,医疗美容技术的科技含量和实践精度与国际先进水平相比还有一定的差距。因而,注重和提高美容医疗应用技术的科技含量是一项长期而重要的任务。

(5)美容医疗应用技术学科是一个新兴学科,加强人才培养,逐渐培养一支丰富、完善的年轻技术团队是美容医疗应用技术事业得以发展的关键。

三、美容医疗应用技术与相关学科的关系

（一）美容医疗应用技术与医学美学的关系

医学美学是研究和实施医学领域的美与审美的一般规律与医学审美创造的医学人文学科。医学美学结合医学实践对传统美学课题加以挖掘和应用，可有效地指导各种美容设计和美容技术操作，提高美容效果。美容医疗应用技术是医学美学、美容医学的一个分支学科，它一方面以医学美学原理为指导，同时它的兴起又丰富和发展了医学美学。

（二）美容医疗应用技术与美容医学的关系

美容医学是一门以人体形式美理论为指导，采取手术或非手术的医学手段，包括使用药物、手术、手法、医疗仪器等，来直接维护、修复和再塑人体美，以增进人的生命活动美感和生命质量为目的的新兴医学交叉学科。它是美容医学整体学科中的一个组成部分，包含美容皮肤科学、美容外科学、美容内科学、美容牙科学、物理美容学、美容医学基础理论、中医美容学、美容医疗应用技术、美容保健技术学等分支学科。

（三）美容医疗应用技术与美容皮肤科学的关系

美容皮肤科学多采取内科、外科或理化治疗等医学手段维护和增进人体皮肤的健美，以调整人体皮肤的功能，提高人的生命美感和质量，它为美容医疗应用技术的形成奠定了相关基础，而美容医疗应用技术中相当多的技术研究是以皮肤美容为对象的。

（四）美容医疗应用技术与美容医学心理学的关系

美容医学心理学主要研究美容心理因素在人的健康、疾病、缺陷及审美相互转化过程中的作用及规律。现今，越来越多的人开始注重心理因素对外在容貌美所起的作用。美容医疗应用技术是研究美容技术应用规律的，以应用技术为研究对象。美容医疗应用技术在实施中要重视对象的心理需求反应，美容医学心理学要重视对象心理反应与美容医疗应用技术的联系，这就是两者的共同点。

人体美学是医学美学的重要内容之一，也是美容医疗应用技术的基础研究之一。美容医学心理学对于医学美容领域中心理学问题的研究还比较欠缺。在美容医疗应用技术操作中必须重视人体美学和美容心理学技能的结合，在提高美容医疗应用技术水平的同时，进一步运用医学人体美学与美容医学心理学指导美容技术。只有使美容就医者和施美者达到美容心理上的沟通和共识，才能获得最佳的美容效果。

四、美容医疗应用技术的学习方法

（一）加强理论学习

美容医疗应用技术涉及内容比较丰富，涉及面也较广：一方面要善于纵向贯通本教材各项目的内容，以医学美学理论指导美容实践，将整体美容观贯穿于美容技术的各个步骤之中，如美容原则的确定、各种美容方法的运用以及美容养护等；另一方面要横向融合中医基础理论、针灸、按摩、养生康复、皮肤病等各学科内容，不断地学习和探索医学美学与美容医学等相关知识及基本理论，以求深刻理解美容学的理论、具体美容方法的确立及它们在美容实践中的综合运用。只有如此，才能全面认识美容医疗应用技术的基本观点，明确基本步骤，掌握主要方法，达到教学大纲的要求。

（二）强化临床实践

美容医疗应用技术是一门实践性很强的学科,经验性强,很多理论须有临床的补充才能使美感完善。因此,学习本门课程一定要密切联系临床实践,运用所学的理论知识,细心观察,综合分析,美学设计,确定相应的美容医疗方案,选择有效的美容方法,力求获得最好的美容效果。临床实训、见习时,带教老师必须首先提出实践目的要求、重点难点及值得思考的问题,并进行示范和指导。从一般的望、闻、问、切开始引导,落实到所见美容就医者的特点,进行美学分析和设计,同时鼓励学生发表见解,提出疑点,让他们畅所欲言,老师从旁指导,发现问题,及时纠正。让学生做到用眼观察、动手操作、动脑思考,通过实践、认识、再实践、再认识的过程增强和提高美容医疗应用技术的临床实践能力。

（三）掌握美学设计

美容学是一门形象思维学,也是一种视觉语言,是一门综合艺术。一位成功的美容工作者必须熟练地掌握人体美学设计。人体美学包括了形体美、仪态美、服饰美等多个方面。要完成这一系统工程,首先必须充分了解人体的自身结构(如细胞、器官、系统、骨骼的结构及生理功能等),特别要掌握皮肤的构造、功能、作用及防治各种损容性皮肤病的方法,其次还必须了解人体的外部条件(如家庭情况、社会环境、工作场所、服务对象等),从而充分利用色彩学、绘画学、心理学、美学及化妆品学的知识弥补和掩饰缺陷,帮助美容就医者塑造适合于个体的最佳形象,这是人体美学设计的最终目的。人体美学设计是对美容工作者个人素质、修养、审美能力等方面的综合考核。

（四）培养审美能力

审美能力是人对美的感受、理解和评判的一种本领,也是成功地进行人体美学设计的重要基础。有较高审美能力的美容工作者,善于发现美的内涵,从而按照美的规律来塑造人体自身。人体本身就是美的统一体,具备对称的美感、均衡的比例、柔和的线条、光洁的皮肤等。学了本门课程后,就要处处以美学原则去审视美的现象,积累欣赏能力。通过接受艺术美的熏陶增进自身的美学修养和一定的艺术鉴赏能力,推新审美意识,把美的意识渗透、融化到美容技术操作的每一个步骤中去。长此以往,养成的审美习惯会发展为直觉无意识行为,这种意识状态就是审美能力的高级形式。

（五）学习永无止境

一名合格的美容工作者,除了应具有娴熟的操作技能外,还需要有高度的责任感,认真观察,胆大心细,尽可能满足人们对实现容貌美的向往。同时,应勤学多练,勇于开发和创新,并融合医学美学等知识,引导人们追求更高层次的现代美。美容工作者需要不断学习美容方面的新知识、新理论、新技能。

第二节 美容医疗应用技术的应用领域及发展前景

一、美容医疗应用技术的实施范围和基本原则

（一）美容医疗应用技术的实施范围

其实施范围大致可归纳为四个方面:一是皮肤、毛发的无创及微创美容技术,其中包含皮

肤养护技术(包括面部与全身的正常、损容性皮肤等)、毛发养护及毛发移植技术、微创美容文饰技术(包括文饰美容化妆技术、文饰失败修复技术、创伤或整形术后文饰修饰技术等)、皮肤外科美容技术(如皮肤磨削术、自体表皮移植术、手足病修治术等)等;二是物理化学美容技术,包括激光美容技术、冷冻美容技术、高频电美容技术、磨皮(磨削)美容技术、化学剥脱(含中药)等美容技术;三是非手术塑形美容技术,包括不切开重睑美容术、注射填充美容技术、吸脂塑形美容技术和其他美体技术、耳垂穿孔技术等;四是中医美容保健技术,如运用微波、蒸汽、针灸、推拿、药物、气功、音乐、食疗等方法实施美容保健技术等。随着科学技术的发展和社会人群审美的需要,美容医疗应用技术的实施范围会与时俱进,不断地扩展。

(二) 美容医疗应用技术的基本原则

1. 医学审美原则 医学审美原则贯穿于整个医学美学环节的全过程。①医学审美是一种对人体美的直觉。它与人的心理因素息息相关,包括人格特点、社会心理背景、个人审美习惯等方面。因此,在美容技术的操作过程中,要顾及美容就医者的心理因素,把握审美技能、心理技能与临床技能三者的综合实施。医学是基础,心理是条件,审美是核心。②不断提高医学审美技能的水准。美容工作者的医学审美技能水准是建立在其对医学人体美学原则(主要有对称、比例、对比、协调、和谐、整体性和多样统一等形式美规律,以及对色彩、亮度、层次和角度的掌握)的深刻理解和长期临床实践的基础上的,是反映其医疗水平高低的表现之一。医疗美容专业技术人员,应将上述理论与规律运用于美容医学临床审美的始终,并不断总结提高,才能使自己的医学审美技能日臻完善。③整体性原则。在临床审美实施中遵循整体与局部并重的原则,重视局部美化,也不可忽视整体的审美和健康。④审美具有社会性。医疗美容工作者应了解人体审美的社会流行性,如眉形、眼形、鼻形等的造型变化,不同职业、不同年龄的差异。不要一味追求时尚性而采取伤害人体正常功能的做法。

2. 美容医学心理诊断和辅导的原则 人们的美容就医行为在实质上是一种美容医学心理的需求,美容医学应用技术实施的心理学目标就是力求最大限度地满足美容就医者社会的审美心理需求。因此,在美容医学技术操作的全过程中,美容医学心理诊断和心理辅导必不可少。认真把握每一位美容就医者的美容医学心理适应证和禁忌证,以预防美容医疗纠纷的发生。

美容医学应用技术工作者必须在实施技术操作之前对就医者进行耐心仔细的心理判断和辅导,舒缓美容就医者的焦虑情绪,纠正其异常审美心理,在充分沟通的基础上,给美容就医者以积极的心理指导。

3. 美容医学伦理学原则 医疗美容技术操作的全过程中应遵循以下伦理学原则:整体上的无伤害原则、局部微创原则、知情同意原则及尊重和保密原则。

①整体上的无伤害原则。这是所有医疗实践活动的伦理底线,具体内容如下:忽视生命的形体美塑造、影响机体健康及功能的操作、没有诊断意义的检查、没有治疗意义的措施、术前可预见严重后果的治疗方式的实施及利小于弊的、不成熟美容技术的应用等。任何医疗美容技术操作都不能伤害美容就医者的整体健康,更不能危及其生命安全。

②局部微创原则。在实施医疗美容技术操作的过程中,应尽量达到创伤最小、美学效果最佳的目的。医疗美容技术的实施会不可避免地造成对组织的伤害,亦可能涉及对正常组织的破坏,这种伤害不易得到病人的谅解。所以,必须坚持局部微创原则,对美的收益与伤害做理性的比较,确保最小的伤害和最佳的美容效果,并尽可能杜绝并发症。

③知情同意原则。美容就医者对所实施的医疗美容技术操作方法的优缺点、局限性及并

发症等有知情权,美容就医者与美容工作者应就此达成共识,并双方签订知情同意书。知情同意书特别要强调交代美容手术的特殊风险、损伤后果等,对防范术后医疗纠纷具有重要作用。坚持知情同意原则不仅体现了对美容就医者的尊重,而且可得到美容就医者的配合,密切医者与美容就医者关系,有效化解医疗纠纷。

④尊重和保密原则。医疗美容技术操作者应尊重美容就医者的隐私权和肖像权,未经同意不得在非学术性刊物上公布其术前及术后照片等。美容就医者的动机是千差万别的,大部分美容工作者审美观正常,动机明确,渴望通过医疗美容技术获得较好的面容或是完美的身材。但也有个别美容就医者表现出敏感多疑、强迫意识、缺陷恐惧,甚至精神障碍等异常的心理。无论何种求美动机,大多数美容就医者对进行的医疗美容技术多采取"隐秘"态度处理,尽量避免同事、朋友、邻居,甚至家属的知晓。美容就医者对医者有一种"虔诚"的信任,医者坚持尊重和保密原则,对加强美容就医者与美容工作者关系、避免医疗纠纷具有重要意义。

二、美容医疗应用技术实施中的纠纷与防范

美容医疗应用技术具有社会性和心理性,目的是在保证人体健康与功能正常的前提下,努力使所治疗部位的缺陷得以修复和美化,更符合人体形式美的基本法则,并产生积极的社会心理效应。美容医疗应用技术实施上具有锦上添花的特征。在医疗美容技术实践的各个过程中要始终坚持伦理学原则,将其作为自己行动的最基本尺度和基础标准,才能有效规避医疗风险和医疗纠纷,促进学科的健康发展。

(一)保证人体健康和功能正常

医疗美容技术操作是一类具有创伤性或侵入性的医学技术,是为了人体审美的目的而导致的一种对人体不可避免的局部伤害,有可能诱发人体的某些潜在性疾病的发作,因此,保证人体健康是医疗美容技术操作的基本点。美容医学临床护理实施中的任何技术操作都不能以牺牲人体的生理功能而片面地求得美容的效果。

(二)注重美学效果和心理效果

美容医疗应用技术操作应使缺陷得到一定修复,外貌得到不同程度的美化。美学效果与心理效果相辅相成,良好的美学效果一般可带来积极的社会心理效果。凡经医疗美容技术实施后获得了满足感,增强了自信心,增进了身心健康,此美容操作就是成功的。

(三)取得良好社会效果是关键

凡得到周围人群的认可与赞许,美容就医者的社会适应能力得到一定程度的提高,就意味着达到了医疗美容技术实施的社会效果。但是,有时可能由于美容就医者的人格异常、审美观异常或其他原因而导致社会、婚姻或其他人际关系的紧张等后果。有时尽管医疗美容技术操作达到了良好的美学效果,也难以达到积极的社会效果。这种情况在临床上是常见的,应尽量避免。

三、美容医疗应用技术实施的应用领域及发展前景

随着时代的进步,社会的发展,人们的生活水平、生活质量不断提高,对美容的需求不再简单地停留在生活美容方面,而是要追求高层次、高质量的美容技术。美容医疗应用技术作为美容医学的分支学科,是在社会需求不断增长的新形势下迅速壮大起来的。如何在现代医学模式转变及医学高新技术飞速发展的今天,充分满足美容就医者急剧增长的审美要求,以

及美容观念的转变;在美容产品层出不穷,美容材料不断更新,美容项目、美容技法不断翻新的趋势下,如何应对美容行业愈来愈激烈的竞争;如何为新项目、新技术寻找科学依据及理论支撑;如何完善美容技术专业队伍建设,这将是一个长期而艰巨的使命。

(一)美容需求与日俱增

居民生活水平提高,需求结构升级,健康意识和生活质量意识迅速提升,驱动美容产业迅速发展。人们的审美观随着时代的变迁、社会的发展、科技的提升发生了巨大的变化,但对美的向往却一直不会变,对美容的期望反而越变越强烈。美容从内容到形式上都不断地变化和提升。城乡居民收入的持续增长使美容消费支出的扩大有可能变为现实,可驱动美容产业迅速发展。

人们对健康有了更高的要求,而美容作为一种时尚潮流也吸引着大众的目光。现代医学认为健康不仅是指没有疾病或病痛,而且是一种躯体上、精神上和社会上的完全良好状态。只有对生活的热爱、积极的生活态度,才会给人的身体健康带来积极的影响,才会从根本上提高人的生活质量。同时,爱美是一种生活态度,人们追求和谐美好的生活可促使各种美容技术不断开拓创新。

(二)新兴技术发展加大

医疗美容技术的不断改进和新材料、新仪器的投入使用,为"美丽产业"提供了广阔的发展空间,造福了诸多美容就医者。随着高科技的发展,一大批设备先进、技术一流、人才济济的集约化、大规模、连锁经营的美容整形医疗集团代替了以前单纯的医院或者诊所。除了常用的乳房假体、隆鼻硅胶等植入类材料及肉毒素、羊胎素等注射类材料、仿制天然生物材料或制备出具有生物功能甚至是真正有生物活性的材料等,都给美容带来了更多可能性。

中国未来美容业的发展模式必将向着专业化的经营模式深入,会有相当部分的美容机构与国内外的权威美容品牌机构及医学、皮肤学研究机构进行深度合作,在专业化、细分化的战略思想指导下,从某一个具体领域进行纵向深入与强化,如专业抗衰老美容、专业美体塑形、专业眼部护理等。以后的整形美容技术更要增加艺术设计的成分,美容技术未来将向精细化方向发展。

(三)专业人员远远不足

中国人口众多,随着经济的发展和社会的进步,医疗美容专业技术人才远远不能满足市场需求。中国国内医学美容市场前景广阔,这一点毋庸置疑。随着收入的提高,越来越多的白领女性不再满足于用涂抹化妆品、上美容院做皮肤护理等传统方法来延长青春。她们必然要寻求高新技术解决"面子"问题。实际上,几乎每个容貌问题都可以找到一个科学的答案,还有减肥、吸脂、近视治疗等,用高科技手段解决这些问题是未来的发展方向。

美容医疗应用技术广泛地应用于美容医学的各个分支学科中,而且现在有许多独立的美容医疗门诊部是以美容医疗应用技术为主开展工作的。一支在美容医师指导下开展或者独立开展各项美容医疗应用技术工作的美容医疗技术队伍正逐步形成。他们所从事的各项美容医疗应用技术工作的范围已经形成了一个独特的技术群。无论从机构还是人员方面已发展成为现实中的一项医疗美容事业。人们对从事美容工作的技术人员,既要求他们有良好的职业道德,又要求他们具备较高的美容专业技术。为了美容医疗技术队伍在正常轨道上发展壮大,卫生部与教育部经过认真调研、专家反复论证后,由教育部主管的全国医学高职高专教育研究会已于2000年11月将医学美容技术专业列入《医药卫生类高职高专专业设置指南》

中,不少高校也于近年陆续开办了医学美容技术专业。2004 年 10 月 22 日,教育部教高 [2004] 3 号文件关于印发《普通高等学校高职高专教育指导性专业目录》的通知,已将医学美容技术专业列入其中。这是我国顺应美容医学临床发展与市场需求的重大决策。

但是,由于美容医疗应用技术的内涵和外延还不十分明确,对它的基础研究和系统研究还有待加强,这既是完善自身的需要,也是完善美容医学整体学科的需要。不远的将来,美容医疗应用技术这个技术群将会逐渐成熟,有望成为一个独立的医学美容技术科室,成为美容医学整体学科中的一个分支学科。

美容医疗应用技术的发展是在实践、认识、再实践、再认识的过程中不断发展的,但发展过快并非好事,作为医疗美容技术工作者在工作当中必须坚持一切从实际出发,辩证地认识问题、解决问题,使美容医疗应用技术保持良好的发展势头,更好地为美容就医者服务。

（胡　玲）

第二章 美容医疗应用技术的医学美学基础

美容医疗应用技术是以医学美学为基础,运用审美心理与医疗美容仪器或用品,来维护、改善人体容貌和形体美的一个应用性技术群。它与美容医学的分支学科同时出现,并且存在于美容医学的临床实践中,从事美容医疗应用技术的医务人员可以是美容医师、医学美容技师或美容护士。

人体美学是医学美学的重要内容之一,也是美容医疗应用技术的基础研究之一。美容医疗应用技术操作中必须重视人体美学知识,在提高美容医疗应用技术水平的同时,进一步用医学美学指导美容技术。

第一节 美容医疗应用技术实施中的医学人体审美原则

美容医学人体审美标准是以人体的健康作为基础的,美的人体首先应该是健康的、无病态的,通过美容医疗应用技术所达到的人体美也必须符合人体正常的生理规律。在审美过程中始终应以健康美与生命活力美作为衡量美的唯一标准。

人体在美容技术实施中遵循人们普遍接受的人体形式美的基本法则,包括单纯齐一、对称均衡、多样统一、线条流畅、体形均匀、动作协调等。其中最基本的法则是多样统一,因为它体现了形式结构的秩序化,作为一种形式美的法则,它恰好与自然规律相吻合。由于年龄、性别、气质、种族与地理的差异,个性审美原则是各有个性、不相雷同。因此,任何审美都是审美共性和个性的统一,在医学美容技术实施中既要反映人体审美的共性要求,又要突出人体美的个性特征。

在人体健康状态和审美评价过程中都应遵循整体与局部并重的原则,既重视局部美化,也不可忽视整体的审美和健康。整体美和局部美相结合是实施美容操作不可忽视的原则。

除此之外,还有一些公认的医学人体审美原则可以借鉴。

一、黄金分割

黄金分割又称黄金段、黄金律,是将一个整体一分为二,较大部分与较小部分之比等于较大部分与较小部分的和与较大部分之比。按照这种比例关系构成的一切对象(线段或是矩形)都令人产生和谐统一的美感。著名的画家达·芬奇研究发现,人体结构中很多比例关系接近 0.618,得出"人体本身就是黄金分割律"的杰出样本。0.618 是迄今表达人体美规律最经典的形式。

医学人体审美中的常见黄金点包括喉点、乳头、肘关节、膝关节、眉间点、鼻下点、颏上点、口裂点、口角点、眉峰点等。

医学人体审美中的黄金三角：人体结构中的三点连成的三角形，底和腰之比为 0.618 或近似值为等腰三角形，其内角分别为 36°、72°、72°，如外鼻正面观、外鼻侧面观、"危险三角"、胸腹三角等。

医学人体审美中的黄金矩形：宽与长的比为 0.618 或近似值为长方形，如躯干轮廓、手部轮廓、头部轮廓、面部轮廓、外鼻轮廓、口唇轮廓、外耳轮廓、前牙轮廓等。

医学人体审美中的黄金指数：在一条直线上或不在一条直线上的两条线段，短段与长段的比值为 0.618 或为近似值的比例关系，如四肢指数、鼻唇指数、唇目指数、目面指数、上下唇指数、切牙指数等。

一般正常发育的人体大多在这些比例关系的上下浮动，同人体的其他参数一样都存在一个允许变化的幅度，只要在正常的范围之内，一般都视为美。在医疗美容技术操作之前的设计中，注意结合黄金分割的定律，以塑造出更美好的状态。

二、曲线

曲线是点在空间组建变换方位运动的曲折轨迹。曲线与人体的关系最密切，完整的人体和局部器官的轮廓线均由曲线构成。合乎美学规律和数学方程式相关的曲线才能给人以美感，如抛物线、双曲线、椭圆形曲线、"S"形曲线等。

女性曲线美标准：由肩、腰、臀组成的"S"形曲线和胸、腹部、臀组成的"S"形曲线。男性曲线美标准：以阳刚、体形健壮、富有肌肉、轮廓清晰刚硬为美。

当然，除了遵循黄金分割定律和曲线原则外，在美容医疗技术实施过程中，我们还要重视审美沟通，以求审美评价的一致性。在临床实践中常遇到美容就医者的审美标准与我们有较大的差距，此时，不要仓促实施美容医疗技术。对于较为挑剔的美容就医者，美容医师应耐心倾听其观点，待明确其问题后，将人体美的基本法则及美必须被社会公众认可等讲解给美容就医者听，使其接受大众化的审美观与审美标准，与美容就医者保持一致性，这样才能尽量避免医疗纠纷。

审美并没有绝对的标准，在实施美容医疗技术的过程中，需要用和谐审美观指导美容医学的审美。破坏机体的和谐统一、损害形体的均衡匀称、影响个体与社会的和谐将会导致审美心理的特异性变化。

第二节 容貌的医学美学基础

容貌美也称相貌美，是面形、眼、鼻、口、耳及皮肤的综合之美。

一般东方人会将"五官端正、协调、对称，眼大睁明，眼皮双褶，口唇红润，牙齿皓白整齐，鼻子竖直，颈脖颀长，耳廓分明，肌肤白皙、光滑、柔软及适宜的发型"等作为女性容貌美的特征。有的人单看五官，挑不出什么毛病，但组合在一起面部比例失调看起来相貌平平，而有的人五官中某一部位看似不起眼，面部整体看却顿显迷人美貌，神采袭人。这就是组织间的比例协调、统一。

容貌美的基础是面部软硬组织间的协调、对称、和谐与统一，通常从正面和侧面去评价。

一、正面观的协调性

容貌的正面评价可以概括为"三停五眼"。面部长度的比例关系可分为"大三停"、"小三停"和"侧三停"。

"大三停"是指从发际到颏下分为三等分,即发际点到眉间点,眉间点到鼻下点,鼻下点至颏下点的长度大致相等,共三停(图2-1)。眼、鼻位于面中 1/3,口腔位于面下 1/3。颅面畸形主要表现为面上 1/3 及面中 1/3 比例失调;牙颌面畸形主要为面中 1/3 及面下 1/3 比例异常。

"小三停"指面下 1/3 可以再三等分,即鼻下点至下唇上缘,下唇上缘至颏唇沟中点,颏唇沟中点至颏下点大致相等(图 2-2)。

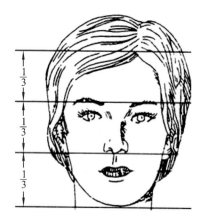

图 2-1 大三停

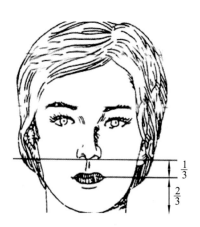

图 2-2 小三停

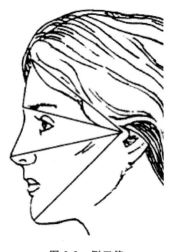

图 2-3 侧三停

"侧三停"是以耳屏中心为顶点,分别向发际中点、眉间点、鼻尖点和颏前点做连线,形成三个夹角,其夹角差小于10°(图 2-3)。

"五眼"是指人脸的宽度在眼的水平线上等分为 5 个眼裂宽,即内眦间距、2 个眼裂、外眦至面部外侧游离缘长度相等。

二、正面观的对称性

正常人的面部并不是绝对对称的,容貌非对称率在 10% 以内可以视为对称。我们通常通过眉间点、鼻尖点及颏中点确定面中线,观察颧骨突度是否一致、下颌角是否对称、口角是否水平,以及上下牙列中线与面中线是否一致等。

三、美容线

同侧的眉头、目内眦、鼻翼外侧点形成三点一线;眉尾的外端与经鼻翼的外缘、目外眦点在一条直线上;双眼平视前方时,鼻翼与瞳孔外缘连线恰与眉峰相交;通过外眦的垂线与下颌角相吻合。

瞳孔与同侧口角在同一条垂线上;同侧的眉梢、外眦角、鼻翼高点与对侧口角在同一条直线上;双唇高点在鼻尖与颏下点连线之间;眶下缘至外耳道的连线与牙弓平面平行;口角连线、鼻底线、双瞳孔连线相互平行。

符合美容线者为美、为协调,错位者就不够美。

四、面部各部位美学标准

1. 五官的美学标准 眉、眼、鼻、口、耳协调。

2. 眼的美学标准 眼睛是心灵的窗户,为人的五官之首,是传递人体美质信息和情感信息的重要窗口。其外形结构由眶部、眼球、眼睑组成。

(1) 眼形。①标准眼:睑裂宽度比例适当,内眦角钝圆,巩膜露出较多。②丹凤眼:外眦角大于内眦角,外眦高于内眦,睑裂细长呈内窄外宽。③细长眼:睑裂细小,睑缘弧度高,黑珠及眼白露出较少。④眯缝眼:睑裂窄短,内外眦均较小,眼球显小。⑤圆眼:睑裂高宽,睑缘呈圆弧状,眼珠、眼白露出较多。⑥斜眼:上斜眼(俗称吊眼),外眦角高于内眦角,眼轴线向外上倾斜度过高。下斜眼(俗称垂眼),外眦角低于内眦角,眼轴线向下倾斜。⑦三角眼:由于上睑皮肤中外侧松弛下垂,外眦角被遮盖显小。⑧突眼:睑裂过宽,眼球大,向前方突出,黑珠全部暴露,眼白露出范围也多。⑨近心眼与远心眼:近心眼主要是内眦间距过窄,两眼过于靠近。远心眼为内眦距离过宽,两眼分开过远。⑩深窝眼与肿眼泡:深窝眼是上睑凹陷不丰满。肿眼泡为眼睑皮肤肥厚,皮下脂肪臃肿、鼓实。

(2) 眼睑。①单睑:上睑自眉弓下缘到睑缘间皮肤光滑,睁眼时无皱襞形成,俗称单眼皮。②重睑:上睑皮肤在睑缘上方有一浅沟,俗称双眼皮。③多睑:有多个上睑皱襞。

美丽的眼睛,应是双眼对称,眼窝深浅适中;睑裂宽,外形分明,上睑遮住虹膜不超过 1/2;双眼皮,内眦角钝圆;眼球晶莹透明,虹膜和巩膜无异质,眶、瞳、上下睑须组合高度协调、有神,大而明亮,清澈如水,含情脉脉,常带微笑神态、表露内心感情和具有较高的观察力。

眼的美学需求层次有五个:一是具有正常眼的解剖生理结构,视觉功能正常,这是眼的美学最低要求。二是具有正常外眼结构,基本对称,符合五官基本端正的要求。三是眼生活美容通过非创伤性或微创性的眼、眉部修饰使眼部颜面部变美。这一层次的需求是对眼进行无创伤的美容,以化妆、护眼用品的使用为主,主要是用修饰眉、眼的方法来美化和突出优点,掩饰和弥补不足,以无创伤性微创伤性、可逆性、多样性为特点。常见的有修眉、画眉、文眉、画眼线、涂眼影、烫睫毛等。各种护眼用品的使用可防止出现眼袋、延缓皮肤松弛,让青春美长久些。眉眼的修饰可以使眉眼更加对称、协调而增强眉眼的形式美,眼部的化妆还可以丰富眼的立体层次感,增强眼的色彩美,眉的修饰可以改善和弥补面部的缺陷,各种眼镜架的选择,美瞳的出现等增添了容貌美。四是眼医学美容通过眼科美容医师根据自身条件及需求,以手术的方式使眼部眉部变美。五是眼神美通过自身文化道德修养的提高,素质、气质、品质的提升,通过眼神传递内在美,这是美学的最高境界。

3. 眉的美学标准 标准的眉形长度是从鼻翼至外眼角固定的延伸处,从眉梢、眉峰到眉头,体现一种恰到好处的协调与适中。双眉之间不可过近,亦不宜相距过远。

(1) 眉头位于内眦正上方,两者与鼻翼同在一垂直线上,两眉头间距等于 1 个眼宽;眉峰位于眉头到眉梢距离的中、外 1/3 交界处,正对外眦角,两眼正视前方时,瞳孔外缘与同侧鼻翼连线的延长线交于同侧眉峰;眉梢微斜向下,末端与眉头水平,鼻翼与外眼角连线的延长线交于眉梢。

(2) 眉头部的眉毛生长方向为斜向外上方,眉梢部为斜向外下方,眉腰部为上层眉毛向下斜行,中层眉毛向后倾斜,下层眉毛向上倾斜。眉毛上下左右较淡,中间一条较深,浓淡相宜,富有立体感,其弯度、粗细、长短、稀疏得体适中且与脸形、眼形比例和谐。

(3) 常见的眉形有标准型、下斜型、向心型、粗短型、连心型、散乱型、离心型、残缺型(图

2-4 至图 2-11）。按照中国传统眉形划分，可见新月形、兰叶形、剑形、柳叶形、卧蚕形、砍刀形。

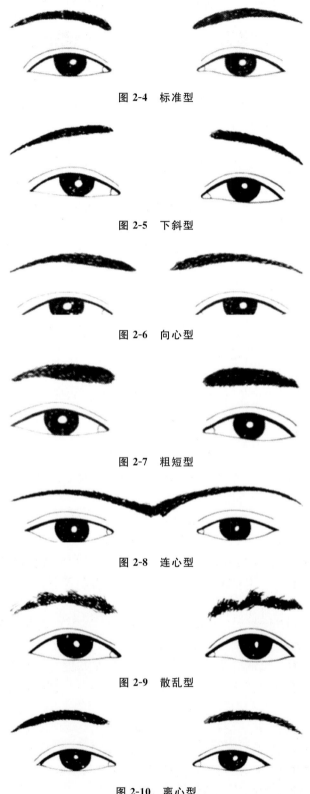

图 2-4　标准型

图 2-5　下斜型

图 2-6　向心型

图 2-7　粗短型

图 2-8　连心型

图 2-9　散乱型

图 2-10　离心型

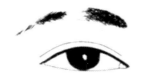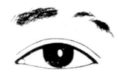

图 2-11 残缺型

4. 鼻的美学标准 鼻子位于人体面部最抢眼的"金三角"位置之一,美丽的鼻子应从鼻根、鼻梁、鼻背、鼻尖、鼻翼、鼻孔等方面综合观察。

鼻根与双眼皮等高;鼻背近乎挺直;鼻尖微突;鼻小柱居中,与上唇夹角为 90°,鼻尖到鼻小柱的连线稍弯曲;两鼻孔卵圆形,大小相等,对称。中国传统美学认为鼻子的长度是整个面部的 1/3,且正好位于面部中 1/3 的位置上。外鼻的宽度应为一个眼宽,相当于鼻长的 70%。鼻底应端正、顺直,上端狭窄,下端宽大,横部鼻肌与鼻翼肌均匀舒展,略微隆起,可成为均匀分割面部器官生理功能和美学功能的中轴线。

鼻的分型:理想型鼻、鹰钩鼻、蒜形鼻、朝天鼻、小翘鼻、小尖鼻、狮子鼻、鞍鼻等。

5. 口唇的美学标准 口唇一般被认为是面部最性感的部位。口唇部应均匀分布于鼻底之下,颏唇沟之上、左右鼻唇沟之间,上下唇适当宽厚而自然地略遮掩口齿。唇色应自然而有生气,口形应与面部协调。

上唇下 1/3 部微向前翘;红唇缘明显,唇弓清楚,红唇中央稍厚,呈球状向前下方突出;人中窝和人中脊明显;下唇比上唇略厚。

当上唇和下唇轻轻闭合时,唇形轮廓正面观分别为:方唇、扁平唇、圆唇。根据其高度、厚度、前突度、口裂宽度可分为理想型、厚唇型、薄唇型、口角微翘型、口角下垂型。厚度在 4 mm 以下者称薄唇;厚度在 5~8 mm 之间称中等唇;厚度在 9~12 mm 之间称厚唇;厚度在 12 mm 以上称突唇。上唇厚度一般为 5~8 mm,下唇厚度一般为 10~13 mm,男性比女性厚 2~3 mm。

6. 牙齿的美学标准 牙齿整齐、洁白,微笑时双尖牙微露;自然静止状态时上前牙覆盖下前牙 1/3;正中上前牙的形态与面形相同。

7. 耳的美学标准 美丽的耳形,通观耳轮、耳壳、耳窝、耳垂应构造美观,凹凸有韵,耳肤白皙细腻,听觉灵敏。双耳对称,大小、形态相同;耳廓与颅侧壁成角 30°;耳甲与颅侧壁、耳舟互成直角;耳轮、对耳轮为相应的弧形隆起;耳垂与面部皮肤以曲线相移行。

8. 皮肤的美学标准 人体皮肤的色泽因种族、民族等不同而异,黄种人在正常情况下的肤色是微红稍黄,皮肤有光泽,纹理细腻(皮纹浅,毛孔及汗孔细小);皮肤表面光滑,无污秽、斑点、赘生物等瑕疵;皮肤所含水分与脂肪比例适中,富有弹性;皮肤末梢神经感觉正常,对冷、热、痛等刺激反应灵敏;面部皮肤薄,透明度好。

9. 头发的美学标准 人体毛发具有许多生理功能,能够遮拦阳光紫外线对人体的直射,抵御寒冷的侵袭,维持身体的正常温度,保护头发和脑部免受外部损伤,是天然美质的重要组成部分。

头发清洁、整齐,无头垢或头皮屑;发丝不粗不细,不软不硬,不分叉,不打结,手感柔软;不稀疏也不过分浓密,不过短促也不过长;发丝滑润,富有光泽,富有弹性;整头发丝颜色一致,发根、发干和发梢颜色一致;除与头发生长周期有关的自然脱发外,无异常脱发及秃发;头发适应能力强,不因日晒、烫发、染发等轻易受损。

10. 面形的美学标准 面形主要有椭圆形、卵圆形、倒卵圆形、圆形、方形、菱形、梯形、倒

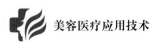

梯形、三角形和长方形等 10 大类型,其中椭圆形为国际上公认的女性的最美面形。面部美人痣、笑肌区域的酒窝等常作为代表脸形特殊美感的衍生体。

11. 神情 容貌、五官、表情肌可以传达内心的爱憎情仇、喜怒哀乐。表情自然,具有特定情景下的特定魅力,透露自然、贴切的神情之美,不做作、不夸张、不虚浮。

气质是指人的高级神经活动类型在人的行为和活动中的表现,集中反映在情绪体验的快慢、强弱、表现的隐显以及动作的灵敏或迟钝方面。一般通过人际交往显示出来,既可通过形体、面容等静态反映出来,也可通过风度、性格、智慧、姿态等动态反映出来。女性的气质特点是温柔、娴雅和细腻。

风度是气质美的一种表现形式,是人的肉体美和精神美的统一,它以姿态美为基础。女性如果有了较好的姿态美,那么就可能有优雅的风度。风度可以表现出人的思想品质、精神面貌、文化修养,因此相对而言,风度是一种比较稳定的精神美。对于女性来说,落落大方、谦让有礼、热情开朗、表情自然、待人诚实、作风正派、文静贤淑等都是女性风度美的具体表现。

第三节　形体的医学美学基础

一、分类

形体按人体测量学法,可分为瘦长型、中间型、矮胖型;按身高体重系数法,可分为正力型、无力型、超力型;按人体胚胎学法,可分为内胚叶型、中胚叶型、外胚叶型;按生理学法,可分为脑型、消化型、呼吸型、肌肉型;按营养状态,可分为营养不良型、营养正常型、营养过剩型;按女性体形分类及标准,可分为狭窄型、丰满型、健壮型、虚弱型、肌肉型、肥胖型。

二、形体的美学标准

髂骨发育正常,站立时,头、躯干、下肢纵轴在同一垂直线上;身体各部分匀称,头面躯体左右对称,无缺损,上下比例符合黄金分割定律,胸围、腰围、臀围符合 3∶2∶3 的比例;皮肤红润均匀,肌肤柔润、嫩滑而富有弹性;双肩对称,圆浑健壮,微显瘦削,无缩脖或垂肩之感;脊柱正视呈直线,侧视具有正常的体形曲线,肩胛骨无翼状隆起和上翻感觉;胸廓宽厚,胸部圆隆,丰满而不下垂;腰细有力微呈圆柱形,腹部扁平;臀部鼓实微上翘,不显下坠;下肢修长,两腿并拢时正视、侧视均无屈曲感;双下臂骨肉均匀,玉手柔软,十指修长;皮下脂肪适度,体态丰满而不觉肥胖臃肿,体重符合或接近标准体重。

女性体态端庄,自然挺胸,大方而有韵致,身材苗条而不失风韵,身体躯干(颈、胸、腹、背)、上肢、下肢各部位之间比例匀称,女性特征鲜明,双腿修长和线条柔和、脚形优美、灵动而富有支撑力,双臂舒展有力,手形优美、对称、开合灵活,适合不同职业特点,肩头圆,腹部平,腰际略细而富有对全身的平衡力、转动力,肌肉富有结实、韧性、弹性感,整体感觉具有对称美、均匀美、平衡美、协调美、活力美及女性胸围、腰围、臀围特有之“三维曲线美”等符合女性人体美学、生理科学规律的基本特征,身体内外器官健全,健康状况佳,无严重疾病和生理缺陷,女性特征突出,同时具有恰到好处的健身、塑形、修饰风采。

三、姿态

静态姿势可分为如下四型。

（1）头部中轴、骨干中轴、下肢中轴处于同一垂直线上，胸部挺起，腹部内缩或平直，背部弯曲适中。

（2）头部与下肢前倾，躯干后倾，头部、躯干、下肢中轴不在同一直线上，体姿分为三段，胸部不像第一型向前挺起明显，背部弯曲显著。

（3）胸部平直，不向前挺起，前腹壁松弛前突，脊柱弯曲明显，下肢中轴明显前倾。

（4）头部明显前伸，腹壁松弛前突，脊柱胸曲、腰曲显著突出。

正确的姿态，既体现人的精神面貌，又关系到身心健康。一般来说，女性入座要轻缓，落座后，上身要保持正直，两眼自然向前平视，两腿自然屈曲，双脚并拢或平列可前后稍微分开，两手要自然放在膝上或支撑在椅子的扶手上。站立时，身体要自然直立，挺胸收腹，腰和头颈伸直，头抬起，两肩平衡，重心落在两脚掌上。行走时，上体保持站立时的姿态，头部端正，目光平和，直视前方，自然挺胸收腹，两臀自然协调摆动，前后摆幅宜小，两脚迈步要自然、轻柔、飘逸、匀称；膝盖正对前方，双脚几乎踏在同一条直线上，这样可显示出女性端庄、文静、温柔、典雅的窈窕美，给人一种轻、灵、巧的美感。

女性的举止行为要求秀雅适度、自然有礼；言谈声音要温柔明快、圆润委婉等。

四、身体各部分美学

1. 颈项的美学标准 人体颈项部分为前颈和后项两个部分，包括颈椎、舌骨、喉软骨（喉结）结构。颈部颀长，端直自然，运动灵活，两侧对称，肌肉有弹性，弧线优美，骨窝较浅，甲状腺不明显，喉结小且高，前视不见明显血管，后视可见整齐的发际；从后脑发际边缘至肩面大于一个手掌横放的距离；颈围32 cm，或直径小于双眼外眼角的间距；皮肤紧致、光滑、白皙、细腻，无赘肉及横纹。

2. 肩的美学标准 由肩胛骨与锁骨两个成对的骨骼组织组成。呈"S"状的锁骨应时隐时现地呈现于肩周，支撑肩胛骨、胸骨产生上提、下降、前屈、后伸等运动。呈扇面状的肩胛骨应均衡对称地分布，形成女性人体又一重要的骨点、骨相美感标志。肩部左右对称，运动灵活，肌肉适中，有弹性，优美圆润，不垂、不耸；肩宽等于头宽的2.5倍；肩带肌肤洁白、细腻，特别光滑，有特殊光泽；腋下无毛，无异味。

3. 背的美学标准 头颈正直落于肩上，脊柱各弯曲度在正常范围内。

4. 胸的美学标准 胸部是人体躯干的重要部位，常被视为女性第一性征，是衡量女性人体曲线美的最重要标志。①乳房位置较高，位于第2～6肋之间，乳头平第4肋间；②乳头间距为20～24 cm；③乳房直径10～12 cm，高5～6 cm；④丰满、匀称、柔韧而富有弹性；⑤整体挺拔，呈半球形或圆锥形；⑥胸廓横径与前后径之比为4：3；⑦两侧乳房大小、形状、位置均对称一致，两个乳头与胸骨切迹成一个等边三角形。

中青年、青壮年阶段女性乳房亦应努力保持其一定的浑圆、坚韧特点，允许通过美容手段或外科手术适当丰胸、扩胸、健胸、饰胸、乳房矫形，但须修饰得体。

5. 腰腹的美学标准 女性腹部平坦，无赘肉、无皱褶、无橘皮纹、无色斑、无瘢痕；脊柱挺直，两侧对称，腰椎前突与后突的骶椎共同构成"S"形，两侧无赘肉，曲线圆滑，柔和流畅，臀部浑圆，微微上翘；肚脐位于腹部中线上，上至头顶与下至足底的长度比为0.618，呈"T"形，直径小于1.5 cm，深浅适度，无凸起。

6. 臀围的美学标准 臀部皮下脂肪蓄积适度，两侧对称，略往上收紧，丰满、浑圆、柔韧、富有弹性，体积在体形中略显大而突出，性征感强，不可过于肥大、下垂，更不可显得扁平化。

臀高等于身高的 1/2,臀部呈扁圆柱形,圆润、灵活、肌肤光滑,有光泽。

7. 四肢的美学标准 应为 3 个头长,前臂为一个头长,上臂为 4/3 个头长,手为 2/3 个头长,大腿长为身高的 1/4,比例均匀,粗细适宜。

8. 臂的美学标准 外形修长,笔直,左右对称、等长,运动灵活,截面浑圆,丰盈圆润;肌肤无瘢痕,无痣,无文身,毛孔细小,洁白细嫩,光滑紧致,有弹性,皮下脂肪适中,肌肉有力,腋下及各处均无毛。

9. 手的美学标准 手部是经常暴露在外的部位,被称为人的第二张面孔,一双玉手能给人赏心悦目之感。

手掌及手指既不干瘪,也不肥厚;手掌及手指修长而协调,流畅而灵活;皮肤有光泽、平滑、细腻、白皙,无干裂、无起刺、无斑点、无瑕疵,静脉血管不明显;手掌心纹路不深不乱。手形、手指应秀美、对称、开合灵活,指间有较好密闭度。

指甲本色亮泽,大而薄圆、甲形完整、干净整齐,无凹陷、裂纹、甲癣等;甲床须有 1 cm 以上的长度,色泽红润有光泽、丰满、柔和。

10. 腿形的美学标准 腿形修长,匀称。小腿正面胫骨笔直,肌肤洁白、嫩滑、细腻、紧实,呈现自然健康色泽,毛孔细微,肉眼不见汗毛,无色斑,无瘢痕。双腿在并拢时,腿间只有 4 点接触,即大腿中部、膝关节、小腿肚和脚跟。

从侧面看,腿形笔直,小腿前缘是一条垂直线,小腿肚最粗处位置较高;膝盖圆滑,无赘肉,肌肤光滑紧实,膝盖位于肚脐与足底间的黄金分割处;脚踝结实纤细,不粗大,有收紧感,踝骨不特别凸起。

11. 足形的美学标准 脚部发育良好,匀称无畸形,脚弓优美,前掌窄,端正自然,线条圆滑,无异味,灵动自如;肌肤白净细嫩,光滑细腻富有弹性,无溃烂皲裂,无痣,无瘢痕;足弓高度适中,光滑平顺,肉眼不见血管与骨骼,无过多脂肪堆积;无明显纹理,无死皮、硬茧;足跟自然后倾,无硬皮脚垫,纤细浑圆;足趾顺直饱满,稍向下弯曲,趾缝窄而整齐,无变形、交叠,无鞋磨痕迹;自大趾起依次缩短,呈顺滑弧形;趾甲晶莹剔透,不歪斜,修剪整齐,甲面无灰、黄斑点,为淡粉色的薄趾甲。

(罗红柳)

第三章 理化美容技术

第一节 激光美容技术

激光全称为"受激辐射光频放大"（light amplification by stimulated emission of radiation，简称 Laser）。1917 年，爱因斯坦提出"受激辐射"的概念，奠定了激光的理论基础。本世纪五十年代末，Shawlow 和 Townes 论证了受激发射光波放大原理。1960 年 7 月，美国 Maiman 在《纽约时报》报道世界上第一台激光器——红宝石激光器发射成功。1961 年初，Javan 研制出第一台 He-Ne 激光器。1961 年，长春相关研究机构研制成功我国第一台红宝石激光器。1963 年，上海相关研究机构研制成功我国第一台 He-Ne 激光器。1963 年，Goldman 首先将其应用于皮肤科临床。1964 年 10 月，依照钱学森的建议定名为激光。

一、激光的原理与特性

（一）激光产生的原理和条件

1. 原子的能级 原子由原子核和核外电子组成，电子受库仑力的作用绕原子核旋转。电子在核外绕核旋转的不同状态使原子处于不同的能量状态。正常情况下，多数原子处于最低能量状态即基态，少数原子处于高于基态的能量状态即激发态。能级越高，处于该能级上的原子越少。原子能级的转变称为跃迁。

2. 粒子数反转 采用某种特殊方法，如光、电化学、甚至核能等手段，使原子的能级分布倒过来（激励），即使某个高能级上的原子数目多于某个低能级上的原子数目，这种原子在能级上的不正常分布称为粒子数反转。粒子数反转过程中，粒子吸收了一定能量从低能级跃迁到高能级，这是产生激光的必要条件之一。然而并非任何物质都能产生粒子数反转，只有能实现粒子数反转的物质才有可能产生激光，所以此类物质被称为激光工作物质。

3. 受激辐射 处于激发态的原子，自发从高能态到低能态的跃迁称自发跃迁，并以光的形式辐射出能量，称自发辐射。在外界光子的作用下，原子从高能态向低能态跃迁，同时发出另一个光子，这一过程称受激辐射。受激辐射的特点是，外来光子的能量必须等于粒子中两个能级间的能量差，这时才能产生受激辐射。受激辐射所产生的光子与外来光子的频率、相位、偏振、方向及速度等完全一致，同时产生光放大。

4. 激励源和谐振腔 激励源又称泵浦源，是使激光工作物质实现粒子数反转的外加能源。激励方式有多种，如光激励、电激励等。谐振腔是由两块互相平行且垂直于工作物质中轴线的反射镜组成，其中一块为全反射镜，另一块为部分反射镜。

综上所述，激光的产生过程如下：激光工作物质在泵浦源的激励下被激活，即介质处于粒子数反转状态,在粒子数反转分布的两能级 $E2$ 和 $E1$ 之间,由自发辐射过程产生很微弱的特定频率($\nu = \dfrac{E2 - E1}{h}$)的光辐射。在自发辐射光子的感应下,从上下能级 $E2$ 和 $E1$ 之间产生受激辐射。这种受激辐射光子与自发辐射光子的性质(频率、相位、偏振、传播方向)完全相同,很快由这些光辐射在介质中产生连锁反应,由于谐振腔的作用,这些光子在腔内多次往返经过介质,产生更多的同类光子密度,因此就可能使某类光子的受激辐射成为介质中占绝对优势的一种辐射,而从谐振腔的部分透射镜端输出光能,这就是激光。

（二）激光的特性

激光是一束具有特殊性质的光束,和自然光相比,激光具有方向性好、亮度高、单色性好及相干性好等特点。

1. 方向性好　由于光器谐振腔的限制,组成激光的光子只沿同一直线传播,所以光束的发散角极小,因此,激光在空间上的能量分布是高度集中的。

2. 亮度高　光源的亮度是指光源表面单位面积上,单位时间内,垂直于表面方向的单位立体角内发射出的光能量。激光光能在空间和时间上的高度集中,使其成为迄今最强的光源。

3. 单色性好　单色性是用某一光波颜色纯度或所含波长范围(即频带)宽窄来描述的,颜色越纯或频带越窄则表示该光波的单色性越好。激光光源是迄今具有最好单色性的光源。

4. 相干性好　两束光波如果其频率相同、振动方向相同、相位保持恒定即可产生光的干涉现象,这两束光即称为相干光。激光器是最好的相干光源,在医学和生物学研究及应用中具有广阔前景。

（三）激光的生物学效应

激光作用于生物体,主要引起热效应、光化效应、机械效应、电磁场效应和刺激效应五种效应。

1. 热效应　光被生物组织吸收后转化为热能,使组织的温度升高,这一过程称为激光生物热效应。激光对生物体的热作用主要通过如下两种途径实现:一种是碰撞生热,生物体吸收可见光和紫外激光后,受激的生物分子可能将其获得的光能,通过多次碰撞转移为邻近分子的平动能、振动能和转动能,使受照体温度升高;另一种是吸收生热,生物体吸收红外光后,光能转变成生物分子的振动能和转动能,使受照物温度升高。热效应的强弱与激光的功率密度、照射面积和照射时间有密切的关系,也与生物组织对光的吸收率、比热、热导率有关系。

2. 光化效应　激光生物光化效应是指在光的作用下产生的生物化学反应。光的作用能使某些生物化学反应在生物温度下以相当的速率进行。与普通光源相比,激光可使光化反应更方便、易控、有效和广泛。光化反应的全过程大致可分为两个阶段:原初光化反应和继发光化反应。当一个处于基态但又不返回其原来分子能量状态的弛豫过程中,多出来的能量消耗在它自身的化学键断裂或形成新键上,发生的一个化学反应,即为原初光化反应。原初光化反应过程中形成的产物,大多数是具有高度化学活性的中间产物,如自由基、离子或其他不稳定的产物。这些不稳定的产物继续进行化学反应,直至形成稳定的产物,这种光化反应称为继发光化反应。光化反应的实例有光合作用、光敏化作用、视觉作用等。

3. 机械效应　激光生物机械效应是指当生物组织吸收激光能量时,如果能量密度超过某一确定阈值时,就会产生气化并伴有机械波,若能量密度低于该阈值,就只会产生机械波。光不仅具有波动性,还具有粒子性,即光子有质量有动量,因而光子撞击物体时必然会给受照处施以压力,即光压。激光是高强度光源,它对生物体可产生一次压力和二次压力,辐射压强为一次压力,热膨胀压强、声波和蒸发压强、电致伸缩压强为二次压力。

4. 电磁场效应 激光是电磁波,而生物体作为介质具有电导和电容,在激光电场作用下会发生一些变化,如电致伸缩、受激布里渊散射、受激拉曼散射等。激光作用于生物体组织引发生物组织变化的过程称为激光生物电磁场效应。

5. 刺激效应 当激光照射生物组织时,不是对生物组织直接造成不可逆性的损伤,而是产生某种与超声波、针灸和热的物理因子所获得的与生物刺激作用相类似的效应,称为激光生物刺激效应。我们把产生生物刺激效应的激光称为弱激光。当用弱激光照射生物体时,激光是一种刺激源。生物体对这种刺激的应答反应可能是兴奋,也可能是抑制。目前已知的弱激光照射可以影响机体的免疫功能,对神经组织和功能有刺激作用,还可以引起生物机体内一系列其他的生物效应,对某些疾病有一定的防治效果。

(四)激光的治疗参数

1. 波长 波长是光在一个振动周期内所传播的距离,以纳米为单位,波长决定激光与组织相互作用的性质。

2. 脉冲宽度 简称脉宽,脉冲波峰值下降一半所对应的两个时刻差称为脉宽。脉宽越宽,激光对组织的作用越强,对组织损伤也越大。脉宽为 ms 级称为长脉宽,脉宽为 μs 级称为短脉宽,脉宽为 ns 级称为超短脉宽。

3. 激光剂量 激光的剂量有物理剂量和生物剂量两种。物理剂量是指激光束垂直照射到生物体单位面积上的功率与照射时间的乘积;生物剂量是指生物体吸收激光的能量后,引起生物效应,直接对生物组织反应的强弱程度进行分级,并定出分级的标准,按照这种标准的分级,称为生物剂量。脉冲激光的输出用能量表示,单位为焦耳(J)。

(五)激光器的分类

激光器作为所有激光应用产品的核心部件,激光器的种类是很多,以下将分别从激光工作物质、激励方式、运转方式、输出波长范围等几个方面进行分类介绍。

1. 按工作物质分类 根据工作物质物态的不同可把所有的激光器分为以下几大类。

(1)固体激光器:这类激光器所采用的工作物质是通过把能够产生受激辐射作用的金属离子掺入晶体或玻璃基质中构成发光中心而制成的。常见的有钇铝石榴石(YAG)激光器、红宝石激光器、绿宝石激光器等。

(2)气体激光器:这类激光器所采用的工作物质是气体,并且根据气体中真正产生受激发射作用之工作粒子性质的不同,而进一步区分为原子气体激光器、离子气体激光器、分子气体激光器、准分子气体激光器等。常用的有 CO_2 连续激光、氦氖激光等。

(3)液体激光器:这类激光器所采用的工作物质主要包括两类:一类是有机荧光染料溶液;另一类是含有稀土金属离子的无机化合物溶液,其中金属离子(如 Nd)起工作粒子作用,而无机化合物液体(如 SeOCl)则起基质的作用。

(4)半导体激光器:这类激光器是以一定的半导体材料作为工作物质而产生受激发射作用,其原理是通过一定的激励方式(如电注入、光泵或高能电子束注入等),在半导体物质的能带之间或能带与杂质能级之间,通过激发非平衡载流子而实现粒子数反转,从而产生光的受激发射作用,如 LightSheer 半导体激光、MeDioStar 半导体激光等。

2. 按激励方式分类

(1) 光泵式激光器:以光泵方式激励的激光器,几乎包括全部的固体激光器和液体激光器,以及少数气体激光器和半导体激光器。

(2) 电激励式激光器:大部分气体激光器均采用气体放电(包括直流放电、交流放电、脉冲放电、电子束注入等)方式进行激励,而一般常见的半导体激光器多采用结电流注入方式进行激励,某些半导体激光器亦可采用高能电子束注入方式激励。

(3) 化学激光器:这是指专门利用化学反应释放的能量对工作物质进行激励的激光器,它的化学反应可采用光照引发、放电引发和化学引发。

(4) 核泵浦激光器:指专门利用小型核裂变反应所释放出的能量来激励工作物质的一类特种激光器,如核泵浦氦氩激光器等。

3. 按运转方式分类 由于激光器所采用的工作物质、激励方式以及应用目的的不同,其运转方式和工作状态亦相应有所不同,从而可分为以下几种主要的类型。

(1) 连续激光器:工作物质的激励和相应的激光输出可以在一段较长的时间范围内以连续方式持续进行,以连续光源激励的固体激光器和以连续电激励方式工作的气体激光器及半导体激光器,均属此类。由于连续运转过程中往往不可避免地产生器件的过热效应,因此多数需采取适当的冷却措施,如 CO_2 连续激光、氩离子激光等。

(2) 脉冲激光器:单个激光脉冲宽度小于 0.25 s,每间隔一定时间才工作一次的激光器,它具有较大输出功率。常见的脉冲激光器有固体激光器中的钇铝石榴石(YAG)激光器、红宝石激光器、钕玻璃激光器,还有氮分子激光器、准分子激光器等。

(3) 半连续激光:以脉冲的形式来释放能量,其各个脉冲之间的间隔很短,不能够调节,激光能量以紧密连接的脉冲形式释放能量,因此,也称为准连续激光。

4. 按输出波长范围分类 根据输出激光波长范围之不同,可将各类激光器分为以下几种。

(1) 远红外激光器:输出波长范围处于 25~1000 μm 之间,某些分子气体激光器以及自由电子激光器的激光输出即落入这一区域。

(2) 中红外激光器:指输出激光波长处于中红外区(2.5~25 μm)的激光器,代表者为 CO 分子气体激光器(10.6 μm)、CO_2 分子气体激光器(5~6 μm)。

(3) 近红外激光器:指输出激光波长处于近红外区(0.75~2.5 μm)的激光器,代表者为掺钕固体激光器(1.06 μm)、CaAs 半导体二极管激光器(约 0.8 μm)和某些气体激光器等。

(4) 可见激光器:指输出激光波长处于可见光谱区(4000~7000 A(1 A=10^{-10} m)或 0.4~0.7 μm)的一类激光器件,代表者为红宝石激光器(6943 A)、氦氖激光器(6328 A)、氩离子激光器(4880 A、5145 A)、氪离子激光器(4762 A、5208 A、5682 A、6471 A)以及一些可调谐染料激光器等。

(六) 用于皮肤美容的常见激光设备

1. 治疗血管性皮肤病 包括各种脉冲染料(580 nm、595 nm)、强脉冲光(500~600 nm)及倍频 Nd:YAG(532 nm)、铜蒸汽激光(578 nm)等。

2. 治疗色素性皮肤病 包括 Q 开关红宝石(695 nm)、Q 开关紫翠玉激光(755 nm)、倍频 Q 开关 Nd:YAG(532 nm)等。

3. 治疗脱毛 包括长脉冲红宝石(694 nm)、长脉冲紫翠宝石(755 nm)、强光(500~695 nm)等。

4. 除皱 包括长脉冲 CO_2 激光(1450 nm)、长脉冲 CoolTouch 激光(1320 nm)、铒激光(2940 nm)等。

5. 面部嫩肤 包括强光(500～900 nm)、铒激光(2940 nm)等。

6. 毛发移植 CO_2 激光(1064 nm)。

(七)激光治疗的禁忌证

(1)皮肤恶性肿瘤。

(2)瘢痕体质。

(3)皮肤有感染创面。

(4)凝血功能障碍或正在服用抗凝剂。

(5)光敏性皮肤或正在服用光敏性药物。

(6)免疫功能低下。

(7)妊娠期妇女。

(8)精神病病人及心理异常病人。

(9)对治疗期望过高者。

二、激光的临床应用

(一)色素性皮肤病

由色素减少或增多引起的皮肤颜色改变,称为色素性皮肤病。它是由于黑素细胞和黑素生成异常造成,可由遗传及环境因素引起,是皮肤病中的一类常见疾病。虽然大多数色素性皮肤病对健康不会构成重大危害,但有碍美容,由此会对病人造成精神上的压力,影响其工作、学习、生活等。

色素性皮肤病的一个共同特点,就是病变组织和正常组织的相间存在,所以无论是物理磨削术、化学剥脱术、烧灼、冷冻,还是整形手术都无法彻底去除真皮增多的色素而不留瘢痕。随着选择性光热作用理论的提出和激光技术的发展,20 世纪 90 年代初期各种新型 Q 开关美容激光器如雨后春笋般涌现,在治疗包括上述疾病在内的色素增加性皮肤病中取得了近乎完美的效果,开创了医学美容的新纪元。

现代 Q 开关美容激光治疗色素性皮肤病变的机制:Q 开关真正的意义为获得的激光脉宽极短,短至数秒,甚至数百纳秒(1 ns＝10^{-9} s),而峰值功率相当高。它可使色素颗粒骤然受热而发生瞬间爆破,由于激光的脉宽小于色素颗粒的热弛豫时间,因此治疗中不会损伤周围正常组织,细胞框架可被完整地保留下来。在其后的炎症反应过程中,部分色素颗粒随表皮移行至体表被清除,大部分色素颗粒碎屑则被巨噬细胞吞噬,经淋巴系统转运,被代谢排出体外。而被清除了色素颗粒的细胞,可在较完整的细胞框架的基础上很快得到修复。Q 开关美容激光在去除色素的同时,也将瘢痕产生的可能性降至最低程度,是目前治疗色素性皮肤病变最有效、副作用最小的方法。

1. 色素增加性皮肤病

(1)雀斑:发生于面部皮肤上的黄褐色点状色素沉着斑,系常染色体显性遗传,日晒可诱发和加重皮损。

【临床表现】

多在 3～5 岁出现皮损,女性较多。其数目随年龄增长而逐渐增加,好发于面部,特别是鼻部和两颊,可累及颈、肩、手背等暴露部位,非暴露部位无皮疹。损害为浅褐或暗褐色针头大小到绿豆大小斑疹,圆形、卵圆形或不规则形。散在或群集分布,孤立不融合。无自觉症状。夏季经日晒后皮疹颜色加深、数目增多,冬季则减轻或消失。常有家族史。

【激光治疗】

过去曾用液氮冷冻、三氯醋酸或酚点涂、机械磨削、高频电、普通 CO_2 激光等治疗,均能使雀斑剥脱,但以上治疗对皮损并无选择性,常引起一些后遗症,需小心操作,治疗过深易引起凹陷性瘢痕或增生性瘢痕,并可能导致色素沉着或减退,同时,治疗过程痛苦,病人难以接受。

现代 Q 开关美容激光技术对雀斑的治疗具有高度的选择性,是目前治疗雀斑的最好方法。

多采用 CO_2 激光治疗,用输出功率 $1\sim2$ W 的小能量 CO_2 激光束,距斑点 $2\sim3$ cm,在皮损表面间断、点射凝固。光束所到之处立刻隆起小疱,同时产生"啪啪"的声响。出现此种现象表明所用激光能量恰到好处,既可祛除斑点,又对组织破坏不深。不必擦去炭化层,以保护创面并减少紫外线的吸收。

术后处理:术毕暴露或涂以 1‰ 甲紫溶液预防感染,$1\sim2$ 周创面脱痂痊愈。有的病人脱痂后皮肤鲜嫩,为减少紫外线所致的色素沉着,可涂抹数周的防晒霜,戴宽檐帽或打伞避免日光直晒。为防止色素沉着,治疗雀斑的时间选择深秋或早春季节为宜。

(2)雀斑样痣:皮肤或黏膜上的褐色或黑色斑点。皮肤黏膜交界处或眼结膜均可发生。本病的病因尚不清楚,可能与遗传有关。

【临床表现】

可发生于身体任何部位,皮肤黏膜交界处或眼结膜均可发生。本病常见颜色一致的褐色或深褐色斑点,米粒至豌豆大小(直径常不超过 5 mm),边界清楚,表面光滑或轻微脱屑,散发、单发或多发,但不融合,可局限于某一部位,亦可泛发全身。日晒后颜色不加深,冬季亦不消失。本病自婴幼儿至成年各时期均可发生,皮疹持续存在,不会自行消退。无任何不适症状。

【激光治疗】

一般无需治疗。需要时可行激光、冷冻、切除或试用脱色剂如氢醌霜等。

选用 Q 开关美容激光治疗需要较大的能量密度,要注意能量过大可能导致瘢痕或色素减退,需要多次治疗。

(3)太田痣:太田痣又称上腭部褐青色痣、眼皮肤黑素细胞增生病,是太田于 1938 年首次描述的一种波及巩膜及同侧面部沿三叉神经眼支、上颌支走行部位的灰蓝色斑片损害,好发于有色人种,如东方人及黑人。女性多见。发病年龄有婴儿期及青春期两个峰段,其中 1 岁以内发病率占 61.35%。本病属常染色体显性遗传,在胚胎发育期间,黑素细胞由神经嵴向表皮移行时,由于某种原因未能通过表皮、真皮交界,停留在真皮内而形成的病变。

【临床表现】

2/3 的病人出生时即有眼部损害,而皮肤损害可在 10 多年后才出现,损害发生于一侧面部,特别是三叉神经第一支、第二支所支配的部位,故最常见于眶周、颞部、鼻部、前额和颧骨。数厘米大小的色素斑可为灰蓝色、青灰色、灰褐色、黑色或紫色,斑片着色不均匀,呈斑点状或网状,界限不清楚。一般呈褐色斑状或网状,而蓝色较为弥漫。色斑颜色还常随年龄的增长而加深,在斑中偶有结节表现。约 2/3 病人同侧巩膜有蓝染或褐色斑点,有时睑结膜、角膜也有色素斑,少数病人口腔和鼻黏膜也有类似损害。5%~10% 病例为双侧发病。少数病人可伴发伊藤痣、持久性蒙古斑或鲜红斑痣。太田痣极少发生恶变。

【激光治疗】

色淡而范围小者,可试用液氮冷冻、化学剥脱术与皮肤磨削术等,部分病例可获得较好的效果;色深或范围较大者,对上述疗法疗效较差。

目前常用的美容激光:694 nm 的 Q 开关红宝石激光、755 nm 的 Q 开关紫翠宝石激光(应用于病变位置较浅,色素颗粒较散在的太田痣)、1064 nm 的 Q 开关 Nd:YAG 激光(应用于病变位置较深、色素颗粒密集的太田痣),术后不留瘢痕,可达到较好的美容效果。

(4)咖啡斑:又称咖啡牛奶斑,颜色类似咖啡与牛奶混合后的颜色,是较为常见的色素沉着性皮肤病,10%~20%正常人群可在出生时见到单个咖啡斑。本病为遗传性皮肤病,发病机制尚不清楚,可为多种系统疾病的一种表现,如神经纤维瘤病、Albright 综合征、结节性硬化病、Waston 综合征、Russell-Silver 侏儒症、多发性黑子综合征及共济失调性毛细血管扩张症等。

【临床表现】

咖啡斑为数毫米至数十厘米大小不等的浅褐色、棕褐色或暗褐色色斑,圆形、卵圆形或不规则形,边界清楚,表面光滑。咖啡斑多于出生时或婴儿期出现,儿童时期数目增加,多见于躯干部,可单发或多发,不会自行消退。一般认为,若有 6 片直径大于 1.5 cm 的咖啡斑,提示可能合并Ⅰ型神经纤维瘤病。不同疾病中出现的咖啡斑可有不同特点,并伴随其他异常表现。

【激光治疗】

一般无需治疗。影响美容者可采用激光治疗,但有可能复发。

激光治疗咖啡斑的原理为选择性光热作用,可采用 755 nm 的紫翠宝石激光、强脉冲光、1064 nm 的 Q 开关 Nd:YAG 激光(如 MedliteC6 等)、像素激光(532 nm)、点阵激光等治疗。

(5)蒙古斑:全称为先天性真皮黑素细胞增多症,因婴儿生来即有,故又名儿痣。组织学上可见黑素细胞停留在真皮深部,故又称为真皮黑病变。

【临床表现】

色素沉着斑几乎总是局限于腰骶部及臀部,偶见于股侧甚或肩部,呈灰青、蓝或蓝黑色,圆形、卵圆形或不规则形,边缘不清,直径可从仅数毫米到 10 余厘米,多为单发,偶可多发。患处除色素改变外无任何异常,皮纹也正常。胎儿时即有,生后一段时期内加深,以后颜色渐转淡,常于 5~7 岁自行消退不留痕迹,偶可持续到成年期甚或扩大。

【激光治疗】

一般无需治疗。泛发性长期不退者,可选用短脉冲激光如钇铝石榴红或翠绿宝石激光治疗。

(6)黄褐斑:也称肝斑,为面部的黄褐色色素沉着,多对称蝶形分布于颧颊部。病因尚不清楚,多见于女性,血中雌激素水平高是其主要原因。其发病与妊娠、长期口服避孕药、月经紊乱有关,也见于一些女性生殖系统疾病、结核、癌症、慢性酒精中毒、肝病等病人。日光可促使其发病。男性病人约占 10%,有研究认为男性发病与遗传因素有关。

【临床表现】

损害为黄褐或深褐色斑片,常对称分布于颧颊部,也可累及眶周、前额、上唇和鼻部,边缘一般较明显。无主观症状和全身不适。色斑深浅与季节、日晒、内分泌因素有关。精神紧张、熬夜、劳累可加重皮损。

【激光治疗】

尚无满意的疗法。查出病因者应尽量去除病因。由避孕药引起的黄褐斑,应立即停止服用,但短期内不一定消退。

可外用酪氨酸酶抑制剂软膏、三氯醋酸溶液局部涂搽、液氮冷冻治疗、磨削术等达到除去色素的目的。术后待创面愈合后搽用防晒霜等,否则日晒后易于复发。

部分病人应用 Q 开关美容激光治疗黄褐斑有效。

(7) 文身:用有墨的针刺入皮肤底层而在皮肤上制造出一些图案或字眼,在身体上刺绣各种花纹,以示吉祥、崇拜。文身俗称刺青,古文言文中叫涅,是在人的皮肤上刻画出理想中的画面。

【临床表现】

针刺文身最多见于前臂,也可见于身体的其他部位。色彩以青黑色最常见,图案多种多样。爆炸粉粒沉着及外伤后文身主要见于受伤部位,为青灰色至黑色斑、斑片或丘疹,各类爆炸引起者多为散在色素沉着斑点,外伤所致者呈线状、带状或不规则斑点。金属性色素沉着泛发全身,但以暴露部位如面、手等处明显,口腔黏膜和巩膜也可受累。常见金属色素沉着的颜色:金创所致多为蓝灰色、青紫色或淡紫色;银创多为蓝灰至铅灰色;汞剂为黄绿色或铅灰色;铋剂为蓝灰至黑色。

【激光治疗】

去除文身的方法主要有高频电针、中药洗文身、冷冻法、神针移热法及激光治疗。

一般人认为激光洗文身又快又好,是目前最有效而安全的方法。

可采用 CO_2 激光或 Nd:YAG 激光治疗。用中能量 CO_2 激光束,沿其文身形状走行逐层烧灼,边烧灼边用蘸有生理盐水的棉球擦去炭化组织,直至色素消失出现正常组织为止。皮损面积过大时,可分区或分次治疗。术后涂以 1‰甲紫溶液。面积较大的术后局部照射 He-Ne 激光,促进组织修复,减少瘢痕形成。

化学合成的黑色和红色染料能吸收更多的相对应波长的能量,所以较容易被洗掉;绿色、非化学剂色料等复杂的染色色料,激光都洗不掉,还有用激光洗过三次仍洗不掉的颜色也很难再洗掉。

2. 色素脱失性皮肤病 白癜风是一种常见的后天局限性或泛发性皮肤色素脱失病,由于皮肤的黑素细胞功能消失引起,但机制尚不清楚。全身各部位均可发生,常见于指背、腕、前臂、颜面、颈项及外生殖器周围部位等。

【临床表现】

其皮损为大小不等的局限性脱失斑,瓷白色,边界清楚,边缘色素较正常肤色浓,新发皮损周围常有暂时性炎性晕轮。皮损数目可单发或多发,可相融成片。白斑大小不一,形态不规则。患处毛发可变白。一般无自觉症状。全身各部位均可发生,常见于指背、腕、前臂、颜面、颈项及会阴、外生殖器周围。可对称分布,也可沿神经单侧分布,呈节段性或带状。

根据白斑的形态、部位、范围及治疗反应,临床上将其分为四型。

(1) 局限型:白斑单发或群集于某一部位。

(2) 散发型:白斑散在、大小不一,多呈对称性分布。

(3) 泛发型:常由上述二型发展而来,病损面积大于体表的 1/2。

(4) 节段型:白斑按神经节段或皮节分布。据病损处色素脱失情况又可将该病分为完全型与不完全型两种。前者对二羟苯丙氨酸(DOPA)反应阴性,黑素细胞消失,治疗反应差。

后者对 DOPA 反应阳性,黑素细胞数目减少,治愈概率大。

【激光治疗】

目前白癜风尚无特异性疗法,主要有药物治疗,如口服补骨脂素及其衍生物后照射紫外线、手术治疗、脱色疗法及激光治疗。

常见的激光治疗方法:采用窄波紫外线、长波紫外线或 308 nm 准分子激光治疗,治疗白癜风效果较为理想。

(二)血管性皮肤病

血管性皮肤病是指原发于皮肤血管管壁的一类炎症性疾病,其共同组织病理表现为血管内皮细胞肿胀、血管壁纤维蛋白样变性及血管周围炎症细胞浸润或肉芽肿形成。血管性皮肤病主要分为先天性和获得性两种。前者包括血管瘤和血管畸形;后者主要有毛细血管扩张、蜘蛛痣、樱桃样血管瘤、化脓性肉芽肿等。

激光治疗血管性皮肤病的机制:根据选择性光热作用理论,特定波长的激光被血液中的血红蛋白选择性吸收,瞬间吸收巨大能量,从而使病人的血管凝固或者破坏,达到治疗的目的。

1. 鲜红斑痣 又称葡萄酒样痣或毛细血管扩张痣,是一种常见的皮损现象,出生时出现,好发于面、颈部,大多为单侧性,偶为双侧性,有时累及黏膜,鲜红斑痣是无数扩张的后微静脉所组成的较扁平而很少隆起的斑块,属于先天性后微静脉畸形。鲜红斑痣随病人的年龄增长而不断增大,终生不消退。

【临床表现】

鲜红斑痣起初是大小不一的淡红、暗红或紫红的斑点,可见毛细血管扩张,表面光滑,按压会褪色,随年龄的增长会不断扩大,65%的病人的毛细血管都会扩张,40 岁前可增厚或出现结节,于创伤后易出血。

鲜红斑痣可发生于任何部位,以面部居多,它还同时可累及到眼神经和上颌神经,15%会造成青光眼,1%~2%的病人伴有同侧的软脑膜血管畸形,称为 Sturge-Weber 综合征。

【激光治疗】

鲜红斑痣给病人的学习、生活和工作带来了极大的不便与痛苦,尤其是婴幼儿病人。因此,治疗应以副作用小的脉冲激光或强脉冲激光为主,可选用的美容激光有以下 5 种。

(1) 1064 nm 连续 Nd:YAG 激光:治疗前 0.5 h 先表面涂以麻醉剂软膏,能量密度一般定为 7~16 J/cm²,脉宽一般定为 5~30 ms,先试用较小流量治疗,以后再逐步调高。激光照射以皮损颜色变暗、变成灰紫色即可,白色表示能量过大。治疗后给予冰敷 1~2 h,以减轻术后软组织水肿反应。一般需 3~5 次或更多次才能获得比较满意的疗效,每次治疗间隔一个月左右。

(2) 585 nm 脉冲染料激光:治疗前常规外涂麻醉剂软膏,治疗能量密度选择:面部 5~7 J/cm²(婴儿),6.25~8.5 J/cm²(成人),其他部位 5.5~8.5 J/cm²,一般选用 2~5 mm 直径光斑,光斑之间有 10%~20%的重叠,脉宽为 450 ns。因为其脉宽短,所以治疗时皮肤出现紫癜,7~14 天内消退。治疗后可有轻度皮肤脱屑、结痂、瘙痒等,持续 5 天左右;色素沉着较多见,色素减退少见,一般在 3~6 个月内消退。治疗间隔 2~3 个月重复一次,需重复 5~8 次可全部清除。

(3) Photoderm 强脉冲光:根据血管性皮肤病变的不同管径和深度选择不同的波长、脉宽和能量,该激光操作简单,治疗血管性皮肤病变疗效确切,仅有轻微的红肿,一般 5~7 天恢复,其他副作用很小。

（4）595 nm可调脉宽染料激光：该激光具有可调的超长脉宽（1.5～40 ms），病变血管有更长时间吸收激光能量，血管被温和加热和凝固，可避免发生治疗性紫癜。治疗无需麻醉，间隔2～3个月重复治疗一次，一般需3～5次或更多次才可获得满意疗效。

（5）532 nm可变脉宽倍频Nd:YAG激光：治疗选用流量7～14 J/cm²，脉宽7～20 ms，先用较小流量治疗，再逐渐提高，颈、胸、脸部及儿童应相应降低治疗流量，治疗以皮肤变成灰紫色即可，白色提示流量过大。治疗后给予冰敷1～2 h以减轻组织水肿反应。间隔2～3个月重复治疗一次，一般需3～5次或更多次治疗以获得较好的疗效。

2. 草莓状血管瘤 出生时往往看不到有草莓状血管瘤病变，病变多在出生后一个月内发现，初起为小的红色斑点，以后迅速增长，有的患儿1～2岁停止或缓慢生长，但概率较低，女性患儿是男性的3倍。因其形如草莓，故名。

【临床表现】

草莓状血管瘤通常为较小而突出皮面的结节状肿物，颜色鲜红或暗红，与正常皮肤分界清楚。表面呈疣状或分叶状，形如草莓。瘤体柔软，有一定压缩性。其好发于头皮、面部、颈部、肩背部、外阴部，也见于其他部位，多见单发，也可多发，多发性病变可与海绵状血管瘤混合存在，称为混合型血管瘤。

【激光治疗】

（1）585 nm脉冲染料激光：适用于较浅的草莓状血管瘤，一般选用2～5 mm直径光斑，光斑之间有10%～20%的重叠，能量密度为5～8 J/cm²。术后容易产生紫癜和色素沉着，前者7～10天可自然恢复，色素沉着多在术后2～6个月恢复，创面注意预防感染。

（2）Photoderm强脉冲光：对于较深、面积较大的草莓状血管瘤比较适合，而且疗效较好。一般选用570 nm或590 nm的滤光晶体，脉宽为2.5 ms，同一部位可有重叠脉冲，能量密度为45～55 J/cm²。疗效不佳时可以加大脉宽和能量。本激光治疗副作用小，仅留有色素沉着，2～6个月后可自然恢复。

（3）1064 nm倍频Nd:YAG激光：适用于较大的、位置较深的草莓状血管瘤。一般选用的光斑直径为2～4 mm，脉宽为7～20 ms，能量密度为9～15 J/cm²，同一部位可有重叠脉冲，以皮损变暗、变紫或稍发白为度，必要时用2～5 Hz倍频对同一部位做高频点射，对于深层草莓状血管瘤，亦可先选用平阳霉素注射到深层瘤体组织，然后再对表面残留的瘤体组织进行激光治疗。治疗后无瘢痕产生，仅出现轻微的水肿和色素改变。

3. 海绵状血管瘤 海绵状血管瘤是指由众多薄壁血管组成的海绵状异常血管团，由于血管造影检查时常未见异常血管团，故将其归类为隐匿型血管畸形。

【临床表现】

海绵状血管瘤好发于头、面、颈部，四肢、躯干次之，除常见于皮下组织外，偶见于黏膜下，也可发生在肌肉、骨骼和内脏器官内，多在出生时即已发现，或起病隐伏而难以准确追溯发病年月。海绵状血管瘤还可发生于肌肉组织内，称为肌间血管瘤，以股四头肌最常累及。

位置较表浅的海绵状血管瘤，局部皮肤膨隆，高低错落，起伏不平，皮面微现蓝色或浅紫色，曲张盘旋的血管隐约可见。海绵状血管瘤位置较深而不波及皮肤者，除局部显现形态不规则的轻、中度膨隆外，肤色并无明显改变。海绵状血管瘤也可见于黏膜下层，黏膜表面呈暗蓝色改变。瘤体有压缩性，其体积大小可随体位改变而发生变化。触诊检查有似蠕虫盘绕聚集之感，或可打出颗粒状静脉石的存在。

【激光治疗】

治疗方法同草莓状血管瘤。对于深层海绵状血管瘤首选连续 Nd:YAG 激光,治疗时由于激光流量大,组织反应也较大,局部常常出现水肿、充血、甚至水疱、大疱等,10～14 天可自然消退。

4. 毛细血管扩张症 毛细血管扩张症是肉眼就能看见一条条扩张的毛细血管,部分呈红色或紫红色斑点状、线状或星状损害的形象,俗称红血丝。它是一种发生在面部或躯干部位的皮肤损害,大多数是后天性的,也有部分病人是先天性的,面部毛细血管扩张是影响美容的主要原因,多见于女性。

【临床表现】

皮肤或黏膜表面的这些血管呈丝状、星状或蛛网状改变,鲜红色,玻璃片压迫后不褪色,单发或多发,缓慢发展,或出现后无明显增大,可局限于某部位,也可范围较广泛,既可以是局部的改变,也可以是某些疾病的特殊表现形式。大多不能自行消退,影响美容。毛细血管扩张可以原发(如血管痣、遗传性良性毛细血管扩张症等),也可以继发于硬皮病、酒渣鼻等疾病。

【激光治疗】

毛细血管扩张症长期以来一直是皮肤科的治疗难点,在新型激光发明之前常用冷冻治疗、高频电刀治疗、同位素放射治疗等,这类方法有些虽能获得一定疗效,但易引起溃疡、瘢痕、放射性坏死等严重并发症,并不能达到理想的美容效果,是爱美人士所无法接受的。常用美容激光如下。

(1) 1064 nm 连续 Nd:YAG 激光:适用于小面积的毛细血管扩张症,如蜘蛛症、早期酒渣鼻性毛细血管扩张症等,一般采用功率为 20～30 W。治疗前涂抹 5% 利多卡因或丙胺卡因霜,治疗时将激光束对准扩张的毛细血管进行凝固烧灼,局部血管瞬间消失和皮肤变白即止。激光流量和治疗时间不可过量,否则会造成深层损害,即遗留瘢痕的风险。术后涂金霉素眼膏即可,无需包扎。恢复期需注意防晒。

(2) 532 nm 可变脉宽倍频 Nd:YAG 激光:适用于大面积毛细血管扩张症如颜面部原发性和继发性毛细血管扩张症。治疗时选用流量为 9.5～14 J/cm²,光斑直径为 2～3 mm,脉宽10 ms,冷却温度 4～5 ℃。照射 1～3 次病变部位后较小的毛细血管立即消失,较大的毛细血管发生凝固。术后局部可有轻度水肿反应。

(3) 585 nm 脉冲染料激光:适用于各型的毛细血管扩张症,治疗时选用流量 7～9.5 J/cm²,光斑直径为 2～3 mm。但治疗时常见皮肤紫癜,对较粗的毛细血管扩张症的治疗效果较差。

(4) 595 nm 可调脉宽染料激光:治疗毛细血管扩张症的最佳激光。治疗时选用流量为15～20 J/cm²,脉宽为 1.5 ms。治疗效果较好,副作用极少。

(三)激光脱毛

东方女性一般体毛较少,但由于个体家族差异,体毛多少也有不同。多毛症者面部、腋下体毛及阴毛比正常人粗、长、浓密,常为病理性。多毛症是指女性雄激素依赖性区域毛发过度生长、变粗、变黑。它是由于各种原因使体内雄激素水平升高或靶器官对雄激素的敏感性增高所引起。90% 以上的多毛症女性雄激素升高,其余多为特发性多毛。

毛发分为毳毛和粗毛两种,前者纤细柔软不着色,后者粗硬着色,包括头发、睫毛、眉毛、腋毛、阴毛和胡须。毛发发育受到遗传、种族、性别、年龄及激素水平等多因素的影响。

毛发的生长并不是连续性的,而是呈一定的周期性。毛发的生长分为三个时期,分别是生长期、退行期、静止期。激光仪器发出的能量只能破坏生长期的毛囊,对退行期、静止期的毛发无明显作用,只有等这些毛发转入生长期后激光才能起作用,所以激光脱毛需要多次治疗效果才能明显,如某部位毛发处于生长期的比例小,则治疗次数要增多,反之治疗次数可减少。基于不同部位的毛发有不同的生长周期,每次治疗间隔也有差异:头部毛发有相对较短的静止期,其治疗间隔可短至 1 个月;躯干和四肢毛发静止期相对较长,因此治疗间隔为 2 个月左右。若某一部位的毛囊密度过高,则治疗时应适当减小激光能量。

1. 激光脱毛的治疗原理 激光脱毛的治疗是基于选择性光热作用理论。作用于毛囊的色素可以是内源性的(如黑素、含铁血黄素等),也可以是外源性的(如碳粉颗粒、石墨、光敏剂等)。其中毛囊中含有的大量黑素是起主要作用的色素。正常皮肤中的黑素细胞对 694 nm 和 755 nm 波长的激光吸收最强,而毛囊邻近组织对其吸收很弱,所以黑素就被称为激光治疗的靶目标,在其吸收了激光的能量后,温度急剧升高,从而导致毛囊组织的破坏,将毛发去除,而周围正常的组织由于缺少黑素,对激光吸收较少,几乎不损伤,从而达到了脱毛美容的治疗效果。根据选择性光热作用原理,只要选择适合的波长、脉宽和能量密度,激光就能精确地破坏毛囊而不引起周围正常组织的损伤。

2. 美容激光常见激光器

(1) Lightsheer 半导体激光:波长 800 nm,光斑面积为 9 film×9 film 或 12 mm×12 mm,脉宽有 30 ms、100 ms 及自动设置 3 种,频率 1～2 Hz。配有冷却系统,使局部温度在 1 min 内降至 4 ℃。

治疗前先将患处毛发刮除,治疗中激光手柄紧贴皮肤,光斑重叠小于 10%,脉宽一般采用 30 ms 或 100 ms,对肤色较黑的病人采用 100 ms。能量选择在 20～40 J/cm²,以治疗后病人有轻度烧灼感、治疗部位轻度发红、数分钟后部分毛囊周围出现水肿性小丘疹(0.5～1 h 消退)为度。术后局部涂红霉素软膏。根据毛发的部位、生长周期、治疗次数和间隔时间的不同,头部脱毛治疗间隔一般为 1 个月,躯干和四肢治疗间隔一般为 2 个月。经过 3～5 次,大多数病人可达到满意的疗效。

(2) 强脉冲光:目前应用十分广泛的激光脱毛机,产生波长在 590～1200 mm 范围的光,一般具有 590 nm、615 nm、640 nm、690 nm、755 nm 波长的滤光片,通过计算机控制,脉宽 2.5～50 ms,可调。其优点是它可以发射多种不同波长的光,可根据不同的毛发直径选择不同的波长和脉宽。该方法痛苦小,瘢痕和其他副作用小。

(3) 翠绿宝石激光:波长是 755 nm,其机制就是选择性光热作用原理,临床效果获得了肯定。

Finkel 等用短脉宽翠绿宝石激光治疗,脉宽为 20 ms,能量 30 J/cm² 以下,光斑 10 或 12.5 mm,平均治疗 8 次,毛发清除率为 70%,而白色、棕色、红色毛发清除率仅为 10%。

(4) 红宝石激光:波长 694 nm,脉宽较短,因为它会引起表皮损伤、副作用较多故已少用。

3. 激光脱毛治疗

(1) 术前准备

①激光脱毛前,要先清洗和消毒需脱毛的部位。有的女性自己在家用蜜蜡脱毛,这时最好用少量爽身粉吸干皮肤表面的油分,以增强蜡的附着性,另外因毛细血管、神经集中在毛根,拽拉毛发时易引起疼痛。

②激光脱毛前,用毛巾包上冰块冷敷在脱毛部位,可减轻疼痛感。脱毛时不宜过于用力,

否则会刺激皮肤,加剧疼痛感。

③对于肤色较黑的Ⅲ～Ⅴ型皮肤病病人,术前应尽可能避免日光照射,最好使用4～6周防晒霜,有色素沉着倾向者同时可加用氢醌类药物预防。

④治疗区术前必须备皮,彻底刮除毛发。勿用脱毛膏、脱毛霜及其他化妆品。

⑤根据需要决定是否麻醉,一般做局部麻醉,如涂5%EMLA霜,再用保鲜膜外敷1h即可。

(2)适应证:激光脱毛适用于所有部位深色和浅色的毛发但对白色的毛发、全身各部位(上下肢、大小腿、胸部、腹部、发际、面部胡须外)多余的黑色毛发无效或电针、药物、电镊、其他仪器脱毛无效或失败者。

(3)禁忌证

①过敏或瘢痕体质者。

②患有肝炎、梅毒、皮肤感染者。

③血液疾病及凝血机制障碍者。

④月经期妇女。

⑤手术前服用血管扩张药物、抗关节痛药物者。

(4)相对禁忌证

①对氢醌或其他漂白剂过敏者。

②有瘢痕疙瘩病史者。

③在6个月内曾使用过13-顺维A酸史者。

④在6周内,曾使用过其他方式(如蜜蜡)脱毛者。

⑤激光脱毛前必须做皮肤测试,一般而言,黑色皮肤是不适合做激光脱毛的。

4. 术后副作用及注意事项

(1)光疗或暴晒后,皮肤受到刺激而受损,可能引起疼痛、干燥、脱屑及过敏等现象,进而造成色素沉着、瘢痕等,甚至引起二次光疗护理时的光能相对照度过度,增加返黑的风险。所以需要专业的光疗术后修复产品。

(2)激光脱毛后半年内应避免日晒,并使用医生指示的防晒乳液敷于患部以减少阳光照射。

(3)脱毛后脱毛部位可能会产生轻微红肿、皮肤敏感及热或痒的感觉,若感觉疼痛时以冰敷减轻疼痛。

(4)注意脱毛部位不要用热水烫洗及用力擦洗。

5. 脱毛效果评价   通过3～5个疗程后,超过5%的案例有80%的毛发脱落,毛发变得更少、更细,颜色更浅,生长速度更慢。进行1～2个疗程后,30%～50%的毛发减少。大部分采用$10\sim20\ \mathrm{J/cm^2}$的平均能量密度就能够高效脱毛,从而避免了可能的烧伤等医疗风险发生。

影响脱毛效果的常见因素如下。

(1)设备不同激光脱毛效果也不同:从设备方面来讲,不同的治疗设备在效果方面是有一定差别的,激光的光源对于激光脱毛效果是有很大影响的,也就是说,一些激光光源强度比较大的仪器,其治疗效果会比那些光源强度小的仪器好一些。

(2)体质差异也影响着激光脱毛的效果:每个人的体质是不同的,而且毛发的浓密程度、生长能力也不同,脱毛的效果也是不一样的。

(3)皮肤和毛发颜色差异导致激光脱毛效果不同:皮肤和毛发颜色的不同,治疗起来也会有一定差异的,由于激光治疗的选择性格外强,它是根据皮肤中色素的情况来决定的,也就是说,不同部位的毛囊对于激光脱毛的反应是不同的,在同一个个体身上,不同部位的脱毛效果也是不同的,因为不同部位的色素也是有差异的。

(4)医生的经验决定激光脱毛的效果:医生的经验也是至关重要的,由于有经验的医生能够正确把握住你脱毛的走向,以及脱毛的适应证和禁忌证,可以及时调整治疗方案,解决在治疗过程中突发的一些状况。

(四)激光眼袋整形术

眼袋也称为睑袋,通常是指眶隔脂肪堆积较多、下睑皮肤松弛所造成的下睑皮肤下垂而且臃肿的征象。通常发生于 40 岁以后的中老年人,男女均可发生。对于眼袋的治疗,不同的类型应采取不同的手术方法。激光眼袋整形术是一种新型的手术方法,同传统的手术相比,手术效果好、出血少、并发症少、恢复快。

【成因与分型】

(1)成因:眼袋是由大量脂肪堆积在下眼睑皮下组织中而逐渐形成的半圆形的袋状物,眼袋的产生是由于人眶内脂肪(眶脂)、眶隔筋膜、眼轮匝肌及下睑皮肤等组织退行性变化松弛的结果。由于眼睑皮肤很薄,皮下组织薄而疏松,很容易发生水肿现象,遗传是一个重要的因素,而随着年龄的增长越加明显。此外,肾病、孕期、睡眠不足或疲劳都会造成眼部体液堆积形成眼袋。

(2)分型:眼袋的表现形式多种多样,根据眼睑部皮肤、眼轮匝肌和眶内脂肪的情况,可将其分为以下四种类型。

Ⅰ型:单纯眼轮匝肌肥厚型,多为遗传性,其特点是靠近下睑缘处呈弧形连续分布且超出常人眼轮匝肌厚度的隆起,皮肤并不松弛,多见于年轻人。

Ⅱ型:单纯皮肤松弛型,为下睑及外眦部皮肤松弛,但无眶隔松弛,无眶隔脂肪突出,下睑出现皱纹,多见于 36～50 岁中年人。

Ⅲ型:皮肤肌层松弛合并眶脂膨出型,主要表现为眶隔内脂肪组织增多,同时存在皮肤、眼轮匝肌松弛,下睑有明显的松弛、臃肿,多见于 45～65 岁中、老年人。

Ⅳ型:混合型或严重型,除了皮肤、眼轮匝肌、眶脂明显膨出外,还存在眶周软组织筋膜松弛、外眦移位、眶骨或骨膜萎缩等表现,大部分眶区组织明显老化。

【激光眼袋整形术】

1. 术前准备

(1)一般检查:包括血常规、凝血时间、心电图、胸片、肝肾功能等,并检查视力。

(2)眼部检查:目的是正确判断眼袋的形态特征和临床类型,以利于术前设计、手术方式选择及术后效果的预测,包括坐位、仰卧位检查和睁闭眼、张闭口试验等。

2. 手术方法

(1)经结膜路径法

①适应证:主要适用于单纯眶脂膨出而无皮肤松弛的年轻人。对于伴有皮肤轻度松弛,但皮肤弹性良好,本人主观要求不遗留切口瘢痕或近期有重大社交活动,不愿行经皮肤路径法手术的病人,在充分做好术前咨询的情况下也可考虑实施此法。对于伴有明显皮肤松弛、眼轮匝肌肥厚松弛、眶隔筋膜肥厚松弛的眼袋类型不是该法的适应证。

②禁忌证:a. 全身重要脏器疾病;b. 出血性疾病;c. 精神状态异常;d. 患有眼病尤其是眼部患有感染性疾病者;e. 面瘫伴有睑裂闭合不全者;f. 瘢痕体质或过敏体质;g. 妇女怀孕或月

经期;h. 对手术期望值过高、抱有不切实际期望的幻想者;病人家属不同意或本人对手术心理准备不充分者不应急于手术。

③手术方法:先用抗生素滴眼液冲洗病人双眼3次。若病人紧张需用安定10 mg肌内注射。病人平卧,术者坐于病人头上部正对端,用2%丁卡因滴双眼2~3次,术区常规消毒,铺巾,用睑板拉钩拉开下睑,用眼垫蘸少许四环素眼膏保护好眼球,暴露下结膜囊,1%利多卡因结膜下局部浸润麻醉,所有工作人员戴护目镜,以防激光反光。将超脉冲CO_2激光机(如UltraPulse)调至连续波输出,功率7~9 W,光斑直径0.2 mm,用激光刀于睑缘下3 mm处平行于睑缘平滑、快速地切开下睑结膜、下睑筋膜、下睑缩肌以及眶骨上壁,切口长约1.0 cm,依次暴露内、中、外三处脂肪团,用镊子夹住并稍用力向上牵拉脂肪团,文氏钳轻轻剥离周围筋膜和组织,将脂肪团置于湿棉签上,聚焦激光切掉脂肪。对中、内、外三处脂肪逐一检查并切除之。若有出血,用激光散焦后凝固止血。覆盖睑结膜切口并对齐,不必缝合。两侧做完后要确保所有血管已凝结,双侧检查是否对称。切除脂肪过多,则会形成双眼窝凹陷,过少又影响效果。

手术完毕后用抗生素滴眼液冲洗结膜囊,下睑加压冰敷30 min,术后常规用抗生素滴眼液、眼膏及口服抗生素5天。

④注意事项:a. 要充分暴露结膜囊,激光手具不能垂直于水平面斜向头侧,应斜向足侧45°,以免激光损伤眼球或视网膜;b. 术者操作要熟练,切口应形成连续、平滑的弧线,以利于切口的愈合,调整好切割方向,注意勿损伤泪管组织、下斜肌等;c. 操作轻柔,不可用力剥离或拉扯脂肪,避免引起出血及导致脂肪的切除过多等,在脂肪囊近下睑缘侧常有粗大的静脉分支位于结膜囊表面或埋于脂肪内(血管直径可达1~2 mm),处理时注意一定不能直接用激光切断,可移开激光手具,增加物距至正常焦点平面的2~3倍,此时激光的主要作用为缓慢凝固,同时将脂肪缓慢液化,可保证血管缓慢凝固无出血,在缓慢凝固时要注意激光的作用时间应短暂、多次、断续发射,因激光连续作用可使脂肪连续液化后局部温度积聚,病人感觉眼球发烫不适或病人突然移动,易导致激光误伤。

⑤术后并发症及处理

a. 血肿:常规传统手术后血肿发生率较高,而激光手术术后血肿非常少见。当术后病人有眼球胀痛、局部肿胀、皮肤淤血及下睑穹隆结膜有淤血、上抬情况时,就要特别警惕眼眶内出血。轻微的血肿一般1周左右即可吸收;稍大的血肿可采取热敷,让其尽快吸收;必要时及时打开眶隔清除淤血块和止血,否则血液渗入眼球后,可能会因血肿压迫视神经而导致失明。

b. 感染:很少见。感染多因术前有睑缘炎、结膜炎等眼病没有治愈,或术中没有严格进行无菌操作,术后伤口进水或伤口被污染等引起。一旦发生感染应及时进行引流,清除脓液,并应用抗生素治疗。

c. 复视:原因是分离寻找及去除内侧眶隔脂肪时损伤下斜肌所致。下斜肌位于鼻泪管入口的外侧,距眶隔下的内侧脂肪很近,分离或去除内侧脂肪团时务必小心,一旦损伤则较难处理。

d. 矫正不足或过多,效果不理想:首先,下睑凹陷主要是由于去除眶隔脂肪过多所致,故应掌握好去脂的量。术中如发现脂肪去除过多,可将去除的脂肪部分植回,若术后发生凹陷,可行脂肪充填术以弥补;其次,眼袋部分存留主要是对多余皮肤和脂肪去除的量过于保守所致;最后,两侧不对称是因术前两侧眼袋大小不一,而去除的皮肤及脂肪量却相同,或是因术前两侧眼袋大小相同,而去除的量不一致所造成,手术中要仔细观察,进行对照,如发现不对称则予以调整纠正。术后发生眼袋部分存留或两侧不对称较明显者,可在 3～6 个月后再进行一次手术,将多余的皮肤和脂肪去除,调整两侧一致。

（2）经皮肤路径法

①适应证:适用于 Ⅱ、Ⅲ、Ⅳ 型皮肤病病人,有明显皮肤松弛、眼轮匝肌肥厚松弛、眶隔筋膜肥厚松弛及本人迫切要求手术者也可。

②禁忌证:同经结膜路径法。

③手术方法:首先设计两条皮肤切口线,即主线和辅线。

a.切口主线:受术者仰卧,下颏放平,双眼向额部注视使下睑皮肤处于紧张状态。距下睑缘最下排睫毛 1.5 mm 处,由泪小点外下方开始,平行于最下一排睫毛自内向外,直达外眦角部,然后转向外眦角外下方,顺鱼尾纹方向延伸 5～8 mm,画出切口主线。

b.切口辅线:受术者紧闭双眼,以切口主线为基线,于下睑内、中、外 3 处向下轻夹起下睑松弛皮肤,以局部皮肤平整又不造成下睑外翻和眼球分离为度,画出切口辅线。

c.手术步骤:用含适量肾上腺素的 2% 利多卡因行下睑局部浸润麻醉。用手术刀沿着皮肤切口主线切开下睑皮肤并分离至眼轮匝肌表面,在皮肤切口下 2 mm 用激光平行于皮肤切口切开眼轮匝肌,暴露下睑眶隔筋膜,用激光切开眶隔筋膜,可见眶脂膨出,用激光切割、气化脂肪组织,注意以中央组为主。脂肪切除量以切除轻压眼球时自动疝出的脂肪为度。用激光切除部分肥厚、松弛的眼轮匝肌,散焦凝固出血点,缝合眶隔筋膜及眼轮匝肌,外侧可向外眦韧带处悬吊,以增加眼轮匝肌张力。修剪外眦部三角区多余皮肤,间断缝合切口,局部加压包扎 24 h,口服抗生素。

④手术优缺点:a.优点:适用于框内脂肪膨隆伴有皮肤轻、中度松弛及有较多细密皱纹、网状皱纹及眼角鱼尾纹者。b.缺点:要求手术技巧高,皮肤切除量适中,术前设计要准确,术后皮肤遗留瘢痕,操作不当易发生并发症。

（3）经结膜路径联合皮肤激光磨削法

①适应证:适用于眶内脂肪膨隆伴有皮肤轻度松弛以及有较多细密皱纹、网状皱纹及眼角鱼尾纹者。对于伴有重度皮肤松弛、眼轮匝肌肥厚松弛、眶隔筋膜肥厚松弛的眼袋类型不是该法的适应证。

②禁忌证:同经结膜路径法。

③手术方法:a.先用经结膜路径法处理眶内脂肪;b.用 2% 利多卡因行眶周局部皮下浸润麻醉及眶下神经阻滞麻醉,用超脉冲 CO_2 激光或铒激光行眶周皮肤磨削除皱术。

④手术优缺点:本法除具有经结膜路径法的优点外,还可同时收紧眶周皮肤、去除眼周细小皱纹(包括鱼尾纹),解决了常规整形外科手术不易解决的细小皱纹的问题,眼袋手术和除皱手术一次完成,扩大了手术适应证,避免了经皮肤路径法遗留瘢痕的缺点。其缺点是皮肤磨削后局部可遗留色素沉着,常需数月才能恢复。

⑤术后并发症及处理:除可出现经结膜路径法相同的并发症外,还有激光磨削除皱的并发症,其中最常见的是色素沉着,术前可外用防晒霜及氢醌霜预防,术后严格防晒,口服维生素 C、外用防晒霜及氢醌霜治疗。如激光磨削过深可出现瘢痕形成、睑外翻和睑球分离、溢泪、下睑退缩等并发症,此类并发症应以预防为主。

（五）激光除皱术

自 20 世纪 60 年代开始使用激光器以来,美容外科领域就一直在考虑激光器在本领域的应用问题。20 世纪 80 年代初期,随着选择性光热作用理论的提出,激光技术出现了极大的发展。20 世纪 90 年代初在美国和欧洲，CO_2 激光器已发展并使用了超脉冲技术和扫描技术，可控制激光的作用时间小于皮肤的热弛豫时间（1 ms）。与以往的机械磨削法和化学剥脱法相比，激光磨削除皱术具有很高的精确性和安全性。其出血少、损伤小、手术时间短、术后恢复快、扫描手具可准确而方便地去除细小皱纹的优点，这些优点使高能超脉冲 CO_2 激光及随后出现的铒激光等使人们对除皱嫩肤术产生了极大的兴趣。近 10 年来，激光除皱嫩肤术风靡西方世界，但由于色素沉着问题，该技术在黄色人种中未能大量开展。

1. 激光磨削除皱术的治疗机制 ①气化消除不平整的表皮层；②真皮胶原再生、重塑：激光产生的热对真皮的作用会产生一个可见的皮肤收缩，使松弛的皮肤皱褶被拉紧，这是由于热作用所引起的胶原收缩的结果，Ⅰ型胶原纤维在 55～62 ℃时能迅速收缩，长度可缩小 60%。这可使创面在愈合过程中，新生胶原以缩短的胶原纤维为支架，形成新的提紧的组织结构，达到光老化皮肤和皱纹修复的目的。

当 CO_2 激光和铒激光与组织作用时，有 3 个明显的与组织加热程度相关的组织变化层。①气化剥脱层（ablated zone）：激光直接作用的组织层，将使细胞间的水分发生气化并使组织去除。②凝固层（coagulation zone）：在激光直接作用的组织层下面是不可逆的凝固变性层，产生组织坏死。③加热层（heated zone）：最下面是可逆的非坏死的加热层。加热层使真皮的温度达到 55～62 ℃时即能引起胶原收缩、再生和重塑。

根据激光除皱特点，分为剥脱性激光除皱和非剥脱性激光除皱两类。

2. 剥脱性磨削除皱术常用仪器

（1）超强脉冲 CO_2 激光：释放波长 10600 nm 的红外线，组织吸收能量使细胞内水分加热气化，引起组织的破坏。

①UltraPulse 超脉冲 CO_2 激光：行激光磨削除皱术时，通常用 3 mm 手柄，一般选择 500 mJ、3～7 W 的能量设置，手具移动的速度和脉冲重复率必须能够允许每一脉冲和激光组织间的作用最小或无重叠，重复率一般选用每秒 4～10 次。当使用图形扫描装置或图形发生器时，一般选 200 mJ、每秒 150 脉冲，光斑不应该重叠，图形内每一光束重叠应最小。

皮肤表面经激光扫描一遍，细胞间的水分气化后形成了由表皮组织蛋白组成的白色、干燥的碎屑。这些白色碎屑可用湿生理盐水纱布擦除。激光扫描第 1 遍后，一般能去除表皮并且有极小的热凝固层，10～30 μm 厚。再用上述方法扫描第 2 遍，可见到真皮收缩。一般来讲，对较明显的光损害和皱纹可以再扫描第 3 遍，扫描 2～3 遍后，用直径 3 mm 光斑的平行光束选择性治疗，通过气化将较高的创面整平，使松弛的皮肤收紧，使皮肤皱纹尽可能拉平，形成一个平滑的皮面，使其作为新生胶原形成的基础。

在做磨削除皱过程中应注意：创面边缘与正常皮肤必须有过渡区，这种过渡区是通过减少激光能量密度（减少到 200～250 mJ）或通过倾斜手具使光束与皮肤表面呈 45°而产生的；另外，眼睑应采用较小的能量密度治疗，扫描不超过 2 遍，以免组织过度绷紧，造成巩膜外露或外翻，以往有睑成形手术史者尤应注意。

②SilkTouch 激光：其治疗基本与 UltraPulse 超脉冲 CO_2 激光相似。一般采用 3.0～9.0 mm 光斑，5～15 W 扫描。功率越高，气化越深。重复扫描模式是开 0.2 s，间隔 0.3～0.4 s。扫描 1～3 遍，然后用 3 mm 光斑的光束再进行修整。过渡区域用降低功率和偏斜手具的治疗来实现。眼睑部位治疗要降低功率，一般仅扫描 1 遍。

（2）固体掺铒石榴石（Erbium：YAG）激光：常用铒激光的光斑直径一般为 3～5 mm，每脉冲能量为 1～2 J，重复频率为 5～10 Hz，光斑重叠为 10%～30%。铒激光的起始能量密度约为 1.5 J/cm²,最大的为 10 J/cm²。面部多采用 5 mm 光斑直径,1 J 脉冲,治疗扫描 4～7遍。手部及颈部采用 5 mm 光斑直径,500 mJ 脉冲,能量密度为 5 J/cm²,每秒 1～10 脉冲。铒激光也可使用 CPG 进行扫描,可产生更为均匀、精密的剥脱效果。但需要多次的扫描才能达到 CO_2 激光器的效果,通常用 CO_2 激光器扫描 3 次相当于铒激光的 7 次扫描。

(3) Derma K 激光仪:Derma K 的激光系统将铒激光和 CO_2 激光合成在同一台装置中。拥有 DermaScan 计算机图形发生器,在输出高能量的 Er:YAG 激光时,向同一作用组织区域提供同步的低能量密度的 CO_2 激光脉冲,创造出一个可控制的热效应(controlled thermal profile),这在铒激光除皱术单独作用时是无法达到的。Derma K 又可提供单独的 CO_2 激光器或铒激光输出方式。总的说来,Derma K 还有铒激光的精确性和安全性,同时工作效率较铒激光大大提高,疗效则与 CO_2 激光器接近。

(4) 点阵激光:点阵激光技术在剥脱性激光与非剥脱激光的基础上通过点阵式光热作用原理,将激光以微束形式作用于皮肤表面,产生显微治疗区域,刺激真皮胶原纤维增生,改善皮肤质地及肤色,同时使不良反应和合并症最小化。

点阵激光根据波长不同大致分为 1400～1600 nm 的近红外激光、2940 nm 的铒激光和 10600 nm 的超脉冲 CO_2 激光。

3. 非剥脱性磨削除皱术常用仪器

(1) Nlite 脉冲染料激光:波长 585 nm,脉宽 350 nm,输出光斑直径 5 mm。其发出的黄色染料激光能穿透表皮,作用于毛细血管,激发新的胶原再生,治疗前无需麻醉,术后无副作用,适合所有类型皮肤。

(2) CoolTouth:CoolTouth Ⅱ 新一代激光无损伤除皱嫩肤系统为波长 1320 nm 的固体 Nd:YAG,脉宽 50 ms,光斑直径 10 mm,带有冷却装置。作用于真皮上层,刺激胶原蛋白再生,增加皮肤弹性。CoolTouth Ⅱ 需渐进式治疗,治疗疗程长,单次疗效不明显,对于年轻、代谢率高的皮肤效果好。

(3) SmoothBean:为波长 1450 nm 放入半导体激光,脉宽 250 ms,光斑直径 4 mm,带自动冷却系统,类似于 CoolTouth。

4. 激光磨削除皱术的治疗终点 当出现下列情形之一,局部治疗应停止:①肉眼观皱纹已消失;②CO_2 激光照射后组织呈现黄色或棕色,看不到进一步的皮肤收紧反应;③铒激光磨削至出现较密集出血点。

5. 术后处理 一般病人术后 1～3 天有轻度的烧灼痛,术后 2～5 天有显著的水肿。这期间因为表皮缺失使接触性皮炎、过敏性皮炎及感染的发生率增高。①减轻疼痛:为缓解术后的即刻疼痛可用浸有 2% 利多卡因的纱布外敷。②减轻水肿:如果病人在术中即发现有显著的水肿(常常发生在眶周),术后可应用地塞米松 10 mg,也可短期口服皮质类固醇减轻术后肿胀。③防止感染:口服抗病毒药、广谱抗生素和抗真菌药物。④创面处理:目前国内外在术后多使用生物性合成半透明性的、可减轻术后症状的敷料或传统敷料,称为封闭式疗法;也可只是简单地局部使用抗生素油膏,称为开放式疗法。不论使用何种方法,都应有良好的吸收创面渗液作用和保湿功能,以使创面更快地愈合,并使术后疼痛减轻。应根据具体情况选择使用封闭或开放式处理方法。创面一般 1～2 周即愈合,新生的上皮呈粉红色。2 周后可以外用温和的保湿霜;为减少色素沉着,术后数月内应避免面向阳光,并应坚持使用外用遮光剂以及防止色素沉着的药物数周至数月。

6. 可能的并发症及注意事项

（1）术后皮肤反应：水肿、渗出、结痂，这些主要在 7～10 天内发生。

（2）红斑：伤口愈合过程中必然出现的，红斑消退所需的时间一般持续 4 周到数月，黄种人的红斑期较白种人短。如红斑的时间过长或红斑过硬则有发生增生性瘢痕的可能。

（3）感染：感染的发生率较低，多与术中无菌操作不严格、术后护理不当及病人的抵抗力低有关。必须做预防性治疗，同时病人在术后应细心护理。

（4）粟粒样丘疹和痤疮：与磨削时使皮脂腺管暂时堵塞有关，术后使用油性药膏和纱条会加重腺管的堵塞，加强创面的局部护理可使皮疹消除。

（5）色素沉着和色素减退：色素沉着程度与肤色的深浅成正比，术前、术后的预防措施及术中密切观察损伤深度很重要，出现色素沉着一般需要 2～6 个月才可消退，个别可达 6～12 个月。色素减退非常少见，激光能量设置过高、磨削过深或热损伤穿透太深，以及术后感染、持久性炎症反应可永久损伤黑素细胞，色素减退有时可能到除皱术后几月才出现，较难预防和处理。

（6）瘢痕形成：通过术中细心观察激光与组织相互作用的表现，大部分能够预防，其发生率少于 0.2%。

（7）巩膜暴露：暂时性巩膜暴露见于下睑磨削术后，通常是可恢复的，除非出现皮肤瘢痕挛缩。

（六）皮肤肿瘤与其他皮肤病的激光治疗

汗管瘤、睑黄瘤、色素痣等皮肤良性肿瘤对美容有明显的影响，冷冻、化学剥脱电离子等传统治疗手段对这些疾病有良好的治疗效果。新型激光器如超脉冲 CO_2 激光具有创面出血少、深度可控、视野清晰等优点，术后反应小，瘢痕发生率低，因而备受青睐。

1. 色素痣 色素痣是由痣细胞组成的良性新生物，又名痣细胞痣、细胞痣、黑素细胞痣、痣。本病十分常见，从婴儿到年老者都可以发生，随年龄增长数目增加，往往青春发育期明显增多。女性的痣比男性更多，白人的痣比黑人更多，偶见于黏膜表面。临床表现有多种类型。颜色多呈深褐或墨黑色，少数没有颜色的无色痣。

【病因】

本病属于发育畸形，黑素细胞在由神经嵴到表皮的移动过程中，由于偶然异常，造成黑素细胞的局部聚集而成。

【临床表现】

其基本损害一般为直径小于 6 mm 的斑疹、丘疹、结节，疣状或乳头状，多为圆形，常对称分布，界限清楚，边缘规则，色泽均匀。数目多少不等，单个、数个甚至数十个，有些损害处可有一根至数根短而粗的黑毛。由于痣细胞的色素含量不同，临床上可呈棕色、褐色、蓝黑色、黑色或正常肤色、淡黄色、暗红色。日晒可增加暴露部位色素痣的数量。根据痣细胞的分布部位，分为交界痣、混合痣和皮内痣。

（1）交界痣：出生时即有，或出生后不久发生，通常较小，直径 1～6 mm，平滑、无毛、扁平或略高出皮面，淡褐色至深褐色斑疹。身体任何部位都可以发生。

（2）混合痣：外观类似交界痣，但可能更高起，有时有毛发穿出，多见于儿童和少年。

（3）皮内痣：成人常见，呈半球形隆起的丘疹或结节，直径数毫米至数厘米，表面光滑或呈乳头状，或有蒂，可含有毛发。皮内痣一般不增大。多见于头颈部。

色素痣不稳定，常经历成熟至衰老的生长演化过程。痣开始时多为小而平的交界痣，以后大多发展为混合痣,最后变为皮内痣。

交界痣恶变时,局部常有轻度疼痛,灼热和刺痛,边缘处出现卫星状小点,若突然增大、颜色加深、有炎症反应、破溃或出血时,要提高警惕。

【治疗】

减少摩擦和外来因素损伤痣体。除美容需要外,一般不需要治疗。发生在掌跖、腰围、腋窝、腹股沟、肩部等易摩擦部位的色素痣应密切观察,特别是一些边缘不规则、颜色不均匀、直径大于 1.5 cm 的损害更应该注意。一旦发现迅速扩展或部分高起或破溃、出血时应及时切除。皮损较大的,手术切除后植皮;皮损较小且浅表者,可以给予 CO_2 激光治疗,治疗要彻底,否则残留痣细胞易复发。

2. 脂溢性角化病 脂溢性角化病(SK)又称为老年疣、老年斑、基底细胞乳头瘤,是一种临床最常见的良性皮肤肿瘤,好发于中、老年人,是因为角质形成细胞增生所致的表皮良性增生。SK 好发于头面部、背部及手背等部位。

【病因】

日光照射可能与 SK 的发生相关。

【临床表现】

本病大多发生于 40 岁以后,好发于头皮、面部、躯干、上肢等部位,但不累及掌、跖。开始为淡褐色斑疹或扁平丘疹,表面光滑或略呈乳头瘤状,随年龄增长而增大,数目增多,直径 0.1～1 cm,或数厘米,界限清楚,表面呈乳头瘤样,表面有油腻性痂,痂容易刮除。有些损害色素沉着可非常显著,呈深棕色或黑色,陈旧性损害的颜色变异性很大,可呈正常皮色、淡褐色、暗褐色或黑色。本病可以单发,但通常多发,多无自觉症状,偶有痒感。皮损发展缓慢,极少恶变。

【治疗】

本病一般不需要治疗。对诊断不明确的病例,应取皮损做组织病理切片检查。由于美容原因需要治疗时,可采用液氮冷冻、刮除术或手术切除。

激光治疗:超强脉冲 CO_2 激光、755 nm 翠绿宝石激光、强脉冲光。

3. 粟丘疹 本病称白色痤疮或粟丘疹白色苔藓。起源于表皮或附属器上皮的良性肿物或潴留性囊肿。可发生于任何年龄、性别,也可见于新生儿。外伤后引起的粟丘疹往往发生于擦伤、搔抓部位或面部炎症性发疹以后。

【病因】

常见于皮肤外卟啉病或大疱性表皮松解症的损害中,也可发生于带状疱疹的水疱后,有些病人有遗传因素。

【临床表现】

(1)损害呈乳白色或黄色,针头至米粒大小的坚实丘疹,顶尖圆,上覆以极薄表皮。

(2)继发性损害多分布于原有皮损周围,可持续数年,自然脱落,无瘢痕形成。

(3)个别损害可有钙盐沉积,硬如软骨,损害增大时呈暗黄色。

(4)多见于面部,尤其是眼睑、颊及额部,成年人也可发生于生殖器,婴儿通常限于眼睑及颞部。

【治疗】

本病为良性病变,一般无自觉症状,通常无需治疗。局部治疗可用 75% 酒精消毒,用针挑破丘疹表面的皮肤,再挑出白色颗粒即可,或用细针做轻度电干燥法,也可使用超强脉冲 CO_2

激光或普通 CO_2 激光治疗。

4. 汗管瘤 汗管瘤是一种附属器肿瘤,本病实质上为向小汗腺末端导管分化的一种错构瘤。

【病因】

本病多见于女性,于青春期、妊娠及月经期病情加重,故与内分泌有一定关系。部分病人有家族史。

【临床表现】

本病多见于女性,青春期发病或加重。皮损好发于眼睑(尤其是下眼睑)及额部皮肤。皮损为粟粒大小、多发性、肤色淡褐色丘疹,稍稍高出皮肤表面。少数病人为发疹性汗管瘤,除面部汗管瘤外,还可见于胸、腹、四肢及女性阴部,为广泛、对称性皮损。

【治疗】

本病为良性肿瘤,可不予治疗。若因美容需要,可试行电解治疗或 CO_2 激光治疗。

5. 毛发上皮瘤 此肿瘤系起源于毛发的良性肿瘤。一般认为本病可能起源于多潜能的基底细胞,是向毛发结构分化的良性肿瘤。其分化程度较基底细胞上皮瘤高。

【临床表现】

毛发上皮瘤可分两型:多发型和单发型。

(1) 多发型:多为常染色体显性遗传,常见于女性,幼年发病。皮疹沿鼻唇沟对称分布,也可发生在鼻部、额部、眼睑及上唇。皮损直径在 $2 \sim 10$ mm 之间,为半球形透明的小结节,表面光滑、质地坚实,数量十个至数百个不等。小的皮损可融合成较大结节。有时可见毛细血管扩张。损害可维持数年不变,无自觉症状。

(2) 单发型:与遗传无关。发病年龄常在 $20 \sim 30$ 岁,面部好发,瘤体坚实,直径 5 mm 左右。

【治疗】

单发者可以手术切除,较小损害可用电灼、冷冻或激光治疗,而多发者缺乏治疗方法,可试做皮肤磨削、CO_2 激光、点阵激光等治疗。

6. 睑黄瘤 睑黄瘤为代谢障碍性皮肤病,是黄瘤病中最常见的一种。睑黄瘤是由于脂质沉积于眼睑部位而引起的皮肤的黄色或橙色斑块。

【病因】

本病属脂质代谢障碍。病人多伴有高脂血症和(或)高胆固醇血症。

【临床表现】

中年人多见,尤其是女性,可有或无高脂血症,好发于上眼睑内眦部,对称性的黄色或橙色长形斑块,皮疹为对称分布的橘黄色斑或斑块。无自觉症状,虽无不适,却明显影响了病人的容貌美。

【治疗】

本病仅影响外貌,若无特殊可无需处理,必要时可做冷冻、激光等治疗。传统治疗上,通过口服中成药调节机体免疫功能,解决人体免疫力低下问题;然后外敷祛疣中药、活血化瘀、软坚散结、清热解毒、软化疣体,内服外治,达到同治的效果。

7. 结节性硬化症 又称 Bourneville 病,是一种常染色体显性遗传的神经皮肤综合征,散发病例居多,多由外胚叶组织的器官发育异常,可出现脑、皮肤、周围神经、肾等多器官受累,临床特征是面部皮脂腺瘤、癫痫发作和智力减退。本病发病率约为 $1/6000$,男女之比为 $2:1$。

【病因】

该病为遗传病,遗传方式为常染色体显性遗传,家族性病例约占三分之一,即由父母一方遗传而来突变的 TSC1 或 TSC2 基因;散发病例约占三分之二,即出生时病人携带新突变的 TSC1 或 TSC2 基因,并无家族成员患病。家族性病人 TSC1 基因突变较为多见,而散发性病人 TSC2 基因突变较常见。

【临床表现】

根据受累部位不同,可有不同表现,典型表现为面部皮脂腺瘤、癫痫发作和智力减退。本病多在儿童期发病,男性多于女性。

(1) 皮肤损害:特征是口鼻三角区皮脂腺瘤,对称蝶形分布,呈淡红色或红褐色,为针尖至蚕豆大小的坚硬蜡样丘疹,按之稍褪色。

(2) 神经系统损害:①癫痫:为本病的主要神经症状,发病率占 $70\%\sim90\%$,早自婴幼儿期开始,发作形式多样,可自婴儿痉挛症开始,至部分性局灶性或复杂性、全面性大发作。频繁而持续的癫痫发作后可继发违拗、固执等癫痫性人格障碍。②智力减退:多进行性加重,伴有情绪不稳、行为幼稚、易冲动和思维紊乱等精神症状。

【治疗】

可用强脉冲 CO_2 激光治疗皮肤损害。

三、激光治疗安全防护措施

(一) 激光治疗的安全防护

激光虽然是当今社会最先进的技术之一,已经越来越普遍地运用到生活的方方面面,但激光也有其危害性,需要采取相应的防护措施,才能让我们安全地运用激光给我们带来的好处。激光装置对人体和工作环境造成的有害作用称为激光危害,来自激光装置的危害大致可分为辐射危害、电气危害、化学危害和机械危害四类,通常只考虑辐射危害。

针对激光治疗危害所采取的安全对策称为激光防护,激光防护通常是对操作人员、激光源和工作环境分别采取相应的保护措施。

1. 人员的安全防护 激光辐射能对人眼和皮肤造成伤害,其中以前者的后果最为严重。

(1) 激光对人眼的伤害:由于人眼对不同波长激光的透射和吸收不同,不同波长激光对人眼伤害的部位也不同。激光辐射造成的眼伤主要有光致角膜炎,角膜凝固、炭化和穿孔,晶状体混浊,视觉功能性障碍"闪光盲",以及视网膜凝固、出血和爆裂等。因此,在治疗过程中要求病人和操作者佩戴防护眼镜,严禁直视激光束,尽可能远离激光束,以减少对眼睛的伤害。

(2) 激光对皮肤的伤害:激光辐射造成的皮肤伤害主要有色素沉着、红斑和水疱等。功率高的激光(如连续性 CO_2 激光)可导致皮肤的烧伤、凝固、炭化,严重时可导致溃疡。因此,要求操作人员穿长袖工作服工作,在操作时激光治疗头不能对准操作者及被治疗者的非治疗区域。

2. 激光源的安全使用 激光器属于高精密仪器,因此要制定激光安全操作规程,对激光产品严格分级定标,为用户提供安全使用指南等,对接触激光的人员进行安全教育和培训。激光治疗器的钥匙由专人保管,激光治疗器应尽可能地封闭起来。脉冲激光应有安全闸以防止激光爆炸。

3. 工作环境的安全设置 除去激光光路上的易燃物质,在激光室内或门口,激光束易到达的地方设"激光危险"标志,在工作场所设置必要的警报装置等。激光器运转场所,如实验室、治疗室应具有高度的照明度,使工作人员瞳孔缩小,减少进入眼内激光量。激光室的墙壁不可涂黑,采用白色或浅色粗糙墙壁,减少镜面反射面。工作表面一定要采取适当的通风措施,激光与工作表面之间的相互作用产生的气体、火星和碎片会带来安全隐患。

(二)激光治疗的注意事项

1. 治疗前的准备

(1)治疗前与美容就医者沟通,说明情况后签署知情同意书。

(2)对于存在禁忌证者拒绝进行激光治疗。

(3)禁止妊娠期女性进行激光治疗。

(4)清洁患处,用清水外洗干净即可,不能残留化妆品,对于脱毛者清除治疗区域毛发。

(5)病人激光治疗前须照相,以便激光治疗后进行效果对比。

2. 治疗后的护理

(1)治疗过程中皮肤可能会出现短暂的红肿等反应,治疗结束后会自行消失。

(2)愈合期间,可涂抗生素软膏或口服抗生素避免继发感染,避免阳光、紫外线直接照射。

(3)治疗后1周左右痂皮脱落,极少数病人术后可出现暂时性色素沉着,一般数月内逐渐吸收,口服维生素C可减轻色素沉着。

(4)痂皮脱落前治疗区不接触水、不搓擦,忌辣、烟和酒,短期内禁食颜色深的食物(如咖啡等),不得强行剥落痂皮。

(5)痂皮脱落以前不参加剧烈运动,以免出汗后引起感染,色素性皮肤病治疗后注意防晒,色素消退是一个缓慢的过程,一般为3个月左右,未获得最佳效果必须重复治疗者,应间隔3~6个月。

(6)根据病变的性质、色素沉着深浅和部位,某些病种治疗可能要进行多次。治疗后无特殊情况可隔2个月左右复诊一次。

(王 影)

第二节 强脉冲光美容技术

一、强脉冲光及其产生

强脉冲光(IPL)又称脉冲强光(简称强光),是一种连续多波长的非相干性普通光,而非激光。IPL是目前临床上应用最为广泛的光治疗技术之一,广泛应用于各种损容性皮肤病的治疗,尤其是光损伤和光老化相关的皮肤病,在皮肤美容领域占有十分重要的地位。

强脉冲光的产生原理非常简单,是以一种强度很高的光源(如疝气灯)经过聚焦和滤过后形成的波长范围在500~1200 nm之间的宽谱强脉冲光,在其前方放置一种特制的滤光片(滤光晶体),将低于某种波长的光滤掉,最后发出的光是一特殊波段的适合于皮肤疾病治疗的强脉冲光(图3-1)。

目前强脉冲光治疗仪(简称强光治疗仪)使用的滤光片主要有515 nm、550 nm、560 nm、

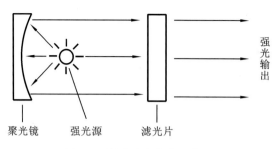

聚光镜　　　强光源　　　滤光片

图 3-1　强脉冲光产生示意图

570 nm、590 nm、615 nm、640 nm、645 nm、695 nm、755 nm 等规格。若用 550 nm 的滤光片则输出强光的波段为 550～1200 nm。通过计算机控制，强光脉宽连续可调；且每次击发可选择 1～3 个脉冲，选用脉冲方式释放能量可使靶组织持续升温，而让表皮充分散热，加上仪器内配有冷却系统，可以保证使用者的安全。

强光虽然不是激光，但是其治疗机理和激光相似，也是依照选择性光热作用理论来为病人进行治疗，所以在临床上强光光源被认为与激光有相似的治疗效果。

二、治疗仪

常用的强光治疗仪有全波长强光治疗仪（Photoderm）、光子嫩肤仪（quantum SR）、光子脱毛仪（quantum HR）等。

1. 全波长强光治疗仪（Photoderm）　可发出 515～1200 nm 的连续光谱，利用不同波长的滤光片可获得不同的波段，常用的滤光片有 515 nm、550 nm、570 nm、590 nm、615 nm、645 nm、695 nm、755 nm 等规格，脉宽在 0.5～50 ms 间，可调；每次击发可选择 1～3 个脉冲。输出能量密度为 3～90 J/cm²，光斑尺寸 8 mm×35 mm 或 8 mm×15 mm。Photoderm 仪的 Vasculight 型还带有波长 1064 nm 的 Nd:YAG 激光治疗系统，激光输出能量密度最高可达 160 W。

2. 光子嫩肤仪（quantum SR）　常用的滤光片有 560 nm、640 nm 两种规格，输出能量密度可达 25～45 J/cm²，脉宽 2～7 ms，光斑尺寸 8 mm×34 mm，内冷却温度约 0 ℃。

3. 光子脱毛仪（quantum HR）　常用的滤光片有 615 nm、645 nm、755 nm 等规格，输出能量密度可达 25～45 J/cm²，脉宽 15～100 ms，光斑尺寸 8 mm×34 mm，内冷却温度约 0 ℃。

三、临床应用

强光在治疗血管性皮肤病变、色素性皮肤病变、多毛症、瘢痕、痤疮及嫩肤等方面取得了令人瞩目的临床效果。本节着重介绍光子嫩肤及光子脱毛治疗。

（一）光子嫩肤

1. 光子嫩肤原理　应用特定的强光能量可穿过皮肤，并且不同波长的强光对组织的作用具有选择性，从而产生不同的光生化、光热解反应的特性。短波段强光选择性作用于皮下的小血管、色素团或色素细胞，使之温度高于正常皮肤组织，利用它们的温差使血管封闭、色素团和色素细胞破裂、分解，达到去除红血丝、色素斑的效果。长波段强光刺激胶原纤维和弹力纤维，使真皮层的胶原纤维和弹性纤维内部产生分子结构的化学变化，重新排列，使胶原组织增厚、皮肤弹性增强，起到改善皮肤质地，恢复皮肤白皙、细腻、富有弹性的效果。

2. 光子嫩肤适应证

（1）Ⅰ类光子嫩肤：①血管性皮肤病变：毛细血管扩张症、酒渣鼻（红斑期）、皮肤异色症及激光磨削术后或其他换肤术后的红斑。②色素性皮肤病变：雀斑、雀斑样痣、咖啡斑、黄褐斑、色素沉着斑和增生不明显外观扁平的脂溢性角化病。

（2）Ⅱ类光子嫩肤：光损伤、光老化引起的细小皱纹和皮肤松弛、弹性纤维变性、毛孔粗大、较浅的凹陷性瘢痕。

3. 光子嫩肤禁忌证

（1）近期接受阳光曝晒及打算在阳光下度假的人群。

（2）光敏性皮肤或正在使用光敏性药物的人群。

（3）孕妇。

（4）糖尿病病人、有出血倾向的病人。

（5）有严重心脏病、高血压的病人。

（6）治疗部位皮肤有感染的病人。

（7）怀疑患有皮肤癌者。

（8）对效果期望过高者。

（9）瘢痕体质者。

4. 光子嫩肤操作

（1）术前准备：术前排除禁忌证，常规照相，并填写治疗知情同意书。对于肤色较黑或黄褐斑病人，治疗前外用漂白霜（如氢醌霜等）治疗2～6周。

用清洁类产品清洁治疗区，并去除金属饰品，一般无需麻醉，疼痛敏感者可外敷5%恩纳霜表面麻醉，给病人戴上头巾和护眼罩（可用湿纱布代替），操作者须戴防护眼镜、消毒口罩及手套。

（2）治疗参数的设定及设定原则

①波长：Ⅰ类光子嫩肤可选择560 nm（quantum SR）的滤光片，或550 nm、570 nm的滤光片（Photoderm）；Ⅱ类光子嫩肤则可选择640 nm的滤光片（quantum SR），或645 nm、695 nm、755 nm的滤光片（Photoderm），并可联合应用Photoderm（Vasculight）中的1064 nm的Nd：YAG激光进行低能量密度的治疗。

②脉宽：脉宽越长，单层皮肤分布的热量就越少，热量渗透越深。因此，皮肤越厚，病变部分越深，脉宽要调长；采用3次脉冲时，最后的脉冲脉宽最长；延长脉宽时，可适当提高能量。脉宽一般设为3～5 ms。

③脉冲间隔：脉冲间隔越长，皮肤冷却越彻底，但病变部位的温度也会降低。因此，皮肤颜色越深，脉冲间隔要调长；采用3次脉冲时，第2个脉冲间隔要比第1个脉冲间隔略长。脉冲间隔一般为20～40 ms。

④能量密度：治疗一般从低能量开始，因此，对于皮肤颜色深且敏感者，能量密度要调更小；皮肤反应越重，能量密度要调更小；由3次脉冲切换到2次脉冲治疗时，能量降低20%。一般设置能量密度范围15～45 J/cm^2，常用能量密度20～30 J/cm^2。

（3）操作步骤：在治疗部位涂布冷凝胶，也可涂在治疗头上（滤光晶体表面）。滤光晶体和皮肤表面应保持1～2 mm（对于敏感部位应抬高至3 mm左右，如下眼睑、唇周等）距离。治疗开始前须在耳旁区域3～4个临近测试光斑的照射后立即进行皮肤即刻反应的观察，如能量密度合适，病人皮肤会有微热感觉，但持续时间不会超过30 s，照射后1～2 min内皮肤会出现轻微发红，色素斑处会出现轻微的变黑。这时治疗从耳旁区域开始并均匀向周围扩展照射至整个面部皮肤。擦去冷凝胶并对已治疗部位进行仔细检查，观察皮肤的反应，并与未治疗的区域进行比较。

能量调整原则如下：①如皮肤无明显反应时需要增加能量密度，但不超过 $1\sim 2\ J/cm^2$；②如皮肤重度发红，说明能量过大，要减少能量密度；③皮肤颜色较深者可能出现延迟反应，不能因为即刻反应不明显而立刻增加能量密度；④对于病变严重部位可进行 2 次扫描，而对于皮肤即刻反应较重的部位禁止使用 2 次扫描；⑤对于颈部或胸部，应采用较低的能量密度，调整能量时的增量更小，每次治疗只进行 1 次扫描⑥对于皮下组织较少的部位，抬高治疗头的同时，还应将能量降低 10%；⑦在每一次治疗时，要根据每一位病人前一次治疗结果来改变每一个人特有的参数，在以后的治疗中能量密度每次提高 $1\sim 2\ J/cm^2$。

（4）治疗间隔和次数：每 $21\sim 28$ 天进行 1 次治疗，治疗 $3\sim 6$ 次可获得理想的疗效。

（5）术后反应及护理：术后可能出现轻微烧灼感，持续 $0.5\sim 2\ h$，治疗部位轻微发红，持续 $4\sim 12\ h$，为缓解不适，术后即刻用冰袋冷敷至不适感消失为止。治疗后 3 天内用冷水洗脸，整个治疗期间避免日光曝晒。

（6）并发症及处理

①暂时性的紫癜、水疱：能量设置过大、光斑重复面积过大或在操作过程中治疗头与皮肤间距过近均可出现。可内服抗生素或局部外敷性质温和的糖皮质激素软膏，若水疱破溃，可外用呋喃西林氧化锌油防止感染发生。

②水肿：可能因操作过程中能量设置过高或美容就医者对光过敏有关，可同时内服抗生素和糖皮质激素，局部用 3% 硼酸溶液湿敷。

③色素沉着：治疗后日晒、能量过大可能出现。严格避免日晒，不能再进行光子嫩肤。内服维生素 C、白天外用防晒霜，晚上可用含维生素 C 的修护滋养晚霜。

④色素脱失：极少见，治疗后日晒或肤色偏黑的人可能出现，按局限性白癜风处理。

（7）治疗效果：治疗一个疗程（5 次）后，可从以下几个方面来判断疗效。①皱纹改善（45.5% 的美容就医者皱纹改善程度超过 50%）；②毛孔改善（97% 的美容就医者毛孔的外观有一定程度改善）；③皮肤松弛度改善（所有的美容就医者皮肤松弛度有一定程度改善）。

（二）光子脱毛

1. 光子脱毛作用原理　光子脱毛的原理是采用强脉冲光源的选择性光热解作用，对正常表皮进行无损伤的光照射，穿透皮肤直达毛囊根部，毛干和毛囊中的黑色素吸收并转化成为热能，从而升高毛囊温度，当温度上升到足够高时，毛囊结构发生不可逆转的破坏，已破坏的毛发和毛囊经过一段自然生理过程而被去除，而周围其他组织不会受损伤，从而达到永久性脱毛的目的。

2. 光子脱毛适应证

（1）先天性多毛：因遗传、种族等原因导致的正常部位或不正常部位多毛。

（2）多毛症：内分泌失调引起女性身上长出类似于男性的浓密毛发。

（3）美容目的：改善个人形象，如位于腋下、双上肢和双下肢及女性上唇部和男性腮部、颈部和胸部等部位多毛。

3. 光子脱毛禁忌证

（1）白色毛发者。

（2）光过敏或正在服用光敏性药物者。

（3）局部或全身有炎症、免疫系统缺陷者。

（4）凝血功能障碍或正在使用阿司匹林或抗氧化剂者。

（5）瘢痕体质者。

（6）孕妇及心理不健康者。

（7）怀疑患有皮肤癌者。

4. 光子脱毛操作

（1）术前准备：术前与美容就医者交谈，常规照相，并填写治疗知情同意书。剃除治疗区域毛发，大约保留 1 mm 的残根，一般无需麻醉，对于疼痛敏感者，可用 5% 恩纳霜做表面麻醉，美容就医者戴防护眼罩（或湿纱布），操作者需戴防护眼镜、消毒口罩及手套。

（2）治疗参数的选择：①波长：由于毛球位置较深，故波长要能够穿透到达毛球破坏毛母质部位的黑素体及黑素细胞，所以 695～1064 nm 之间的波长为最佳。②脉宽：应选择大脉宽，大脉宽能够增加热能到达毛囊，减少对表皮的损伤，从而保护正常组织。③能量密度：治疗一般从低能量开始，随治疗反应再做调整。

（3）操作步骤：在治疗区涂抹冷凝胶，将仪器设置在制冷状态，调整好参数，将治疗头与皮肤保持 2 mm 距离，并垂直于皮肤，在隐蔽部位进行光斑试验，若闻到毛发烧焦的味道或冷凝胶中出现褐色炭末，病人感觉轻微刺痛，提示能量合适；若毛发无变化，则能量过低，提高 1～2 J/cm^2，继续观察；若病人感觉十分疼痛，皮肤发红甚至水肿，提示能量过大，调低 5～10 J/cm^2 后再试。治疗区光斑重叠不应超过 5%。

（4）疗程：面部毛发间隔 30 天治疗 1 次，6～8 次为 1 个疗程；躯干、四肢毛发一般 2 个月治疗 1 次，4～5 次为 1 个疗程。

（5）术后护理：术后用冷水清洗局部的冷凝胶，冰敷局部减轻不适感，治疗区出现水疱者用烧伤膏外用数天，注意不要用力擦洗局部。

（6）并发症的处理：可出现红斑、水肿、水疱、色素沉着及色素减退，处理方法同光子嫩肤。

（7）治疗效果：经过 1 个疗程的脱毛（3～5 次）后，可永久性去除 80% 以上的毛发。

（王　影）

第三节　射频美容技术

射频美容技术是一种非手术、准医学的全新美容方法，可以拉紧皮下深层组织和收紧皮肤，达到使下垂或者松弛的面部重新提升的效果。

一、工作原理

射频美容仪（图 3-2）利用每秒 600 万次的高速射频技术作用于皮肤，皮肤内的电荷粒子在同样的频率上会变换方向，随着射频高速运动后产生热能，真皮层胶原蛋白在 60～70 ℃的温度时，会立即收缩，让松弛的肌肤马上得到向上拉提、紧实的效果，促使皮肤快速恢复到年轻健康的状态；同时皮肤组织在吸收大量热能后也会源源不断地合成新的胶原蛋白，使真皮层的厚度和密度增加，皱纹得以抚平，达到消除皱纹、收紧皮肤、延缓皮肤衰老的美容效果。

二、作用

（1）收紧皮肤、提升面部。

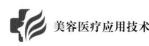

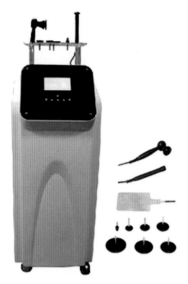

图 3-2　立式射频美容仪

（2）改善肌肤的新陈代谢、光嫩皮肤。

（3）去除皱纹、修复妊娠纹。

三、操作方法

（1）用适合美容就医者皮肤的洗面奶初步清洁皮肤。

（2）接通电源，向仪器插进 IC 卡，仪器处于待机状态。

（3）在美容就医者面部涂上一层冷凝胶。

（4）连接射频探头和紧肤电流棒，设置工作时间，一般为 20～40 min。

（5）美容工作者分别用射频探头和紧肤电流棒在美容就医者面部皮肤上轻轻滑动，操作手法由内向外、由下向上，与皱纹方向垂直，与肌肉走行方向一致，重点集中在眼角、嘴角的表情纹和其他有皱纹的部位，每个部位养护时间约为 15 min。

（6）养护完毕，清洗冷凝胶，涂抹营养霜。

四、射频美容技术的应用

1. 适应证

（1）面部、颈部皮肤松弛。

（2）腹部皮肤松弛、妊娠纹。

（3）痤疮瘢痕（浅）。

（4）上眼睑下垂。

（5）溶脂。

2. 禁忌证

（1）体内有金属植入物。

（2）糖尿病、高血压、心脏病、癫痫、精神病。

（3）各种过敏症。

（4）孕妇。

（5）口服维 A 酸治疗者。

五、注意事项

（1）已安装心脏起搏器、有金属植入物、怀孕、发热、晚期病症、出血性疾病、治疗区有严重皮肤病，以及有注射皮下填充物者禁止使用。

（2）通常情况下，射频美容养护需要 20～40 min。如果美容就医者对疼痛或者热度敏感，可以在治疗部位涂抹一层具有镇静或者缓解疼痛作用的冷凝胶或喷雾。

（3）少数美容就医者在养护后皮肤有微红现象，不必处理，可在几小时后自行恢复正常。

（4）加强皮肤保湿和防晒养护。

（5）一周内勿用热水洗脸（不超过体温的水即可），勿泡温泉及桑拿浴。

（刘子琦）

第四节 高频电美容技术

高频电即频率在 100 kHz 以上的电流,也叫高频电磁振荡电流。高频电美容技术可利用高频电与机体组织间形成的等离子火花产生的热效应治疗某些损容性皮肤病。

一、工作原理

高频电美容仪的种类很多,结构、功能大同小异,各型机器功率大小不一,均采用安全的低电压通过振荡电路产生高频振荡电流。高频电离子治疗仪利用触头和靶组织间的极小间隙,形成极高的电场强度,使间隙气体电离,产生高频等离子火花,温度达 2000～3000 ℃,使组织瞬间凝固、碳化、气化而消除,还可封闭小血管和淋巴管。使用绝缘柄针刺入皮下病变组织进行电干燥、电凝固,既达到破坏组织的目的,又不损伤表皮,解决了电流在靶组织上的集肤现象。

二、作用及适应证、禁忌证

1. 作用 目前多采用新一代多功能高频电离子治疗仪(图 3-3),其输出功率在 10 W 以上,分长火、短火两挡,5 级可调。长火挡火花大,表面破坏较大,可用于烧灼、切割;短火挡火花小,可用于配合绝缘柄针干燥、凝固组织内部及脱毛等,亦可用于烧灼、封闭小血管和淋巴管。

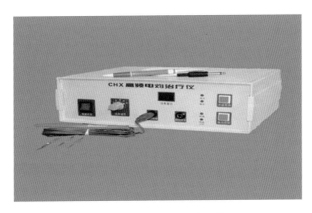

图 3-3 高频电离子治疗仪

2. 适应证

(1) 去除寻常疣、扁平疣、传染性软疣等病毒性疣。

(2) 去除蜘蛛痣、小的毛细血管瘤、酒渣鼻、毛细血管扩张症、化脓性肉芽肿。

(3) 去除色素痣、脂溢性角化病、软纤维瘤、角化棘皮瘤、汗管瘤、睑黄瘤、毛发上皮瘤、粟丘疹、囊性腺样上皮瘤、皮脂腺痣等。

(4) 治疗雀斑、腋臭、局限性多毛症。

(5) 治疗鲍温样丘疹病等浅表性小肿瘤。

(6) 治疗带状疱疹、疖肿、冻疮、烫伤、丹毒、肌炎、慢性非特异性溃疡等。

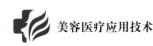

3．禁忌证

（1）瘢痕体质者。

（2）心脏已安装起搏器者。

（3）孕妇、月经期妇女、婴儿。

（4）精神疾病病人。

（5）凝血功能障碍者。

（6）皮肤感染者。

（7）严重慢性疾病者。

三、操作方法

（一）高频电电灼法

高频电电灼法适用于较小、浅表的损害，治疗区常规消毒，可不做局部麻醉（局麻），病人与地绝缘。将电极接近靶组织，开启电源即产生火花，数秒钟烧毁病变组织，可用生理盐水棉签擦拭烧灼视野。若需治疗邻近病变，应先断电或提起治疗电极再移动。根据损害性质、大小调整电流大小，大电流可起到切割作用。治疗后关闭电源，涂抗生素软膏，避免浸水，7～14天痊愈。

（二）高频电干燥法

高频电干燥法适用于较深的损害，局部常规消毒，2％利多卡因浸润麻醉，将绝缘柄针插入损害组织中，根据损害大小，通以适当电流，见局部组织变白、皱缩即关闭电流，迅速将针拔出。之后再以同样方法治疗邻近病变组织。术后局部涂抗生素软膏，勿浸水，7～14天痊愈。

（三）高频电电凝法

高频电电凝法适用于较大皮损的治疗，也适用于高频电电灼法和高频电干燥法的适应证。治疗区常规消毒后，再用生理盐水清洁后行局麻。治疗仪采用双极插头，根据损害大小、深浅程度，调好输出功率后，将两个平行的电极针插入损害组织，开启电流，在两极间的组织迅速发白、凝固坏死。术后局部涂抗生素软膏，14～28天痊愈。

（四）常见皮损的电离子治疗

目前在皮肤美容方面的高频电治疗中，最常见的是多功能高频电离子治疗仪。其操作简便，尤其对于一些小的皮损，术后创面痊愈快、美容疗效好。以下操作均常规消毒，皮损深者行局麻，术后涂抗生素软膏。

1．寻常疣　从疣体四周烧灼，用生理盐水棉棒擦去表皮角质层，再烧去疣体组织至正常基底，后将四周边缘皮肤修整烧灼整齐，有出血点可用小火档点灼止血。术后涂红霉素软膏。

2．扁平疣　对于外用药物治疗效果差、数目少、陈旧性的扁平疣，可用高频电离子烧去疣体即可，术后复发者可再行烧灼。数目多、泛发者，可烧灼少数几个疣体，结合外用药物（如0.1％维A酸霜），其余的扁平疣有可能在数周内自行消退。

3．软纤维瘤　用止血钳夹住瘤体顶部，稍提起，用高频电离子切掉根部即可。

4．脂溢性角化（老年疣）病　用高频电离子烧灼褐色油脂状突起，用生理盐水棉棒擦除即可。美容效果好，一般无出血。

5．雀斑　将输出功率调至低档，用电离子对准雀斑点烧，时间尽量短，以不冒烟达到凝固为宜，避免留下瘢痕。近期疗效尚可，有相当比例病人半年至1年后复发。

6. 色素痣 对较小的痣,边烧灼边用生理盐水棉棒擦除创面,直至将色素去净为止;对较大者,可分次去除。影响疗效的主要因素是瘢痕、复发和色素沉着。复发者可再行去除。

7. 蜘蛛痣 用电针对准蜘蛛痣中央主干血管烧灼封闭即可。

8. 瘢痕 对凹陷性小瘢痕,可用小电流烧灼瘢痕边缘呈斜坡状,烧至真皮浅层,有点状渗血即可,可起到视觉改善效果。小的隆起性瘢痕,可将其瘢痕组织烧灼均匀平整,待创面脱痂后可结合使用 0.05% 维 A 酸霜和丙酸氯倍他索霜交替涂擦,防止其复发。

9. 脱毛 先行局部浸润麻醉,将电流调整至电针能粘出毛乳头为宜,使用绝缘针柄电针沿毛发生长方向进针,深度达到 3~5 mm,开启电流约 3 s,见毛囊口组织发白,关闭电流,快速将针拔出,以拔毛镊将毛发拔出。如此反复将毛发拔完为止。

以上为代表性的常见皮损治疗,适应证当中的其余皮损可根据皮损大小、深浅等情况调整适当输出功率,灵活治疗。

四、注意事项

(1) 严格掌握适应证和禁忌证。

(2) 术前注意严格消毒,损害较深而大者需行局麻,根据皮损所在组织层次选择合适的输出功率。对真皮层损害需先行试验式治疗确定疗效,避免产生瘢痕。

(3) 术后防晒,以减轻或避免色素沉着,防浸水,避免感染。

(4) 创面痂皮任其自然脱落,不可提前或强行撕脱。

五、术后并发症及其处理

(1) 瘢痕:在治疗小的色素痣或色素斑后,留下的凹陷性瘢痕可用高频电离子再次修复;隆起性瘢痕可用冷冻加曲安奈德混悬液与 2% 利多卡因等量混合液进行瘢痕内注射治疗。

(2) 色素异常:术后可发生色素沉着或色素脱失。色素沉着一般 3~6 个月后可自行消退,亦可用 3% 氢醌霜,每晚涂色素沉着处;色素脱失发生率低,主要发生在如眼睑等皮肤菲薄处。

(3) 复发:复发与皮损的性质有关。对治疗不彻底者,可重复治疗,因其他原因复发者针对病因治疗。

(王　影)

第五节　超声波美容技术

超声波是频率高于 20000 Hz 的声波,它方向性好、穿透力强、易于获得较集中的声能,在水中传播距离远,因其超出了人耳的听觉上限,所以称为超声波。利用超声波作用于人体所产生的生理、生化效应治疗某些损容性皮肤病,称为超声波美容技术。

频率为 0.5~2.5 MHz 的超声波具有一定的治疗作用,临床治疗用的超声波一般常用频率为 0.8~1.0 MHz。

一、工作原理

1. 机械振动作用 超声波作用于人体组织时,可使组织细胞得到细微而迅速的按摩作用,引起细胞质运动,改变细胞容积及细胞膜的扩散过程,从而提高组织的新陈代谢,增强再生修复能力,促进血液循环,具有软化组织、减轻瘢痕形成的作用。

2. 温热作用　超声波的能量作用于人体后,部分能量转化成热能,同时组织细胞间相互摩擦也产生热量,使局部组织温度升高,毛细血管扩张,血液循环加快;使细胞膜通透性增加、代谢增强,促进炎性渗出物吸收,减轻炎症反应;增强吞噬细胞功能,提高机体防御能力;降低结缔组织和肌肉的张力,缓解痉挛和疼痛。

3. 化学作用　超声波的化学作用是在机械振动和温热综合作用下引起细胞功能发生变化,从而导致其物质和生化代谢受影响,主要表现为改善组织营养、促进病变组织修复。超声波具有解聚作用,可使大分子物质黏度下降,并将其解聚为相对分子质量小的小分子,利用药物的透入和吸收增强药物的疗效。

二、适应证及禁忌证

1. 适应证

(1) 黄褐斑等色素性皮肤病、炎症后色素沉着。

(2) 去除眼袋、黑眼圈。

(3) 消除炎症硬结、瘢痕。

(4) 消除红斑或毛细血管扩张。

(5) 去除细小皱纹、防皱。

2. 禁忌证

(1) 心脏已安装起搏器者。

(2) 妊娠期妇女。

(3) 严重心、肺、肾脏疾病病人。

(4) 血液病病人。

(5) X线放疗期间及治疗后 6 个月内不宜使用。

三、操作方法

(1) 接通电源,选择探头,眼部、鼻部、口唇周围用细声头。

(2) 用 75%酒精消毒探头,清洁皮肤,皮肤表面涂接触剂(如营养液、矿物油、消斑霜、瘢痕软化膏等),以防烧坏机器和灼伤皮肤。

(3) 打开输出开关,根据需要选择连续波或脉冲波,调整超声强度,以 $0.5\sim1.25$ W/cm² 为宜。

(4) 将声头置于治疗部位,缓慢直线往返式或圆圈式移动,移动速度 $0.5\sim3$ cm/s,也可根据需要固定在某部位不动。

(5) 治疗时间选择:移动法治疗每次 $5\sim10$ min,固定法治疗 $1\sim5$ min,每日或隔日 1 次,或每周 2 次,10 次为 1 个疗程,每个疗程间隔 $1\sim2$ 周。

(6) 治疗结束后,先关输出开关,再关电源开关,清洁皮肤,消毒探头备用。

四、超声波美容护理

应用超声波治疗及美容期间,给予正确的护理或配合适当的内服外用药物防护措施,常能达到增强疗效及美容的效果,起到事半功倍的作用。现就常见皮损的超声波护理介绍如下。

（一）面部色素性皮肤病

这类疾病包括黄褐斑、黑变病及各种炎症后色素沉着,在使用超声波药物透入治疗期间或治疗后,为减少复发或巩固疗效可采取以下护理方法。

(1) 防止日晒,外出时涂用5％二氧化钛霜。

(2) 每日内服维生素 C 1.2 g 和维生素 E 0.3 g,晚上外用3％～5％氢醌霜。

(3) 使用优质化妆品。

(4) 保证充足睡眠和愉快的心情,多食用富含维生素 C 的食物,如西红柿、新鲜山楂、猕猴桃等。

（二）炎症硬结性痤疮

结节、囊肿等炎症硬结性痤疮,因其炎症部位深,愈后易留下明显的瘢痕,使用超声波治疗可促进炎症吸收,软化瘢痕。在超声波治疗期间,可配合以下措施。

(1) 内服红霉素、甲硝唑等抗生素,可配合内服异维 A 酸,0.5～1 mg/(kg·d),分2～3次服用,可抑制皮脂分泌,有助于消除瘢痕。炎症特别明显者可短期服用泼尼松,每日20～30 mg,炎症减退后减量或停用,不能长期服用。

(2) 陈旧性瘢痕外用0.05％维 A 酸霜,新的炎症结节可外用抗生素软膏。

(3) 勿饮酒,少食辛辣刺激性及油腻食物,多食新鲜蔬菜,保持大便通畅。

(4) 勤洗脸,保持面部清洁,规律休息。

（三）瘢痕组织

超声波的机械振动和温热作用具有解聚胶原纤维的作用,能软化瘢痕,可配合如下护理。

(1) 保持皮肤清洁。

(2) 避免皮肤感染和创伤,以免形成新的瘢痕。

(3) 可内服、外用维 A 酸类药物。

(4) 适当选用活血化瘀类面膜。

（四）细微皱纹

皮肤衰老易产生皱纹,特别是皮肤干燥脱水、缺乏养分时可加速皱纹的形成。超声波可改善皮肤血液循环和细胞代谢,减缓皱纹的形成,能促进配合使用的营养保湿霜、抗皱霜的吸收,增强其营养、保湿、抗皱的功效,达到去除细微皱纹的目的,治疗期间应注意加强皮肤护理。

(1) 用温水清洁面部皮肤,选用适合皮肤性质的清洁剂。

(2) 配合涂抹去除老化角质层的去死皮膏或磨砂膏。

(3) 皱纹稍明显处,可每晚外用0.025％维 A 酸霜,早上涂用1％～2％维生素 E 霜或其他保湿护肤霜。

(4) 每日做经穴按摩20～30 min。

五、注意事项

(1) 超声波治疗仪使用前,认真检查其完好性,如有故障应及时检修,检修后方能使用。

(2) 不能长时间空载,治疗区应涂有足够的接触剂,以免声头过热而损坏。

(3) 使用的接触剂或药物应有一定黏度,保证探头与皮肤密切接触,防止出现空隙,影响声能吸收。

（4）操作过程中，若病人出现烧灼感或疼痛感，应停机查明原因。

（5）严格把握治疗剂量，禁止将探头直对病人眼球，眼球周围皮肤应采取小剂量，不要超过 1 W/cm²，每侧治疗时间不超过 5 min。

（6）保护声头，切忌碰撞，以免声头破裂，用后清洁、消毒、擦干保存。

（王 影）

第六节 冷冻美容技术

冷冻美容技术是医院皮肤科常用的一种物理疗法，是利用低温作用于病变组织皮损，使病变组织坏死、脱落，以达到治疗美容的目的。冷冻美容最常用的制冷剂为液氮，它是一种无色、无味、不易燃，也不易爆炸的透明液体，温度约为 -196 ℃，化学性质稳定，无毒、安全可靠。

一、工作原理

冷冻美容技术是利用持续或间歇性的低温使受冻组织细胞发生不可逆的变性坏死。冷冻破坏组织细胞的临界温度是 -20 ℃，当温度低于 -20 ℃ 而且时间超过 1 min 时，即可导致组织细胞死亡。目前认为冷冻致死细胞的机制主要有以下几个方面。

（1）冷冻细胞内、外形成冰晶，引起细胞脱水、皱缩及电解质和酸碱度的变化，促使细胞死亡。

（2）在冷冻和高渗环境下，组织细胞膜的各种类脂蛋白复合体变性、分解，致使细胞膜破裂。

（3）冷冻后的局部血流减慢淤滞，管腔内形成血栓，微循环闭塞，细胞缺血坏死。

（4）冷冻后的融化，一方面是组织细胞较长时间地处于高浓度电解质中，另一方面是融化前的小冰晶聚集成大冰晶的再结晶过程，这些因素都进一步加剧破坏细胞组织，使其死亡。

（5）冷冻使局部温度急剧变化，有时甚至没有达到冷冻程度就可损伤细胞，造成细胞发生温度性休克而死亡。

二、冷冻剂与冷冻器械

（一）冷冻剂

（1）气态冷冻剂：主要有高压氧气、氮气、二氧化碳和氧化氮等。其中氧气冷冻剂和氮气冷冻剂适用于皮肤科和外科。

（2）液态冷冻剂：主要有液态空气、液氧、液氮、氟利昂 R12、氟利昂 R22、氟利昂 R13 等，其中液氮化学性质稳定，广泛应用于临床各科。

（3）固态冷冻剂：目前只有干冰一种，皮肤科和眼科常用。

广泛应用于临床各科的冷冻剂是液氮，其化学性质稳定，无色透明、无毒无味、不导热、不导电，使用安全可靠。

（二）冷冻治疗器

1. 储存罐　储存罐是一个绝热保温的容器，如保温瓶、杜瓦瓶。它用于储存液氮，并保持液氮的标准沸点，一天的自然蒸发率为1‰。

2. 冷冻头　冷冻头是与组织直接接触的部分。它安装在冷冻治疗器械输出管道的前部或金属棒上，主要由铜质或铝质材料制成。其安装口径的螺纹规格统一，但形状多种，适用于各种治疗器。

3. 冷冻机

（1）浸冷式冷冻治疗器：一种简便型冷冻治疗器。它由液氮储存罐和不同形状的金属棒冷冻头组成，冷冻头浸放在液氮罐内。

（2）手持式液氮冷冻治疗器：便携式冷冻治疗器（图3-4）。这种治疗器的特点是小巧、轻便实用，冷冻形式分为喷冻和压冻两种。

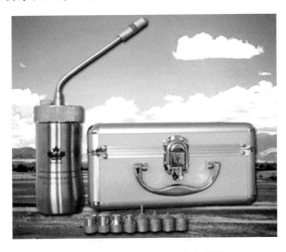

图3-4　手持式液氮冷冻治疗器

（3）金属软管式液氮冷冻器：比较大型的冷冻治疗器。内部装有定温、测温、变温等自动控制装置，冷冻形式有喷冻和压冻两种。

三、适应证及禁忌证

1. 适应证

（1）色素性疾病：雀斑、雀斑样痣、老年斑等。

（2）病毒性疣：扁平疣、传染性软疣、寻常疣等。

（3）血管性疾病：毛细血管瘤、较小的海绵状血管瘤、蜘蛛痣等。

（4）良性肿瘤：睑黄瘤、脂溢性角化病、瘢痕疙瘩等。

2. 禁忌证

（1）严重的寒冷性荨麻疹。

（2）雷诺病。

（3）冷球蛋白血症、冷纤维蛋白血症。

（4）严重的外周血管疾病。

（5）凝血功能障碍以及对冷耐受性差者。

四、操作方法

(一)冷冻美容技术的操作方法

1. 接触法 将冷冻头直接置于病损表面进行冷冻的方法。其冷冻深度可达 $2\sim5$ mm,冷冻量容易控制,适用于皮损较厚、位置较深、表面平整、形状规则的损害。

操作要点如下。

(1)选择适当的冷冻头安装在冷冻治疗器上。

(2)冷冻头冷却。

(3)冷冻头接触皮损并施加一定压力。

2. 棉签法 将蘸有液氮的棉签置于病灶表面,对其进行冷冻治疗的一种方法。该方法冷冻深度较浅,仅 1.5 mm 左右,预后不留瘢痕,适用于数毫米大小、散在的、表浅的损害。

操作要点如下。

(1)选择大小合适的棉签。

(2)棉签饱蘸冷冻液。

(3)将棉签迅速置于病灶处。

(4)直接压迫式涂擦。

3. 喷射法 将液氮通过冷冻治疗器直接喷洒到病灶表面,对其进行冷冻治疗的一种方法,它分为浅度冷冻和深度冷冻两种。该方法具有迅速降温、破坏力强、不受病灶形状限制等优点,适用于表面高低不平、范围大、形状不规则的损害。

操作要点如下。

(1)保护好周围正常的组织。

(2)浅度冷冻时利用小口径喷管,通过低压将液氮直接螺旋式或粉刷式喷到病灶表面,操作时要使纵深冰线比周围冰线推进慢。

(3)深度冷冻时利用大口径喷管,压强在 $1\sim1.5$ kf/cm^2。为了使冰线向纵深和周围的进程相等,一般对病损表面进行间歇性喷射,即喷 $2\sim3$ s,停 $2\sim3$ s,二者交替。

(4)冷冻时间以皮损周围出现冰线为止,一般浅表皮损的冰线为 $2\sim3$ mm,时间短的数十秒,长的 $2\sim3$ min 或更长。

(二)冷冻量的控制

冷冻效应和许多因素有关,但在临床应用中,治疗手段确定后,冷冻深度和冷冻范围主要受冷冻量控制。冷冻量的大小主要通过冷冻时间、冰融周期数来控制。冷冻时间是一次冷冻治疗的持续时间,冰融周期是指一次冻结与自然融解的持续时间,二者在一定范围内与冷冻量成正比。

五、注意事项与术后并发症

1. 注意事项

(1)棉签法冷冻治疗时,为了避免病毒在病人之间传播,容器和棉签要专人专用。

(2)喷射法冷冻治疗时,要采取一定的措施对病变周围的正常组织进行保护。

(3)冷冻治疗有神经通过的浅表区域时,要谨慎操作。

(4)在冷冻治疗过程中要控制好冷冻量,宁可冷冻量不足,重复治疗,也不要冷冻过量留下后遗症。

2. 术后并发症

（1）疼痛：多数病人在术后会出现创面疼痛，疼痛会随时间推移自行消失，但对疼痛比较严重的病人可以适当给予止痛剂。

（2）水肿：治疗部位的水肿现象从解冰后开始出现，24 h 内达到高峰，1 周后可自行消退。对水肿比较严重的病人可用 3% 硼酸液湿敷，也可以用地塞米松 5～10 mg 肌内注射或静脉滴注。

（3）水疱：在冷冻治疗后数小时至 48 h 内创面处会出现大小不等的水疱或血疱，小的水疱可以自行吸收，大的水疱可以抽液加压包扎。

（4）感染：感染多出现在水疱破损之后，可用抗生素液湿敷或口服抗生素。

（5）出血：治疗较大的血管瘤时可能出现创面出血现象，出血时间一般发生在冰融时或冷冻术后 10～14 天坏死痂皮脱落时，可以应用压迫止血法止血。

（6）慢性溃疡：治疗部位冷冻过深、面积过大，容易损伤真皮及皮下组织，发生慢性溃疡。处理方法是局部以 He-Ne 激光照射和外用溃疡合剂。

（7）色素减退或沉着：冷冻术后皮肤色素减退比较常见，多数是因冷冻时间过长、压力太重以及色素细胞对冷冻敏感所致。多数色素减退经过数月可逐渐恢复。部分有色素沉着，术后要防晒、口服维生素 C。

（8）神经损伤：手足指（趾）端和面部皮损冷冻治疗时，偶尔可发生神经损伤，其表现为局部麻木、面瘫等神经功能障碍，一般经过 2.5～3 个月多数可逐渐恢复，也可配合维生素类药物治疗促进恢复。

（9）瘢痕：在损伤较大、位置较深、冷冻时间较长、组织破坏较重或继发感染的情况下，才可能形成瘢痕，这种情况应当避免发生。

（王　影）

第七节　化学剥脱技术

化学剥脱技术又称为化学削皮术、皮肤化学提紧术，是利用化学制剂去除面部损伤皮肤的外层，以达到改进皮肤质地，使其平滑的目的，对面部光老化、皱纹和不均匀的皮肤色素均有效果。

一、工作原理

化学剥脱技术就是将剥脱剂（腐蚀性药物）涂在需要更换的皮肤上，使皮肤发生角质层分离和角蛋白凝固，表皮和真皮乳头不同程度地坏死、剥脱，随之被新长出的表皮代替，损容性皮肤病得到治疗，老化皮肤也变成光滑润泽的新生皮肤，进而达到美容的目的。化学剥脱技术只涉及表皮及真皮浅层，治愈以后皮肤完整再生，不留瘢痕，不影响皮肤的正常生理状况和功能。

二、常用药品

化学剥脱技术中常用的药物有 α-羟基酸（AHA）、三氯醋酸、苯酚等，目前普遍使用的是

α-羟基酸,α-羟基酸包括乙二醇、乳酸等,是最温和的剥脱剂,能产生轻微剥脱效果。三氯醋酸可以以不同浓度使用,但最常用于中度剥脱。苯酚是最强的产生深层剥脱的化学溶液,苯酚仅限用于面部,如颈部和身体其他部位使用时可形成瘢痕。

常用的化学剥脱剂及配方如下。

(1)α-羟基酸:30%～50%α-羟基酸,用于治疗浅表性色斑和细微皱纹;浓度为50%～70%时,用于剥脱较深的皱纹。

(2)复方酚溶液Ⅰ:也称无痛酚液,晶状酚500 g、无水乙醇50 mL、甘油50 mL、樟脑1 g、达克罗宁10 g、地塞米松0.5 g,主要用于治疗平皮肤或略高于皮肤的皮疹,如雀斑等。

(3)复方酚溶液Ⅱ:晶状酚500 g、无水乙醇50 mL、甘油50 mL、樟脑1 g、利多卡因12 g、维A酸1.5 g、地塞米松0.5 g,用途同上。

(4)复方酚溶液Ⅲ:液态苯酚3 mL、蒸馏水2 mL、液体皂8滴、巴豆油2滴。此配方中肥皂液可增强穿透力,巴豆油可促进上皮细胞生长,主要用于除皱换肤。

(5)复方三氯醋酸溶液:三氯醋酸30 mL、蒸馏水70 mL,主要用于浅表性皮疹或局部细微皱纹的治疗。

(6)果酸溶液:20%～70%苹果酸或枸橼酸液,可用于皮肤干燥、色素斑的治疗。

三、适应证及禁忌证

(一)适应证

化学剥脱技术在临床上主要用作治疗日光损伤和光老化损伤皮肤,雀斑、痤疮性瘢痕、肤色较浅的黄褐斑以及颜面部细微皱纹等可酌情使用。

(二)禁忌证

(1)有心、肝、肾脏疾病病人。

(2)瘢痕体质者。

(3)活动性单纯疱疹和近期整容术后。

(4)对苯酚过敏者。

(5)白癜风病人。

(6)职业上过多接受日光照射者。

(7)精神不稳定者。

四、操作方法

(一)术前准备

(1)与美容就医者讲清术中、术后反应、愈合时间、术后护理的注意事项等,使美容就医者积极配合,并签治疗知情同意书。

(2)用温水香皂清洁面部治疗区皮肤,用75%酒精擦拭皮疹,去除油脂。

(3)根据美容就医者的情况选择合适的化学剥脱剂,复方制剂须使用前配制。

(4)在进行整体脸部剥脱前可选择不易观察的一个小区(约1 cm),通过涂药后红斑应答反应和色素变化来判断预后。对明显的红斑可观察到涂药后8周直至完全消退,持续红斑常提示术后有可能会发生持续性色素紊乱。

(5)对于大面积剥脱者,可在术前40 min注射镇静剂或止痛剂。

（二）操作步骤

（1）皮肤常规消毒，保护非剥脱区域皮肤。

（2）避开眉部、眼部、鼻孔、口唇这些部位，用无菌棉签蘸取剥脱剂，以棉签湿润不滴下为宜，快速均匀涂于皮损处，直至局部皮肤表面呈霜白色。用干棉签吸去多余药液，防止流向正常皮肤。

（三）术后护理

（1）表浅性剥脱后一般不需包扎，可外用抗生素软膏暴露治疗，局部保持清洁干燥。

（2）中度和重度剥脱后应用防水胶布包裹涂药区，有助于加深渗透，涂温和的乳剂或抗生素软膏。

（3）注意避免日晒和冷热刺激，并少食含色素较深的食物，可适当使用宽谱防晒霜及营养护肤面霜，但不宜过早使用化妆品。术后 1 年内避免阳光曝晒。

五、注意事项与术后并发症

（一）注意事项

（1）要严格掌握化学剥脱术的适应证及禁忌证。

（2）涂药时操作要准确均匀，需避开眉部、眼部、鼻孔、口唇这些部位，一旦流入上述部位，应用大量生理盐水冲洗。

（3）术后及恢复期适当休息，保持创面清洁，痂皮任其自然脱落，切忌过早强行撕脱，以防过度色素沉着和产生瘢痕。

（4）若再进行化学剥脱，需间隔 1 个月。

（二）术后并发症

（1）色素沉着：色素沉着是化学剥脱术后常见的并发症，多由脱痂处过多曝晒引起，但一般术后 3～6 个月会逐渐恢复正常，所以美容就医者术后要避免曝晒，并外用防晒霜，同时口服维生素 C 与维生素 E。

（2）持久性红斑：浅层换肤后的红斑多数在几天内消退。持续存在的红斑可遵医嘱使用中效的皮质类固醇激素软膏，每天使用直至好转。

（3）粟丘疹：部分病人由于剥脱术后毛囊孔堵塞，皮脂分泌不畅出现粟丘疹，应立即到医院治疗。

（4）瘢痕：瘢痕是中层和深层换肤最常见的并发症。常见于瘢痕体质者或剥脱剂浓度过大、剂量过大及术后护理不恰当所致，一般见于上唇、口周等部位。因此要求操作者严格掌握剥脱剂的药量及操作时间，并加强术后护理。若已出现瘢痕，可外涂糖皮质激素、瘢痕灵等药物。

（5）感染：不常见，如果发生感染，多数是浅表的细菌感染或者是单纯性疱疹复发。细菌感染一般是因为术后的护理不当，如果在医生正确的指导下，仔细护理受术部位一般都是可以避免的。一旦发生细菌感染，应立即就医。

（6）眼睛损伤：治疗时可能发生眼睛的损伤，有报道三氯醋酸引起角膜上皮损伤导致结膜炎的病例。

（王 影）

第八节　红蓝光美容技术

一、工作原理

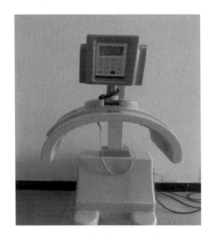

红蓝光治疗仪(图 3-5)采用高纯度、高功率密度的红光、蓝光对皮肤进行照射,能改变细胞结构,杀死细菌,为新生细胞提供一个适合的环境,增强新胶原弹性蛋白和胶原蛋白的生成,促进细胞生长;能修复炎性痤疮老化肌肤、缓解日晒灼伤皮肤,而不伤害到皮肤,能美白皮肤、促进皮肤弹性。首先,红蓝光祛痘时间短、见效快,单次治疗时间只需要 30 min 左右,一个疗程后即可看到明显的祛痘效果,简便快捷,治疗期间无需休假。其治疗过程安全、无副作用,不会产生耐药性及依赖性,对皮肤没有任何的刺激作用,治疗过程无任何痛苦性。红蓝光是一种较温和的脉冲光,其在治疗过程中没有热效应,可避免热效应对皮肤的损害。

图 3-5　红蓝光治疗仪

二、作用

(1) 清除痤疮、黑斑及脱敏。

(2) 改善融斑、面色灰黄、神经麻木等症状,美白、亮肤、收缩毛孔。

(3) 消除皱纹、疲劳,舒缓压力,改善睡眠。

(4) 修复受损皮肤,细化皱纹、表情纹,增加皮肤弹性,改善皮肤松弛。

三、操作方法

(1) 清洁皮肤,保证皮肤无杂质。

(2) 病人和操作人员均戴上眼罩。

(3) 打开电源开关,可根据病人情况选择红光、蓝光和混合光 3 种。

(4) 治疗时间为 10 min 左右。

四、注意事项

(1) 术前注意持续防晒,少食油腻辛辣的食物,保持心情愉快。

(2) 手术后的前 3～4 天,注重皮肤修复工作,尽量使用无刺激性的洗面奶洗脸,保持患处干净、清爽,并擦医生开具的修复性药膏,口服消炎药、抗生素。

(3) 一星期后,伤口会开始结痂脱落,此时防晒是绝对不可少的步骤,出门要擦 SPF20～30 的防晒霜,要防晒 3～6 个月。

(4) 有任何异常状况都要找医生询问,千万不要擅自做主,以免出现不可挽救的局面。

(刘子琦)

第九节 耳垂穿孔技术

据史料记载,耳垂穿孔最早并不是用于修饰外表的,而是一种身份的象征表现,随着时代变迁,耳饰在时尚装饰上几乎不可或缺。目前市场上耳垂穿孔的方法有许多种,优缺点不一。以下介绍几种常用方法,可以根据自身情况及喜好选择,重点是注意操作卫生,预防感染。

一、耳垂穿孔定位方法

(一)耳垂分型

根据耳垂外角度的大小,耳垂被分为大耳垂型、普通型、小耳垂型三种。分型判定的方法是先画出一条沿耳屏切迹向外延伸的水平线,然后在耳垂内侧缘画一条与之相垂直的线条,再从水平线的外侧端经由耳垂顶点向内侧垂线的延长线与其相交形成一个直角三角形,根据此直角三角形外上角度的大小进行耳垂分型。角度大于 55°者,多为大耳垂型;角度在 40°~55°之间者,多为普通型;角度小于 40°者,则为小耳垂型(图 3-6)。

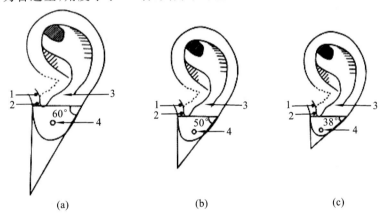

图 3-6 耳垂分型

(a)大耳垂型;(b)普通型;(c)小耳垂型

1—耳屏;2—耳屏切迹;3—对耳屏;4—穿耳孔

(二)穿孔定点

耳垂穿孔定点(图 3-7 至图 3-9)主要根据耳垂的形态、个人要求、职业特点来决定,原则上不要太靠近耳垂的下缘和后边缘,以免耳饰的牵拉引起耳垂撕裂。一般所穿耳孔应位于耳垂正中央略偏向上方,部分人因耳垂过小或较大,可以稍向内外侧或上下侧平移 1~2 mm 以保持平衡的美感。具体还应根据个体情况决定。由于耳软骨的血液循环较差,受损后恢复较慢,容易出现并发症,一般不主张在耳廓上部穿孔。

二、操作方法

按照耳垂穿孔时使用工具的区别,操作方法一般分为手工法、器械法、激光法等。

1. 穿线法耳垂穿孔术 属于手工法,现在已较少使用,但在过去,由于缺乏相应的工具,是人们使用的主要方法。

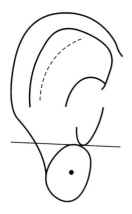

图3-7　大耳垂定点

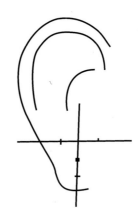

图3-8　普通耳垂定点

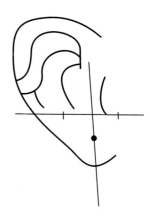

图3-9　小耳垂定点

（1）术前准备：无菌纱布、75％酒精、2％碘伏、棉签、持针器、三角针、7号（或4号）丝线浸泡在1：1000苯扎溴铵消毒液内备用。

（2）操作方法：穿耳孔定点后用美蓝标记，操作者左手拇指和食指垫无菌纱布后捏紧受术者左耳，用持针器夹持穿有7号双线的三角针快速从耳前定位点垂直向耳后穿过，留下7号双线在耳垂处打一环形松结。外涂抹少量莫匹罗星软膏，术后10天拆线后可佩戴耳饰。

2. 耳钉枪耳垂穿孔术　属于器械法，是目前市面上最流行最基本的方法。将耳钉枪上好耳钉后瞄准穿耳孔标记点，扣动扳机即完成。此法便于操作，但若消毒不严格易引起感染。

（1）术前准备：75％酒精、2％碘伏、棉签、耳钉枪。适配耳钉浸泡于1：1000苯扎溴铵消毒液内备用。

（2）操作方法：耳垂穿孔位定点标注后，操作者将枪栓拉开消毒，将耳钉放入耳钉枪的耳钉槽内，使受术者的耳垂夹在枪与栓之间，再将耳钉尖对准定点标记处，扣动扳机，耳钉立即穿过耳垂，完成操作。

3. 激光耳垂穿孔术　属于激光法，是后期兴起的一种方法。此法穿刺部位精准，不易交叉感染，组织损伤小且出血少，但要求操作人员有一定的激光技术，且相对成本较高。

（1）术前准备：无菌纱布、75％酒精、2％碘伏、棉签、消毒耳饰、CO_2激光机。

（2）操作方法：耳垂穿孔位定点标注后，操作者用左手拇指、食指夹持金属薄片或者实验用载玻片，紧贴受术者耳垂背后，右手持激光输出手柄，对准穿孔点发射激光，出现金属薄片或者载玻片反光时，即为耳孔穿透。穿孔结束后受术者应佩戴消毒耳饰并涂抹软膏预防感染。此操作中激光参数以耳垂软组织直接气化为准，光斑直径可以按要求进行微调，耳后相应部位应垫以硬物，这是为了避免穿透后激光造成不必要的损伤。此操作法应由专业激光医生操作进行。

4. 高频耳垂穿孔术　属于机械法，可以使用高频电针或高频多功能电离子治疗机等，此法操作简单、快捷、出血量少、疼痛感小、不易感染，且不受耳饰形状的限制。

（1）术前准备：无菌纱布、75％酒精、2％碘伏、棉签、消毒耳饰、高频电针或高频多功能电离子治疗机。

（2）操作方法：以GX-Ⅱ型多功能电子手术治疗机为例。耳垂穿孔位定点标注后，操作者选用0.5 mm粗的金属触头，在针杆中旋紧固定，将针杆插头插入机器上输出插孔并选择短火。输出电压调整至10 V左右，将触头对准穿孔点，脚踏开关，触头快速垂直穿入耳后并快速拔出，即操作完成。穿孔结束后受术者应佩戴消毒耳饰并涂抹软膏预防感染。

三、注意事项及术后养护

(一) 注意事项

1. 术前 穿耳孔前,受术者应向皮肤科医生咨询,确认非瘢痕体质再实施操作。操作中必须注意严格消毒,必要时可使用抗生素。受术者选择耳饰时,宜使用纯金、纯银、铂金等质地,以避免产生变态反应的可能。如果以前有过金属过敏者,应到医院做金属斑贴试验,确认是哪种金属过敏,从而避免使用含有该成分的耳饰。确认穿耳孔数量时,不宜过多,尤其耳朵上部,适量就行。

2. 术中 整个操作过程应严格执行无菌操作。

3. 术后 耳垂穿孔技术虽然是一个较为简单的技术操作,但如若处理不当,也会引发一些不良后果,因此应注意如下问题。

(1) 穿耳孔后7天内应保持创面清洁、干燥,洗脸、洗头时要注意避免接触水及污物,梳头、打电话等情况时应减少局部摩擦、触碰,避免创面出现愈合后裂开。

(2) 术后前3天可在耳孔周围涂抹少量抗炎软膏,保持耳朵清洁、干燥,坚持每天旋转耳饰,避免耳针与皮肤粘连,促进伤口愈合。

(3) 敏感体质者一周内饮食要相对清淡。

(4) 耳针与针托间最好留有一定间隙,不要扣得太紧,否则容易引起肿胀。

(5) 禁止使用不干净的茶叶梗或细牙签等物品穿入耳孔内。

(6) 穿脱衣物时应小心注意不要勾住耳饰。

(7) 1个月内最好不要染发或使用发胶类化妆品。

(8) 如果局部出现红肿、渗液,伴有疼痛或触痛感时,可能是因为局部消毒不严格导致的感染,可以使用抗炎软膏(如莫匹罗星软膏),并配合75%酒精对局部进行清理,清理时应先拔下耳托、取出耳饰,然后用75%酒精清洗耳洞、耳针、耳托,将耳针上涂抹一些软膏再穿回耳孔,并同时在耳孔周围涂抹软膏。加强卫生,避水,继续使用莫匹罗星软膏早晚各一次至症状消失为止。临床也有使用过氧化氢溶液对耳孔感染者进行冲洗,也可以起到良好效果。如果除红肿、渗液现象外,还伴有瘙痒,则可能是对耳饰的过敏反应(通常为金属耳饰),应立即取下耳饰,耳孔内放置塑料小管,并给予相应抗过敏处理,同时在日后应避免接触同一材质的耳饰品。

(9) 何时取下耳饰更换新耳饰,说法不一,但一般认为保持2周以上是较为合适的,部分人建议在4周后,也有建议在6周后的,具体要根据个人创面愈合恢复情况而定,一般认为,当转动耳钉没有任何不适时,可以进行更换,通常在1个月左右。保持耳饰时间越长效果越好,耳孔闭合率也就越低。

(二) 禁忌证

(1) 耳垂局部患有急性炎症或病毒感染者。

(2) 瘢痕体质者,容易在穿孔处形成瘢痕疙瘩直接影响美容疗效且不易治疗者。

(3) 血液病等凝血功能障碍病人。

(4) 糖尿病或免疫系统功能低下易致感染或创面不易愈合者。

(三) 并发症及其处理

1. 局部感染 近年来,因穿耳孔导致耳部感染及其他并发症的情况较之前有明显增加,有人将因穿耳孔感染、对耳饰过敏、瘢痕体质等原因引起的耳部感染、破伤风、耳软骨炎、瘢痕疙瘩、耳垂畸形等病症统称为耳饰综合征。此外还有一些因此项侵入性操作而导致感染病毒性疾病的病人。究其原因,首先,更多的非专业美容机构及从业人员的出现使得消毒、技术、禁忌证的甄别无法保证;其次,追求时尚让更多的人选择在耳朵上部穿耳孔;最后,年轻人往往忽视对伤口的护理。

由于外耳主要由软骨构成,在整个头面部器官中,外耳的血液循环量是最少的,使用抗生素治疗很难起效。而耳朵上部的软组织血液循环又比耳垂差很多,因此穿孔后感染细菌的概率也要比在耳垂上穿孔大得多,可能会产生难以治愈的感染。耳朵的感染一旦扩大,可以发展成为化脓性软骨膜炎,甚至造成耳廓坏死,引起永久性的耳朵变形。此外在耳朵上部穿耳孔疼痛度较耳垂明显增加,因此应尽量减少在此处穿孔。

如果出现轻度感染,可以局部使用碘伏或75％酒精消毒,涂抹抗生素软膏或莫匹罗星软膏;如果伴有脓性分泌物,需要使用过氧化氢、生理盐水或庆大霉素等冲洗局部后涂抗生素软膏;如果有淋巴结肿大可口服或肌内注射抗生素控制感染。必要时应暂时去除耳饰,感染控制后再佩戴。若出现耳孔闭塞,要严格消毒后重新穿孔再佩戴耳饰。

2. 瘢痕疙瘩 瘢痕疙瘩是由于瘢痕体质、过敏性体质者佩戴非纯金、纯银或铂金耳饰后造成。出现此情况,应去除耳饰,根据瘢痕疙瘩的大小、病程长短采取不同的处理办法。如果是小于1 cm的初发瘢痕,可以使用曲安奈德局部注射封闭治疗,1次/周,直至瘢痕疙瘩萎缩,或者使用局部贴瘢痕贴等治疗。如果瘢痕疙瘩大于1 cm或者是非手术治疗效果不好的,可在瘢痕疙瘩静止期进行手术切除,术中要求尽量保留正常皮肤,将瘢痕组织彻底切除,缝合耳垂前后两面皮肤创口的时候,可以在耳垂中心部分留一个小孔,用细丝线将小孔的前后皮肤创缘缝合2～3针,用于封闭小孔处创面,也可以为了减少结缔组织增生,小孔留置粗丝线或者使用灭菌的输液器头皮针的塑料管,以备日后继续佩戴耳饰。1周后拆线,创口完全愈合后就可以行放射性核素治疗或者贴瘢痕贴,用以抑制结缔组织增生,防止瘢痕复发。

3. 耳垂湿疹 此并发症多与佩戴耳饰有关。出现此情况者,应去除耳饰,避免清洗局部、搔抓等行为,并在局部使用止痒、收敛保护剂,同时口服抗组胺药物。

4. 接触性皮炎 此并发症多因耳饰材料的不合适而引发。出现此情况者,在确认是因耳饰材质所致后,应立即取出耳饰,轻度皮炎者可以外涂皮质类固醇激素,肿胀明显者,可以给予1：5000呋喃西林湿敷,后再外涂皮质类固醇激素。待症状好转后,再更换其他材质的耳饰。

5. 耳垂撕裂 当耳孔穿孔位置太靠近耳垂边缘,加以耳饰较重、佩戴时间长,容易使耳垂撕裂;也有可能是因为被人用力拉扯耳饰,而导致耳垂撕裂;或者在穿脱衣物时,耳饰被衣物勾住后,用力拉扯导致撕裂。如果出现此情况,应立即就医,在局麻下按照耳垂撕裂程度进行矫治术,但应注意保留耳孔。

6. 耳孔闭塞 此情况多见于在感染湿疹或接触性皮炎等疾病后,去除耳饰后未能及时佩戴其他耳饰,应重新穿孔佩戴耳饰。

7. 其他并发症 国外有文献报道,穿耳孔会引起脓毒血症、颈部浅表淋巴结肿大、耳垂顽固性水肿、耳后淤血、压力性溃疡、肉芽组织增生、表皮囊肿形成、耳坠嵌入、疼痛性晕厥等并发症。这些少见的并发症的报道应该引起我们的足够重视,在操作中应严格执行美容外科手术操作原则和基本技术,减少或避免并发症的发生。

(周　围)

第四章 注射美容技术

第一节 概　　述

一、概念

注射美容技术是指将可注射材料或者药物注入人体局部或特定位置,用以矫正人体外形缺陷、畸形或用以美化容貌及形体为目的的一种美容方法。注射美容技术主要包括填充剂注射美容技术和肉毒毒素注射技术等,近年来被广泛应用于临床。这类技术具有操作简单方便、损伤小、手术时间短、术后反应小、恢复快等优点,由于美容效果立竿见影,因此容易被美容就医者接受,但同时也存在着部分填充材料易吸收、过敏、取出困难等各种问题,部分材料需要重复多次充填才能达到良好的效果。

二、发展进程

1896 年,玻璃注射器在德国诞生,3 年后注射美容手术的序幕缓缓拉开。1911 年,德国 Koll 医生报道了他用石蜡、凡士林加热混匀后注射隆鼻获得成功。1935 年,国外开始研制硅酮橡胶。硅酮橡胶可以分为室温固体硅酮橡胶和室温流体硅酮橡胶两种,而其中室温流体硅酮橡胶又可以分为短时间经硫化催化变成固体和不可硫化催化变成固体两种,后者被称为硅液。

20 世纪 50—60 年代,硅液被广泛用于注射隆鼻、半颜面萎缩,尤其用在注射隆乳上。20 世纪 80 年代,胶原注射美容技术在国外兴起。美国食品及药物管理局批准高纯度的牛真皮胶原悬浮液在临床上使用。一时间,国内盛行胶原注射美容术,隆鼻、除面部皱纹、充填面部非正常凹陷等手术都在使用此技术。

20 世纪 90 年代初,人工骨注射隆鼻在我国出现。人工骨又称为羟基磷灰石,它与人体骨中的羟基磷灰石很相似,所以,在各类植入性材料中,组织相容性最好,且造价便宜。将人工骨研成细粉末加上助悬剂,用粗针头和普通一次性针管注射到需要填充的组织中,尤其对鼻梁、下巴颏、额部等非正常凹陷部位的填充极其有效。

三、理想的注射填充剂的条件

填充剂注射美容技术是将注射填充材料注射到人体软组织内,用以矫正人体外形缺陷、畸形或起到美化容貌和形体为目的的一种美容方法。填充剂又称为软组织填充剂,主要用于填平或改善较深的皮肤皱纹、改善皮肤软组织发育不良及凹陷畸形。

理想的注射填充剂应具备以下条件:组织相容性好、稳定性好、无致敏反应;不致癌、不致畸;非致热源;非微生物生存基质;与人体组织具有一定的结合能力;不引起或少引起炎症反应及异物反应;易于消毒、储藏;无抗原性、不导致免疫组织相关性疾病;具有适当的流动性,排出和异位的风险小;植入人体后易于成形、塑形、固定,不易被吸收,效果持久或永久。

临床上常用的填充剂材料大概可以分为透明质酸、自体脂肪颗粒、羟基磷灰石、胶原纤维蛋白、琼脂葡萄糖颗粒、真皮颗粒、自体成纤维细胞及一些人工合成的填充剂等。

第二节　注　射　技　术

一、透明质酸注射美容技术

透明质酸又称为玻尿酸,是一种含量非常小的多糖,简单细菌或人类所拥有的都为同一形式的透明质酸。天然的透明质酸广泛分布于哺乳动物和人体内的皮肤、玻璃体、房水、滑膜液、胎盘等结缔组织的细胞外基质中,广泛分布于机体各部位。它没有种属和组织特异性,所以机体很少对它产生免疫反应。透明质酸在组织中通常以一种有力多聚物形式存在,与双糖单位结合,但在软骨、骨等组织中,透明质酸大多与糖蛋白或特异性细胞受体结合。

(一)工作原理

透明质酸是一种多功能基质,它具有润滑、保水、缓冲,改变物质在皮肤中的扩散速度,维持动脉壁的正常通透性,调节细胞周围离子的流动和浓度等重要的生理功能;同时它还参与各种炎性反应,并可清除自由基。透明质酸具有高度的亲水性和保水性,可以吸收1000倍于其重量的水分。这样就使得透明质酸即使在很低浓度的情况下,依然可以成为凝胶状。透明质酸吸收后,体积增大,向周围产生的膨胀压力使得它可以支撑周围组织,这些性质使得透明质酸成为维持组织形态和功能的理想填充剂(图4-1)。

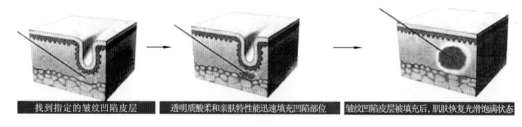

| 找到指定的皱纹凹陷皮层 | 透明质酸柔和亲肤特性能迅速填充凹陷部位 | 皱纹凹陷皮层被填充后,肌肤恢复光滑饱满状态 |

图4-1　透明质酸填充原理

(二)作用及适应证、禁忌证

1. 作用　透明质酸原本是以凝胶状形态存在于人体皮肤的真皮组织中,负责储存水分、增加皮肤容积,让皮肤看起来饱满、丰盈、有弹性。但是透明质酸会随着年龄增加而逐渐消失,使皮肤失去储水能力,逐渐变得暗沉、老化,并形成细小皱纹。随着科技的进步,从脊椎动物的结缔组织(如鸡冠、眼球、脐带、软骨等部位)可以提取出透明质酸,目前主要通过人工合成,以及过纯化去除过敏成分。所以在使用上相当安全,过敏率很低,一般不需要做皮肤敏感试验。注入体内的透明质酸会与体内原有的透明质酸融合,使得真皮层组织增加,达到抚平皱纹的效果。

由于透明质酸酶的作用,使得天然透明质酸在人体内的半衰期仅仅只有1~2天。因此需要通过交联和化学修饰来抵御酶解反应,延长存在时限,使其成为理想的填充剂。现有的生物工程化的透明质酸在保持其生物特性的同时增加了其在组织中的稳定性,使得透明质酸在注射后容易被机体吸收,一般可维持6~8个月。但同时工程化的透明质酸又可能导致使用后的不良反应,透明质酸产品中化学交联剂的残留也会导致皮肤的不良反应。为确保其使用安全,在皮肤填充剂中的残留交联剂浓度必须低于危及人体健康范围的水准。此外透明质酸的黏弹性等性质由其分子链的长度、浓度、交联度和颗粒大小决定,因此可以通过调节上述指标制成不同硬度、黏度、润滑度的产品,使透明质酸产品的应用范围更加广泛。所以临床医生必须全面地了解、熟悉各种产品的性能、优缺点才能更好地选择适应证,达到最理想的治疗效果。

2．适应证

(1) 广泛用于鱼尾纹、眉间纹、颈纹、口周纹等轻度至重度的静态皱纹或鼻唇沟等皱褶的填充。

(2) 面部轮廓的塑形和局部容积的增加,如隆鼻、丰唇、丰颊、丰太阳穴、修复瘢痕等。

(3) 改善 HIV 感染者的面部脂肪萎缩。

3．禁忌证

(1) 局部皮肤有炎症或感染者。

(2) 过敏性体质。

(3) 孕妇和哺乳期妇女。

(4) 正在服用肌肉松弛剂药物治疗者。

(5) 年龄在 18 岁以下的美容就医者。

(6) 其他严重疾病病人。

(三) 操作方法

1．术前准备 因为注射材料是通过肝脏代谢,所以,必要时应对肝、肾功能等进行检测。同时,还要注意问诊和检查的全面性,特别要慎重对待过敏性体质、瘢痕体质、免疫力低下、有血液性疾病和近期服用过某些药物的美容就医者。在需要注射的相应部位做标记,以便确定注射量及注射范围。

注射前可对局部进行冰敷,也可以使用注射或外用麻醉剂来控制注射时的疼痛。根据产品的特性,适应证、注射层次和持续时间有所不同。一般而言,小分子颗粒、低交联度的产品较为平顺、流动性高、易于推注,持续时间短,适用于浅表皱纹或缺陷的改善,注射层次较浅;而大分子颗粒、高交联度的产品硬度较高,塑形性更强,也更持久,适用于矫正较深的皱纹或皱褶以及面部结构的塑形,注射部位也较深,通常在真皮中至深层或者真表皮连接处。

2．手术操作 在注射过程中,要严格把握进针角度、层次、方向以及推药速度等,同时,还要针对不同部位采用不同的注射方法,以获取最大效果。

注射方法主要包括如下 4 种(图 4-2)。

(1) 线状注射法:此法最常见,主要适用于眼周、额部、眉间和口周等处的单条线状皱纹的注射。操作时用食指和拇指将皱纹抚平,从皱纹的远端开始进针,将针的 2/3 长度刺进真皮层,同时,需要注意退针速度和推药速度的匀速性,以免出现串珠样情况。

(2) 多点序列注射法:按照需求,在一定序列上进行多次单点注射。除基本填充外,还可以用于对已填充点进行微调补充。通常在做下眼睑凹陷填充时采用这种注射方法,使针头与

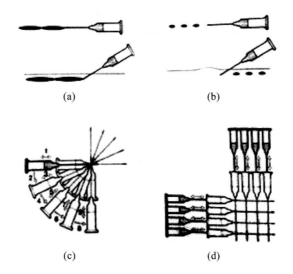

图 4-2　透明质酸常用注射方法

(a) 线状注射法；(b) 多点序列注射法；(c) 扇形注射法；(d) 交错注射法

皮肤表面呈 40°左右夹角，当针尖进入皮肤后，稍微调小进针角度，继续将针头向需要注射的部位推进，然后，再缓慢匀速地将针头后退，同时，均匀地将填充剂缓慢推出，每侧首次用量 0.5 mL。若需再次注射，可在 1～2 个月后进行补充填充。

（3）扇形注射法：由多条线状注射放射状排列而成，以保证大面积的均匀注射，进针方式与线状类似，但不完全退针，改变进针方向后，进行第二次线状注射，以此连续改变角度多次注射。适用于颞部、唇部、鼻唇沟、颊部等部位的填充。但是，在每一个扇状填充区间的衔接或覆盖不宜过多，最后，应按摩局部，使得透明质酸均匀分布，且术后应在针孔处涂抹抗生素软膏防止感染。

（4）交错注射法：多组连续线状注射法呈直角交叉注射而成，两线之间相互距离 5～10 mm，适用于较大面积的深层次注射填充。

（四）注意事项与术后并发症及处理

1. 注意事项

（1）针头的选择：一般情况，注射剂都会配备相应的针头，但是，由于透明质酸的黏稠度不同，临床上分三种类型，因此，针头的内径和长度都是至关重要的。针头的内径越小、长度越长时，会增加对抗压力，当压力达到一定程度时，就会破坏制剂中的颗粒组织，从而加速吸收。同时，内径也不能过于粗大，否则有悖于注射美容微创的宗旨，同时也会使得局部的药物进入量不均匀，增加并发症的发生概率。因此，在注射凝胶制剂的时候，最好采用内径为 0.22 mm 或者 0.2 mm 的针头。

（2）注射深度、层次：注射填充剂所进入的皮肤层次是决定注射效果的决定性因素。一般而言，提倡将制剂填充到皮肤的真皮网状层。在临床上主要从两个指征观察，一是注射部位皮肤颜色的变化，二是推注药物时手感的变化。如果在注射过程中看到针头在皮下的颜色，或者注射部位的皮肤变白，表明此时注射层次过浅，位于真皮乳头层以上，若不及时纠正，会出现局部硬结、红肿时间长等不良反应。如果在推注药物过程中明显感觉阻力较小，则表明此时注射层次较深，制剂很快会被吸收，达不到支撑效果。

（3）透明质酸一般可以维持 6～8 个月，需反复多次注射。

（4）治疗之前，必须保持肌肤清洁，使用冷水洁面，使得皮肤毛孔收缩。通常建议美容就医者在治疗前的 3～4 天内不要服用消炎类药物（如阿司匹林等），以免增加注射部位出血量及加重肿胀程度。

（5）治疗之后，应保持面部放松，不宜做过多的面部表情。在治疗后的两周内，尽量避免接触高热环境（如桑拿等），以免因高热导致面部注射的透明质酸加快分解而缩短填充效果，注意不要触摸或按摩注射部位，一周内避免食用辛辣、酒等刺激性食物。

2. 术后并发症及处理

（1）透明质酸填充剂不良反应。透明质酸本身的不良反应很少，主要是一些与注射相关的或自身吸收的问题，包括术后局部出现的红、肿、疼痛、局部血肿甚至感染、感觉过敏等，这些常见不良反应一般会在短期内恢复。此外有报道注射透明质酸后发生局部坏死者，这是由于过度注射导致血管受压，局部缺血所致；也有出现局部异物反应，形成颗粒状包裹，表现为局部小结节，但这些严重的不良反应非常罕见。对于一些合并皮肤病变出现的皱纹、皮肤松弛及过浅的皮肤表面不规则等，不适宜应用透明质酸进行填充，均应采取其他治疗方式。

（2）注射后形态不佳。其主要包括双侧不对称、局部包块、表面不规则、矫正不足、矫正过度等，但由于透明质酸的效果是可逆的，可以利用透明质酸酶破坏注入的透明质酸对矫正过度和不对称进行调整。通常 24～48 h 后透明质酸酶就可发挥明显的水解效果。

因此总体而言，透明质酸注射是安全可靠的，近年来已经成为非常流行的注射填充剂。

二、胶原注射美容技术

胶原注射美容技术是采用注射性胶原对人体软组织的缺损或畸形进行整复以达到整形美容的目的。自从 20 世纪 80 年代初期开始应用至今已有 20 多年历史，有数十个国家的皮肤科、整形外科和头颈外科医生先后使用胶原整复面部各种软组织缺损和病变获得良好效果。近年来我国学者也开始研制注射胶原并应用于临床。

胶原蛋白是一种天然蛋白质，是由特异性动物细胞合成的一种高分子蛋白质，广泛存在于哺乳动物的皮肤、肌腱、骨骼、韧带和其他结缔组织中，是动物的主要结缔组织蛋白。胶原材料就是从这些组织中提取出来的一种天然生物材料，可分为同种和异种两类，主要来源于人和牛。目前临床上应用较多的是异种胶原生物材料。异种胶原生物材料在医学上应用很广泛，可用于止血、促进伤口愈合、诱导组织再生等，并可制成注射性胶原溶液，用于面部软组织的填充。

（一）工作原理

目前，用于临床的胶原注射剂有两种：一种是高度纯化的牛胶原；另一种是高度纯化的人胶原。另外，我国还批准了一种猪胶原蛋白填充剂（双美 I 号）。其中，高纯度的牛胶原蛋白——爱贝芙，是荷兰籍 Lemperle 教授研制的一种对人体无伤害、安全的填充注射除皱材料。它的主要成分是 25% 聚甲基丙烯酸甲酯微球（PMMA）和 75% 牛胶原蛋白。在注射后当牛胶原蛋白逐渐被人体吸收的同时，由于 PMMA 不被吞噬细胞吞噬，不易导致组织反应，能够较长时间地刺激组织产生成纤维细胞、纤维细胞、胶原纤维，从而在微球球体上形成了结缔组织包裹，替代了逐渐被吸收的牛胶原蛋白，达到填充皱纹沟或皮肤凹陷的作用。与相当多的暂时性填充材料（如胶原、透明质酸等）不同，由于 PMMA 不可降解，使得爱贝芙具有永久性的治疗效果，最终治疗部位的新生自体胶原含量可达 80%。

另一种高度纯化的人胶原蛋白中含有 0.3% 利多卡因和磷酸盐生理盐水缓冲液，这是为了使胶原具有流动性并有利于注射器推注。在严格无菌条件下将胶原抽吸到特制的 1 mL 的一次性注射器内,放置于 4～10 ℃冰箱内存放备用。因此,运输也应在 4～10 ℃条件下,严禁冷冻,有效期为一年。当加热至人体体温(37 ℃)时,就会转化为半固体的胶状物。

医用胶原为白色膏状胶原蛋白匀浆,于大鼠皮下注射 2 天后取出进行 HE 染色,镜下观察为淡染无定形基质,无细胞和血管存在。注射 1 个月后,胶原注射物与周围组织相容性好,未见注射物外周有纤维化包膜。医用胶原注射物 HE 淡染,可见某些细胞出现在注射物中,以边缘较多,细胞类型以成纤维细胞为主,也有一些巨噬细胞、单核细胞和嗜酸性粒细胞。在个别注射物中可见轻度炎症反应。此外,在注射物中还发现脂肪细胞和毛细血管,毛细血管中含有红细胞。注射后 6 个月和 12 个月,注射物形态与注射后 1 个月时相似,成纤维细胞和脂肪细胞增加,成纤维细胞周围的基质染色较深,注射物毛细血管的数量也比注射后 1 个月时增加,但无炎症反应。

软组织填充的直接手段是用材料对缺损部位进行机械性填充。医用胶原进入人体内,不仅可以起到占位性的填充作用,还能诱导宿主细胞和毛细血管向注射胶原内进行迁移。

(二) 作用及适应证、禁忌证

人体皮肤蛋白的 1/3 是胶原蛋白,当美容胶原注射进入皮肤后,脱水收缩重新排列,直至近似于人体内自然胶原蛋白。胶原注射在皮肤浅层后,其乳头层为紧邻表皮的薄层结缔组织,胶原纤维和弹性纤维较为细密,含细胞较多。此层的结缔组织向表皮底部突出,形成许多凸起的真皮乳头,使得表皮与真皮的接触面积扩大,有利于两者紧密牢固地连接。当胶原注入真皮乳头层内,能支撑起凹陷。胶原不同程度地被吸收、脱水收缩重新排列数周后,成纤维细胞等向胶原注射物迁移,并合成自身胶原蛋白,最终形成自身正常的结缔组织,填充缺损,经过数次补充注射后,达到去皱、填充皮肤凹陷的作用(图 4-3)。

1. 适应证 胶原注射主要用于面部软组织缺陷,皮肤静态性皱纹及组织轮廓的改善,可用于以下方面。

(1) 面部皱纹:主要适用于额部皱纹、眉间皱纹、鱼尾纹、鼻唇间皱纹。

(2) 皮下缺损:疾病或外伤引起的小面积轻度皮肤萎缩。

(3) 颊部充盈。

(4) 嘴唇缺损:边缘不规则(丰唇)。

(5) 鼻部不规则。

(6) 人中缺损。

(7) 口周唇缘浅。

(8) 下颏充盈。

(9) 乳头充盈。

(10) 痤疮、天花、水痘后遗留下的凹陷性瘢痕。

此外,胶原注射最适于治疗柔软、伸展性良好、边缘平滑的皮损及静态性皱纹,对口周皱纹、过深的皱纹及高龄美容就医者的鼻唇沟、颏唇沟皱纹效果不佳。

2. 禁忌证

(1) 胶原过敏试验阳性者。

(2) 过敏性体质者及正在使用免疫抑制剂者。

(3) 自身免疫性疾病及结缔组织疾病者。

(4) 利多卡因过敏者。

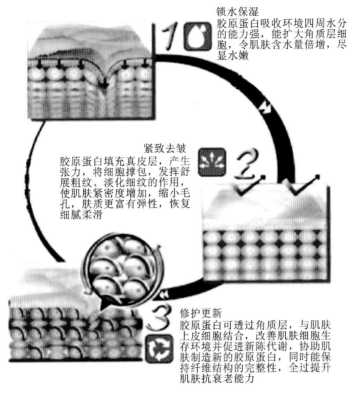

锁水保湿
胶原蛋白吸收环境四周水分的能力强，能扩大角质层细胞，令肌肤含水量倍增，尽显水嫩

紧致去皱
胶原蛋白填充真皮层，产生张力，将细胞撑包，发挥舒展粗纹、淡化细纹的作用，使肌肤紧密度增加，缩小毛孔，肤质更富有弹性，恢复细腻柔滑

修护更新
胶原蛋白可透过角质层，与肌肤上皮细胞结合，改善肌肤细胞生存环境并促进新陈代谢，协助肌肤制造新的胶原蛋白，同时能保持纤维结构的完整性，全过提升肌肤抗衰老能力

图 4-3 胶原蛋白的作用

（5）瘢痕体质者。

（6）妊娠期及经期妇女、婴幼儿。

（7）风湿性疾病病人。

（8）其他严重疾病病人。

（三）操作方法

1. 术前皮肤过敏试验 接受胶原注射前 1 个月左右需预约做皮肤过敏试验（皮试），用 0.2 mL 胶原在前臂屈侧做真皮注射。过敏反应通常发生在几天内，一般在 72 h 后开始观察，并继续观察 4 周。阳性表现：注射区红斑、硬结、压痛及肿胀，可伴有瘙痒，持续 6 h 以上，全身症状包括恶心、乏力，可伴有皮疹、关节痛、肌肉痛。阴性表现：3～4 天后注射区变平、红斑瘙痒消失，但仍需要追问有无短暂的症状及体征。如有疑问或仅有不典型的局部反应，一个月后在对侧前臂再做一次试验，以确定是否过敏。即使无过敏症状和体征，但皮试部位有硬结者，表明在面部小剂量使用也会出现同样的症状，因此，此类美容就医者不宜接受胶原注射治疗。皮试出现阳性症状后不需任何治疗，8～10 周后会自行消失，也可以服用类固醇类药物，以免留下试敏区的瘢痕。

2. 操作方法

（1）进针：操作者右手持胶原注射器，左手紧绷皮肤，进针方向应顺皱纹方向，注射角度应该与皮肤表面呈 15°角，针头倾斜，斜面向上缓缓进入皱纹末端或者缺损的真皮乳头层内，不可将胶原注射到皮下小血管内。但若进针过浅也会使皮肤穿透，注射时使胶原外溢。

（2）注射：针头完全进入皮肤真皮层后，就开始注射，边退边推，注射越均匀越好。注入

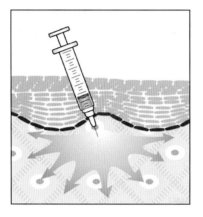

图 4-4　胶原注射示意图

胶原后的部位以皮肤变白、隆起为宜,若皮肤没有变白,说明进针层次过深,应抽回针头,重新进针(图 4-4)。

(3)注射量:注射量一般比原来凹陷多出 1.5～2 倍体积,过量注射的体积会在 24 h 左右消失。一般注射一次后,间隔 2～4 周后再注射一次,根据皱纹及凹陷的深浅,平均注射 2～3 次可以达到预期效果。通常一般情况下,根据缺损大小每次注射量为 0.2～1.0 mL,个别情况下每次可注射 1～2 mL。成人每年接受注射总剂量不应超过 30 mL。

(4)按摩:注射后轻轻按揉局部,使进入皮内的胶原均匀分布到皱纹及凹陷区内。

(四)注意事项与术后并发症及处理

1. 注意事项

(1)对胶原蛋白过敏者、患有严重疾病及自身免疫性疾病、风湿性疾病者禁用;对利多卡因过敏和正在使用免疫抑制剂者、有过敏性疾病者禁用;对妊娠及经期妇女、16 岁以下未成年人禁用。

(2)应掌握注射深度:注射到真皮乳头层内,注射深度越准确,填充效果越好,不能注入血管内,以免引起血管栓塞或梗阻;不能注入乳腺、肌肉及肌腱组织内等。操作中应注意注射深度,不要过分按压、热敷。

(3)眼眶区特别是下眼睑不提倡使用胶原注射治疗。

(4)注入胶原后会有不同程度的吸收,因此在术前应向美容就医者说明情况,以取得美容就医者的理解。反复注射是胶原注射方法中的一项重要内容,经反复注射后的美容就医者,在治疗后的一年或更长时间内都可以保持良好的效果。对于较深皱纹或较大凹陷,必须采取多次注射,每次注射量不宜过大,应小剂量多次进行,两次注射时间应间隔 3 个月。

(5)未使用完的胶原应废弃,不宜再次使用。

(6)注射后短期内不宜做面膜等皮肤护理,1 周内洗脸、洗澡注意回避注射区,不宜食用海鲜、辛辣、刺激性食物,不要搔抓。

(7)爱贝芙注射后最好使用胶带固定 3 天,防止 PMMA 在活动时移动而影响效果。

2. 术后并发症及处理

(1)高纯度人胶原蛋白注射术术后并发症:目前国内医用美容胶原主要是人胶原蛋白,具有与人相同的酸碱度和渗透压,因此不易引起人体免疫反应或排异反应。但是外源性生物材料进入张力较大的皮肤内,集体需要一个相容的过程,一般一过性的非炎症反应是正常的,这些非炎症反应包括暂时肿胀、轻微发红及略感不适,以上症状多在 24～48 h 内消失,若有加重可以服用适量抗过敏药物及消炎药。有的美容就医者在饮酒、日晒等情况下,注射区周围有轻度水肿或阵发性瘙痒,全身并发关节痛、肌肉痛、发热、无力、红肿及皮疹等,这是由于外周血管扩张所导致的,具有自限性,随着诱因的撤除而消退,不会影响美容效果。极个别的美容就医者出现局部痒、红肿,可以外搽皮质激素软膏,症状减轻后立即停药。若症状较重者可以对症处理,短期服用类固醇类药物以减轻症状,服用抗组胺药物以止痒等。皱纹仍然存在或矫正不满意者是由于胶原蛋白部分被吸收的原因,必要时可在半年后再次补充注射一次。

(2)爱贝芙注射术术后并发症:①局部结节:由于 PMMA 移动而形成。因此术后应使用胶带固定 3 天,洗脸时不要挤压注射局部区域。小结节者可注射激素治疗,大结节者可行小切口取出。②瘢痕增生:由于注射过浅所引起。因此,对于鱼尾纹以及上下眼睑的浅表皱纹最好不用此方法,出现瘢痕增生者可外用艾洛松软膏。③效果不理想:由于注射过深,丧失填充效果,或者由于皱纹沟过深且皮肤松弛,这时仍应采取手术切除多余皮肤以消除皱纹。

胶原蛋白作为一种除皱材料,注射胶原蛋白对去除静态性皱纹有一定的效果,但对于口周皱纹、鼻唇沟及较深的皱纹效果不佳。目前已有因急性过敏反应及注射后胶原蛋白沿血管逆行进入眼动脉导致视网膜血管闭塞而致一侧视力部分丧失甚至失明的报道。所以注射的层次一定不可以过深,避免注入血管。由于胶原蛋白皮试的不方便及其潜在的过敏风险,近年来逐渐被无需皮试、持续时间更久、过敏风险更低的透明质酸所替代。

三、自体脂肪颗粒注射美容技术

自体脂肪颗粒注射美容技术又称自体脂肪组织移植技术,是指将美容就医者脂肪较丰厚的部位(如腹、臀、大腿或上臂等处)的脂肪用湿性真空吸脂方法吸出,经过特殊处理后转化成纯净脂肪颗粒,再注射进入需要改善的缺陷区,用以改善受区形态的一种手术方法。自体脂肪组织移植技术已有上百年的历史,脂肪组织移植被当作填充身体软组织凹陷的材料,但是由于移植脂肪无法预料的高吸收率及低成活率,自体脂肪移植半个多世纪来没有突破性进展。1889 年,Van Der Meulen 首先进行了脂肪组织的自体移植。1893 年,Neuber 应用自体脂肪移植填充软组织缺损获得了良好的美容效果,至 20 世纪 30 年代,脂肪移植得到整形外科界认可。随着脂肪抽吸术的广泛应用,自体脂肪颗粒注射美容技术越来越受到整形外科界的关注和青睐。近年来,已经在国内外得到广泛应用。

(一)工作原理

自体脂肪颗粒注射美容技术已经广泛应用于各种软组织缺损的修复,这一技术的优点如下。

(1)移植物为自体组织,其生物学特性远远优于任何人工的组织代用品、异体或异种材料,脂肪组织取材容易、组织来源丰富、操作简单、安全可靠、易于成活。

(2)传统的手术切除脂肪块或真皮脂肪块移植术,创伤大,手术遗留瘢痕较大,而且可能造成供区缺损,而采用游离脂肪颗粒注射,创伤小,供区及受区均不遗留明显瘢痕,且受区形态均匀自然,无体表阴影,可重复注射,易于塑形。

(3)吸脂减肥与软组织填充,特别是隆乳术可以一次完成,费用相对较低,痛苦小,美容就医者乐于接受。

此技术的缺点是脂肪颗粒的吸收率不稳定、不均匀,遇到吸收率较大时,需要再次注射。

(二)适应证与禁忌证

1. 适应证

(1)充填面部皮下凹陷性缺陷或畸形,如单侧或双侧颜面萎缩、面部软组织发育不良、颧、颞、额、眶区的凹陷,面部手术或外伤导致的凹陷,鼻唇沟过深、耳垂较小等。

(2)先天性乳房发育不良,哺乳后乳房萎缩,双侧乳房大小不对称,乳头凹陷等。

(3)吸脂术后的凹陷。

(4)身体其他部位软组织凹陷,如臀部、大腿、小腿弯曲等。

(5)手部软组织萎缩(俗称鸡爪手)。

（6）生殖器改形塑造，如阴茎增粗、阴道紧缩等。

（7）膨体、硅胶片、人工骨粉充填凹陷后，仍存留少部分凹陷的矫正。

2．禁忌证

（1）术区或全身有炎症、感染或机体其他部位有活动性感染病灶者。

（2）身体瘦弱无法抽出脂肪者。

（3）精神障碍或自控能力差、不能配合治疗者。

（4）患有重要脏器严重的器质性病变或糖尿病等不能耐受手术者。

（5）瘢痕体质，严重过敏体质者。

（6）有凝血功能障碍、出血倾向者。

（7）对治疗抱有不现实的过高期望者。

（三）操作方法

1．负压抽吸脂肪　美容就医者取平卧位，首先用甲紫标出皮肤供区吸脂范围及受区凹陷范围，供区多选择大腿内侧或腹壁。范围较小的吸脂均采用局部浸润麻醉，切开约 2 mm 切口后，用小剪刀稍加分离切口周围组织，用 20 号钝圆头带侧孔长针插入所标志的皮下脂肪层，将麻醉混合液均匀注入深浅两层脂肪层内，至皮肤稍微发硬为止。所需脂肪颗粒很少的也可以不做皮肤切口，用 7～9 号针头将混合液直接注入皮下脂肪层即可。麻醉混合液配方如下：2％利多卡因 25～40 mL，1∶10000 肾上腺素 1 mg，生理盐水 1000 mL。

若所需脂肪量较少，一般可以选用注射器吸脂法，也可以选用电动负压机械吸脂法。针管式吸脂法可以用 8～16 号注射针头安装 10～30 mL 一次性注射器，将针头刺入皮肤后，向后拉出针芯，用针栓套于针管及针芯之间顶住，或者使用血管钳夹住针芯，此时，针芯前针管内形成负压。右手握住针管，左手压紧吸脂区，使得吸脂针头在脂肪层内来回拉锯式地抽吸，整个抽吸呈现均匀放射状隧道式抽吸，吸出淡红色血脂混合液，其中脂肪量并不多，而大部分为麻醉膨胀液，吸满针管后，将针头取下，侧置垂直注射器，可以看见淡黄脂肪颗粒悬浮于上部，此时可将淡红色麻醉液轻轻推挤掉，再抽吸生理盐水反复冲洗直至纯净脂肪颗粒，必要时可使用多个注射器或两人同时进行抽吸。用于注射面部皱纹时要用 7～8 号注射器抽吸，由于针头细，抽吸速度较慢，一定要耐心细致。选用电动负压机械吸引法，一般使用直径 3 mm 的吸脂管连接好手柄，用硅胶管接好无菌负压瓶，将吸脂管插入皮下脂肪层，来回拉锯式抽吸，也就是呈放射状隧道式抽吸，吸出的脂肪直接进入负压瓶内。

2．脂肪颗粒的纯化　将所抽吸出的淡红黄色含有脂肪颗粒、液化脂肪、组织间液、麻醉液的混合液倒置，使得脂肪颗粒与其他液体分离，静置数分钟后，将带有血色的上层液体排出，然后再吸入生理盐水反复冲洗 4～5 次，就可以获得纯净的脂肪颗粒。也可以使用几层无菌纱布作为滤布，用 500 mL 生理盐水或复方氯化钠注射液、32 万 U 庆大霉素反复冲洗。还可使用漂浮捞取法，将抽取的脂肪颗粒混合液导入白瓷碗内，加入少量生理盐水，将漂浮的脂肪颗粒捞起。可以根据所需脂肪颗粒量的大小来决定获取脂肪颗粒的方法：用纱布过滤的冲洗法，操作简单、速度较快，适用于大量脂肪颗粒的纯化；用注射器静置分层去除法则更加方便，污染轻，但获取的脂肪颗粒较少，适用于面部填充需要脂肪颗粒较少时。然而国外学者对脂肪颗粒的处理则是无需进行冲洗，所抽吸的脂肪颗粒用离心机离心浓缩后，直接进行注射。

3．脂肪颗粒注射的操作方法　脂肪颗粒注射操作时，脂肪颗粒应被注射成扇形线状小柱，避免注射成较大团块状，以免血运不佳导致脂肪被液化吸收或形成囊肿。注射层次大多为皮下脂肪层，或者为接近真皮深面的皮下脂肪层、肌肉内及骨膜表面，在面部应该注射在

SMAS深面或者在骨膜浅面。其中过度矫正约50％用以抵消脂肪颗粒移植后的吸收,但是面部软组织填充时,一次性注入脂肪颗粒量不宜过多。一般步骤如下。

(1)在受区隐蔽处选择切口位置,局部浸润麻醉后切开1～2 mm的切口。

(2)将装有脂肪颗粒的注射器接上16号针头,刺入受区的皮下,由远到近,边推边退,均匀地将脂肪颗粒注入凹陷区皮下区,可采用多层多点或者呈放射状注射,将凹陷部位填充满,注射量一般要超过需要量的50％。

(3)拔针后可以在受区均匀按揉,使注入的脂肪颗粒在皮下均匀扩散,一般不需要缝合,如果有脂肪颗粒溢出,可以在针孔处缝合一针。

4. 术后护理 注射脂肪颗粒后24 h内可以进行按摩、塑形。术后需要休息1～2天,24 h内禁止持续暴力按摩或热敷,以免脂肪液化。如果脂肪液化后出现红、肿、热、痛等症状,可给予抗生素,必要时可以使用注射器抽出液化的脂肪,一般无需切开引流。手术后反复持续按摩、揉搓会造成脂肪细胞破裂,脂肪酸刺激皮肤软组织,引起无菌性炎症反应。脂肪颗粒注射移植必须严格遵循无菌原则,从脂肪抽吸开始时就应注意。

(四)常见脂肪颗粒注射移植术的应用

1. 颜面部脂肪颗粒注射移植术 一般双侧颜面萎缩、大面积软组织发育不良需要脂肪颗粒10～40 mL;颧、颞、额的凹陷一般需要脂肪颗粒10～40 mL;眶区需要脂肪颗粒2～10 mL;上唇过薄、人中过短需要脂肪颗粒1～6 mL,鼻唇沟过深需要脂肪颗粒2～8 mL。瘢痕或外伤所致的软组织缺损则需要根据凹陷的范围、深度来确定需要的脂肪量。

(1)用甲紫标记出颜面萎缩部位,如颧、颞、额、眶区、鼻唇沟、唇部凹陷部位,缺陷最明显的地方要突出标注,以便重点注射。

(2)局部浸润麻醉,面颊部注射脂肪颗粒切口可以选择在耳垂下端隐蔽处或者选在口角唇线处;颧、颞、额的注射切口可以选择在接近注射区的头发内侧或发际线处;眶区注射口则可以选择在眉际或者双眼皮皱褶线内;唇部则可选择在口角或人中下红白唇线交界处;鼻唇沟的注射口可以选在沟的下端或与鼻翼的交界处;耳垂的注射口则选在耳垂上外侧部或者下颌后缘交界处;瘢痕区的注射口则应选在附近隐蔽部位或在瘢痕边缘。

①重睑术后多余皱纹:重睑手术后,部分美容就医者在预定重睑线上又会多出1～2条皱纹,在眶隔脂肪去除过多的美容就医者或重睑切口上眼轮匝肌去除量较多时常出现此现象。用手术矫正较为困难。治疗时,在多余皱纹处的皮下注射适量的脂肪颗粒使其充盈丰满,注射后选用透明胶布黏附固定,让该部位的皮肤不易皱缩,手术1～2周后多余的皱纹可能消失。

②重睑线过宽:切开法重睑术,部分美容就医者因为上睑皮肤去除过多,导致重睑线过宽,可以使用5 mL注射器8号针头抽取脂肪颗粒3 mL,从眉毛下缘进针,将脂肪颗粒注入上睑眶窝,脂肪颗粒注入后重睑线就会恢复至原手术设计的位置,为了保证双上睑注入量的同等,注入后双上睑对称,应分次吸取单纯脂肪颗粒,或使用8号针头抽吸脂肪,注射时改用12号针头,这样在推注时比较容易掌握。

③颜面萎缩:将直径2 mm的带侧孔注射长针连接上已经装有脂肪颗粒的10 mL注射器,将针头先插入凹陷处的浅筋膜深层的最远端,边退边推出脂肪颗粒,一定要保证均匀铺开,注射完成浅筋膜深层,再注射浅筋膜浅层,依据面颊部的凹陷萎缩程度来决定注射脂肪量的多少,一般注入后,面颊部要比正常面颊胖20％～50％,这样水肿吸收后,整形效果才能恰到好处。颧、颞、额的脂肪颗粒注射也是将脂肪颗粒先注入浅筋膜深层,然后再注入浅筋膜浅

层,注射方法相同。

由于面颊部皮肤及口腔黏膜均具有弹性,进行脂肪颗粒注射时不可过深,否则,即使已经注射了一定数量的脂肪颗粒,皮肤凹陷也不能得到显著改善,同时注射物会突向口腔形成一个团块,所以注射针头刚进入皮下时就开始注射为最佳时机。

④植皮区萎缩性瘢痕凹陷:由于组织粘连较严重,这种情况直接注射比较困难,常常发生注射不均匀、表面不平整的现象。注射前必须先使用较粗的针头(如硬膜穿刺导针)在皮下均匀地穿出多个并行的小隧道,将粘连松解后再进行注射。

(3)注射完成后,对有切口者行5-0丝线缝合,并轻轻按压,对注入区进行塑形,使注入的脂肪颗粒均匀分布,术后适当加压包扎,并口服抗生素预防感染,5天后拆线。

2. 自体脂肪颗粒隆乳术　从安全性的角度考虑,自体脂肪隆乳是最佳选择,但是由于自体脂肪颗粒移植最大的问题就是容易吸收,同时由于脂肪颗粒注射送入需要的脂肪量较大,很难用注射器抽吸法满足需要,另外在要求手术丰胸的人群中,并非都需要吸脂塑形,因此使得病例选择也受到了一定的限制。因为所需的脂肪量较多,所以一般选择使用电动负压吸引吸脂法,不使用电子、超声等物理方法,由于脂肪是要回收的,所以使用的吸管、吸引瓶等都必须严格地清洗、高压消毒后使用。目前自体脂肪颗粒隆乳术虽然已经广泛应用,但依然存在许多问题,如吸收率、注射剂量、层次、并发症等,需要有经验的操作者进行操作。

除此以外,身体各部位软组织凹陷,包括臀部平坦凹陷,大腿、小腿部位凹陷,吸脂术后的凹陷等均可选用自体脂肪颗粒移植。所需抽吸的量根据凹陷处的实际需要来决定。

(五)注意事项与术后并发症及处理

1. 注意事项　脂肪颗粒注射是否成功,主要取决于三个关键步骤:脂肪的抽吸技术、脂肪清洗和筛选技术、脂肪颗粒的注射技术。在操作中应注意如下几方面。

(1)脂肪抽吸以及注射都必须严格执行无菌操作技术,以免感染而导致手术失败。术后可以使用抗生素5～7天预防感染。

(2)抽吸脂肪应在皮下层进行,针刺入不应太深。操作要熟练,尽量减少移植脂肪细胞的损伤。

(3)移植的脂肪应尽量比所需求的量大,达到所需量的130%～150%。面部脂肪颗粒注射移植时一次性注入的量不宜过多。

(4)移植的脂肪颗粒要尽量分层次均匀地注射,使得注入的脂肪颗粒能够充分接受移植部位所提供的营养,特别是在血运丰富的部位就可以多注入一些。必要时可以使用9号小针头将需要填充的部分做皮下分离,以利于脂肪颗粒准确地进入凹陷区,也有利于脂肪细胞的成活。

(5)根据注射部位的不同,术后给予受区适当的压力和塑形,供区术后需要加压包扎,穿弹力紧身裤以帮助收紧皮肤,以免留下抽脂区空腔,同时应抬高患肢,避免血肿的形成。

(6)加入碱性成纤维细胞生长因子在移植物中,可以促进血管再生进入移植物,从而有利于游离移植脂肪的存活,减少移植物的坏死吸收。

(7)如果效果不佳,可以重复注射,重复间隔时间为4～6周。

(8)术后口服维生素E,因为维生素E在脂肪细胞的新陈代谢中是必不可少的,有提高脂肪组织成活率的作用。

2. 术后并发症及处理

(1)感染:可能由于术中消毒不严格或者注射部位本身原有慢性炎症性疾病所致。感染通常于术后5～7天出现,感染局部红、肿、热、痛,严重者局部皮肤出现潮红、青紫或针孔不愈合流脓等现象。处理办法:术中应严格执行无菌操作,一旦感染,应立即积极使用抗生素治疗,通常3～5天后有明显消退。严重者应切开患处,使用抗生素冲洗,去除坏死组织,留置负压引流,有空腔者需要加压包扎,一般经过处理后可以痊愈。

(2)血肿:由于吸脂过程中动作粗暴、吸头较粗、损伤较大,或者是出血后没有及时引流、术后加压包扎不当而造成。处理办法:注射及吸脂时动作要轻柔,并掌握好层次,尽量避开较大的血管部位,术后适当加压包扎,必要时可以施予负压引流。如果血肿较大,可以使用无菌注射器抽吸后局部给予加压包扎。一般情况下不会导致严重的血肿,如果是机体凝血机制不好造成的可以给予肌内注射(肌注)或口服止血药。

(3)局部皮肤凹凸不平:常常是由于抽吸过程中未呈放射状游走,而是在某一隧道内抽吸过度而造成。注射区凹凸不平是由于脂肪颗粒注入到了不同层次,而每层的注射量有差异,术后脂肪颗粒在每一层的吸收率不尽相同,或者在同一层次注射得不够均匀,术后一段时间内也会出现凹凸不平。处理办法:抽吸脂肪颗粒时尽量采取放射状游走抽吸,不要反复在一个隧道内抽吸过多。注入脂肪颗粒时,要尽量保持层次明确,注射均匀。一般术后3～6个月,其自身可以自行调节,大多会恢复平整,如若还有不平整的,可以再次将高出部位吸平,或者在低陷部位处注射脂肪颗粒加以矫正。

(4)术后局部硬结:由于注射不均匀或同一层次同一部位注射过多,造成脂肪颗粒堆积成块,使疏松的脂肪组织体积缩小,硬结明显呈球状。也可能因为术后没有适当按摩、塑形,让聚集的脂肪散开所致。处理办法:注射时将脂肪颗粒均匀散开,并广泛与移植体接触,尽可能多层次注射,术后一定要按摩、揉压,使聚集的脂肪散开。

(5)脂肪液化及钙化:主要发生在自体脂肪颗粒隆乳术中,由于大量的脂肪细胞缺乏血运、大量的脂肪碎片使脂肪细胞不能成活所导致。因此,目前有学者主张注射层次不宜选择单一的乳腺后间隙,而应该是包括肌肉内、皮下组织等多层次、交叉、散播的注射方法。

四、羟基磷灰石注射美容技术

羟基磷灰石是一类磷酸钙材料,其化学成分、晶体结构、物化性能都与人体正常骨的无机物相似。近10年来,羟基磷灰石成为学者们研究的重要非生物类材料,无论动物实验还是临床应用研究都已证明该材料具有极好的生物相容性,没有老化现象,材料周围细胞没有死亡、溶解和变形,没有局部或全身炎症及异物反应,不溶血、不致癌、不致敏。组织学方面,羟基磷灰石为正常骨的沉积和维持提供了一个持久的基面,其表面新骨直接沉积是靠一种直接的化学黏结机制。羟基磷灰石植入机体后,不但种植本身不被吸收,还可以预防周围的骨吸收,大量研究工作已经证明羟基磷灰石是一种理想的人工骨材料。

(一)工作原理

羟基磷灰石在美容外科的应用主要是用于低鼻与鞍鼻,而且主要应用于鼻根部凹陷者,它不能用于提高鼻尖,因为鼻尖部是软骨构成,若使用羟基磷灰石,会导致鼻尖过硬。此外,对于颞部凹陷、下颌后缩应用效果明显,额部外伤性骨凹陷时,也可用此材料填充。

(二)作用及适应证、禁忌证

羟基磷灰石是由生物组织相容性好的、人工合成的羟基磷灰石微球体悬浮在甘油和羧甲基纤维素钠凝胶里组成的半永久性填充剂。注射完后凝胶基质在数月内被吸收,宿主的成纤维细胞发生刺激反应,微球体作为成纤维细胞向内生长的支架,产生新的胶原组织。随着时间推移,巨噬细胞介导的吞噬作用可将微球体降解成为钙和磷酸盐,填充的作用逐步消失。因此通常认为羟基磷灰石是一种半永久性填充剂,临床疗效可持续 10~18 个月,依据注射深度、技巧和美容就医者的个体差异性而有所不同。

适应证:鼻根部凹陷的鞍鼻或低鼻,鼻尖过低,颞部凹陷,下颌后缩时的丰下颏,鼻周和口周的细纹和皱纹,中度到重度的面部皱褶,如鼻唇沟纹和木偶线等。

禁忌证:鼻部外伤半年以内者;合并全身感染或局部有感染者;正在服用抗凝药物者;生长发育期的青少年;有严重过敏病史、自身免疫性疾病的病人;妊娠及哺乳期的女性。

(三)操作方法

1. 注射隆鼻法

(1)确定鼻根点:在两眼内眦连线与鼻中线相交点之上约 2 mm 处,用甲紫标记出,并使用碘酊固定着色,常规消毒皮肤,铺好无菌巾,进行下一步操作。

(2)使用 2% 利多卡因局部浸润麻醉,用 5 号牙科针头从鼻头皮下至鼻根部注入麻醉剂(须在肌肉下紧贴鼻骨骨面),一般用量 0.3~0.5 mL。

(3)切口:在鼻小柱中部取横或纵切口。

(4)制备隧道:用长直止血钳,从切口外沿鼻中线矢状轴纵向钝性分离,越过鼻背软骨时注意突破鼻背筋膜下隧道,直达鼻根点,依情况扩大隧道。

(5)注射羟基磷灰石:用特制的无菌包(已装有 1 mL 人工骨微粒)内的注射器刺入鼻尖皮肤转至鼻根末端,贴着骨面刺入,进针位置要正,不能偏斜,边推边退缓慢注入羟基磷灰石,注射越均匀越好,同时用左手拇指及食指控制,注意人工骨微粒在隧道中的连续性,不能出现间断,直至鼻梁丰满、鞍鼻得到矫正为止。注射后立即揉捏平整,使其均匀,如果填充凹凸不平的鼻梁或者原有隆鼻术后鼻梁线条不够高者,可以直接进针注入凹陷处。

(6)缝合及术后用药:缝合切口,无需包扎。口服抗生素及泼尼松 3 天,7 天后拆线。

2. 注射丰下颏法

(1)确定填充范围:以唇为中点,垂直向下至下颌骨,用甲紫标记出中轴线,根据实际情况定出所需宽度、深度。同时注意美容就医者的性别、年龄、脸形及其他要求。

(2)切开注射:碘伏消毒后,用带少许 1:1000 肾上腺素的 2% 利多卡因 2~3 mL,在定出的填充范围内进行局部浸润麻醉,局部揉按 3 min,待麻药基本吸收后,于空腔内切口与唇龈沟中点行 0.5~0.8 cm 长的横切口,也可以在唇系带面取 0.5 cm 长的纵切口,分离黏膜下层直达骨膜,切开骨膜,沿骨膜下潜行分离至颏正中,深度以下颌骨内侧缘为限,经过剥离扩展形成一个填充的骨膜下腔隙,往内注入人工骨微粒,从两侧开始逐渐向中线会合,边注入边成形,直至满意为止。缝合骨膜、肌层黏膜下层及黏膜层,用胶布双交叉固定置入材料。

(3)术后肌注抗生素 5 天,口服泼尼松 3 天,7 天后拆线。

3. 注射丰颞法 与注射丰下颏法类似。

(四)注意事项与术后并发症及处理

1. 注意事项

(1)注射时针头容易被堵,可以使用不锈钢针芯及时疏通。

(2)注射量尽量准确,遵循"宁少勿多"的原则。

(3)术后避免局部被撞击或受压,术后 1 个月内尽量不戴眼镜。

（4）术后 10 天内鼻梁变形者，应请施术者再次予以塑形。

（5）注意休息，预防性使用抗生素。

（6）置入硅胶隆下颌有过敏现象而改用此法者，需要在去除下颌假体 3 个月后进行。

2．术后并发症及处理

（1）术后非炎症反应：人工骨粉为乳白色膏状物，对人体本身不会产生免疫反应或排异反应，但是注射隆鼻或丰下颌术后，肿胀持续的时间稍长，一般 10 天左右肿胀才能逐渐消失。

（2）外形不理想或感染：注射隆鼻时，由于注射后材料在重力和肿胀压力之下，进针处会出现少量溢出现象，阻碍针眼局部组织愈合，易发生局部感染，应去除材料并给予抗感染治疗。

五、肉毒毒素注射美容技术

肉毒杆菌是一种生长在常温、低酸、缺氧环境下的革兰阳性细菌，广泛分布在自然界各处，如土壤和动物粪便中。肉毒毒素（BTX）是肉毒杆菌在生产繁殖过程中产生的一种细菌外毒素，能够特异性地阻断乙酰胆碱释放，是目前毒性最强的毒素之一。可以分为 A、B、C、D、E、F、G 7 型，其中 C 型又可以分为 C1、C2 两个亚型，除 C2 是细胞毒素外，其余都是嗜神经毒素。其中 A 型肉毒毒素毒力最强，稳定性最好，易于制备，在低温条件下保存时间最长，因此普遍用于临床。目前国内外肉毒毒素注射治疗已经涉及多个学科百余种疾病，其中最主要的是针对骨骼肌、平滑肌和腺体等的靶细胞。

（一）工作原理

A 型肉毒毒素能抑制周围运动神经末梢突触前膜乙酰胆碱释放，并引起肌肉的松弛性麻痹。在正常情况下肌肉收缩过程是：神经冲动→乙酰胆碱→终极电位→肌肉动作电位→肌肉收缩，注射之后毒素迅速结合在胆碱能神经末梢的受体部位，毒素肽链的重链结合在神经末梢的无髓鞘区域，毒素本身进入神经膜，乙酰胆碱被轻链阻断在胞浆内，不能通过神经-肌肉接点，神经不再传递介质，肌肉就会发生麻痹，从而降低肌张力，缓解肌肉痉挛。A 型肉毒毒素不阻断神经兴奋的传导，神经和肌肉都没有兴奋性和传导性的损伤，这种作用叫做化学去神经作用（图 4-5）。

肌体对抗化学去神经作用的主要方式是神经轴突芽生。在乙酰胆碱酯酶的作用下，运动神经轴突的末端旁生、芽出、分支，形成洋葱头形膨大，最后形成神经-肌肉连接新的终板，在该处释放乙酰胆碱，令肌肉重新收缩。这种再生行为可以解释毒素作用时间的有限性，临床作用时间一般为 3～6 个月。

（二）适应证及禁忌证

1．适应证

（1）用于面、颈部除皱：如额纹、眉间纹、鼻背横纹、鱼尾纹、鼻小柱横纹、面颊部皱褶、口周放射纹和颈阔肌纹等。

（2）用于轮廓美容和改善动态美：如矫治单纯性咬肌肥大和鼻部畸形、改善鼻唇沟、矫治口角下垂及改善露龈笑、下颌皱褶、小腿轮廓等。

（3）用于美容眼科：如改善眉形、矫治眼睑、睑裂畸形及治疗斜视与弱视、眼球震颤和甲状腺相关性眼病等。

（4）治疗腺体疾病与创伤：如治疗多汗症、流涎症、鼻黏膜变态性疾病等。

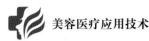
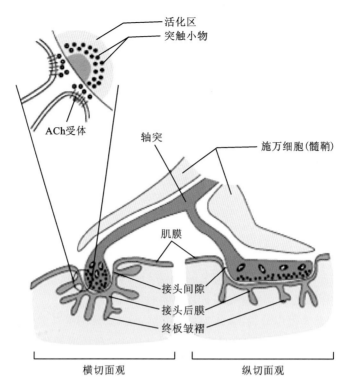

骨骼肌神经-肌肉接头的超微结构示意图

图 4-5　肉毒毒素工作原理

（5）其他方面的应用：如美容手术的辅助功效及治疗瘢痕、肥胖症、夜间磨牙、疼痛与瘙痒症等。

2. 禁忌证

（1）精神障碍或者自控能力差，不能配合治疗者。

（2）2 周内使用与 BTX 相互作用的药物，如氨基糖苷类抗生素（庆大霉素、卡那霉素、新霉素、链霉素）、青霉素、奎宁、环孢素、吗啡、钙离子通道传导阻滞药等。

（3）患有心、肝、肺、肾等脏器疾病，活动性肺结核，血液病，结缔组织病的美容就医者及 12 岁以下儿童慎用。

（4）对本治疗具有不现实的过高期望者。

（5）不能减少面部表情肌频繁活动者。

（6）体质非常瘦弱者不宜使用。

（三）操作方法

1. 肉毒毒素注射在面颈部的除皱应用方法　女性肌肤衰老从 25 岁左右就开始了，其中皱纹的形成除了与皮肤松弛、紫外线及重力有关以外，最重要的就是面部表情肌肉的反复收缩与舒张，造成皮肤的动力性皱纹，并随着时间的推移而逐渐加深。肉毒毒素注射除皱疗效非常显著，通常肉毒毒素注射除皱后几天皱纹就会舒展、消失，皮肤变得平坦，深受爱美人士的欢迎。

将稀释好的肉毒毒素溶液抽入 1 mL 的注射器中，用 75％酒精消毒注射部位皮肤，等酒精挥发后，就可以行注射操作了，一般无需局麻。国外一些研究者认为，需将药物精确地注射于皱纹线中，而国内专家学者认为将药液注射于局部表情肌的肌块中（也就是肌肉的隆起处),而不是最明显的凹陷处,产生的效果更佳。

(1)额部皱纹注射法:额肌是纵行的,频繁的收缩与舒张动作容易产生横向的抬头纹,又称为横向纹,一般位于额部中间。A型肉毒毒素注射治疗此类皱纹效果较好。治疗前一般根据美容就医者肌肉丰满程度,在额部皱纹设计注射点上要特别注意以中线为轴双侧对称,注射量要相等,即等量对称原则,避免双侧出现不对称情况。治疗时美容就医者应取坐位或卧位,可行多点注射,分布于额部两侧对称部位(图4-6至图4-8)。每个点注射药物要均匀(每个点2.5~5 U),注射总量25~60 U。进针时应在眉毛上方约1.5 cm处,以15°~30°角进针,并朝皱纹方向注入药物。注意注射点要在眉上1~2 cm以上的部位,否则注射点会发生眼睑下垂和眉下垂等并发症。

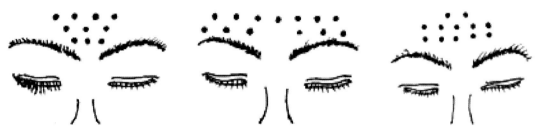

图 4-6 额部皱纹注射法(1)　　图 4-7 额部皱纹注射法(2)　　图 4-8 额部皱纹注射法(3)

(2)眉间纹注射法:眉间纹为纵行纹,是由额肌、降眉肌和眼轮匝肌内侧缘肌肉收缩引起的。注射时应于眉间呈"V"形注射,行4~5个点注射(图4-9),每个点注射2.5~5 U,总共10~25 U。一般从眉心进针,注入2 U药物后不要拔出针头,再向左右侧进针至眉头处注入药物,也可在左右眉头处分别注入药物。注射眉间纹也要离眉头远一点。

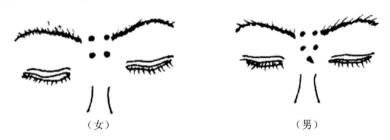

（女）　　　　　　　　　　　　（男）

图 4-9 眉间纹注射法

(3)鱼尾纹注射法:鱼尾纹是由眼轮匝肌的外侧缘肌肉收缩引起的,它属于表情纹,也属于光化纹,所以治疗难度稍大,采用肉毒毒素治疗效果较好。首先在外眦水平骨性眶缘外1.0 cm处进针,行皮下注射,然后在其上方和下方1.0 cm处再定另外2个点注射(图4-10)。每个点注射2.5~5 U。注意两侧注射点要对称,注射量要一样。

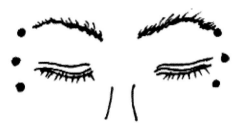

图 4-10 鱼尾纹注射法

（4）颈阔肌纹注射法：颈阔肌纹俗称火鸡颈，前颈部有1～2条纵形的条索状纹，常发生于老年女性。在颈前注射4～6个点（图4-11），每个点注射5 U，总计20～25 U。美容就医者取坐位，在颈阔肌收缩后，用手捏起颈前皱褶注射进入肌腹，每条皱褶可以间隔1～2 cm注射多个部位。注射时层次应在非常表浅位置，一定要注意避免层次过深，且应避免在喉区注射，以免发生吞咽困难、发声困难、颈肌无力等并发症。

（5）鼻横纹及鼻背纹注射法：常见于鼻的两侧，向下呈放射状。在鼻根部两侧或鼻背中部各注射1～3个点（图4-12），每个点注射1～2 U。注意注射时应避开上唇鼻翼肌及上唇提肌，以免造成上唇及口角下垂。

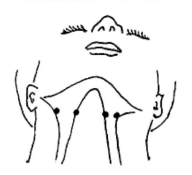

图 4-11　颈阔肌纹注射法

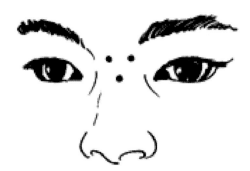

图 4-12　鼻横纹及鼻背纹注射法

2. 肉毒毒素注射治疗单纯性咬肌肥大　肉毒毒素注射使肌肉发生废用性萎缩是治疗咬肌肥大的基本原理。联合或单独使用A型肉毒毒素可以治疗肥大的咬肌。治疗前必须通过相应的检查以明确局部肌肉肥大的情况。如果骨性的下颌角肥大突出明显，则单纯治疗肥大咬肌可能对面型的改善不明显，建议手术截除下颌角部分骨组织。目前还流行颊脂垫摘除术，可以在注射肉毒毒素的同时摘除颊脂垫，以提高改善面形的效果。

治疗单纯性咬肌肥大时，肉毒毒素稀释浓度为50 U/mL，每例病人使用的总剂量为100 U/2 mL，分两侧注射。每侧咬肌分两点注射，第一点位于咬肌膨隆最明显处，注射量为0.7 mL；第二点选在第一点的斜上方，距离第一点1 cm以上，注射量为0.3 mL。单侧咬肌肥大者注射量可以适当加大，浓度为60 U/mL，注射点相同。

3. 肉毒毒素注射治疗腋臭和多汗症　腋臭俗称狐臭，是由腋窝大汗腺产生的分泌物，排出体外后经过细菌分解而产生的难闻的气味，严重影响美容就医者的生活和社会交往，其形成病因尚不清楚，一般认为与大汗腺的分泌功能异常有关。腋臭大部分从青春期开始，以女性居多，至成年后减轻或消失，可以分为轻、中、重度。治疗前需要对腋臭的范围及程度进行评估。目前主要采用淀粉碘局部涂抹试验，如果着色即为顶泌汗腺密集区域，如果着色深重，则表明程度较重。在着色区域外1 cm处标记，区域内每隔1.2～2 cm注射。注射后观察10～20 min后即可离开医院。

4. 肉毒毒素注射瘦小腿　腿部的肥胖除了脂肪堆积以外，也有可能是肌肉发达而造成的粗壮现象，尤其是小腿，如肉毒毒素注射瘦小腿是通过使部分腓肠肌萎缩而实现的。应当注意的是，肉毒毒素对于因为脂肪堆积造成的肥胖几乎没有效果。注射时一般无需麻醉，在小腿肌肉肥厚处选择几点，进行适量注射。一般2周以后就可以感觉到小腿曲线的变化，2～3个月效果最佳，可维持半年以上。

5. 肉毒毒素注射矫治面部畸形

（1）矫正眉形：用A型肉毒毒素治疗低的一侧的降眉肌可以重新建立两侧眉毛对称的关

系。对进行矫正眉形的病人,预先注射 A 型肉毒毒素至外眦眼轮匝肌部位将有助于眉毛的提起和提眉状态。

（2）矫治口角下垂:有报道称在下唇方肌内注射 A 型肉毒毒素改变口唇上提肌与降下唇肌的失衡可以上提口角。如果同时进行软组织填充和除皱术,效果更好。

（3）改善鼻唇沟:在提上唇鼻翼肌和提上唇肌内注射,以减弱肌力,如果在颧大肌内注射,则可以减轻鼻唇沟的皱褶,同时还可以柔和鱼尾纹,对外侧段鼻唇沟较好。但肉毒毒素注射治疗鼻唇沟动力性皱褶的效果不如注射填充术。

6. 肉毒毒素注射对美容手术的辅助功效 肉毒毒素应用范围越来越广,与其他美容方法相结合,可以产生 1＋1＞2 的效果。目前已经广泛用于上、下睑成形、面部提升、内镜去皱、激光或机械磨削及软组织充填术,取得了很好的持久效果。

在整形或脂肪移植软组织填充术前 1 周均匀注射 A 型肉毒毒素,可以减少脂肪的吸收,从而提高手术效果;轻度乳头内陷者,可以在配合物理牵引的同时注射 A 型肉毒毒素,既提升乳头,又有扩大乳晕的作用;在软组织扩张和假体隆胸手术中,A 型肉毒毒素与局部麻醉药物一起使用,可以缓解因为扩张和牵拉作用而引起的肌肉收缩和痉挛,从而减轻手术后的疼痛,并可以增加手术效果。

（四）注意事项与术后并发症及处理

1. 注意事项 在进行肉毒毒素注射治疗时,操作前应详细询问病史,孕妇、哺乳期及准备怀孕的青年女性禁用,育龄期妇女注射后 1 年内也不可以怀孕。月经期注射时,针孔出血较多可能引起皮下药物流失,从而减少药效,也应该避免。在注射前 2 周停用氨基糖苷类抗生素等。注射前不要化妆,保持脸部清洁。空腹注射可能会引起低血糖,从而导致晕厥,应尽量避免。注射前应给予冰块冰敷,可部分减轻美容就医者注射疼痛及局部出血现象,选择细针头的注射器,每次稀释肉毒毒素的浓度要统一和精确。

注射操作过程中,要注意避开眼角旁和额部的明显血管,掌握好注射的层次和注射的量。要严格执行无菌操作技术,防止感染,每点注射后认真压迫止血,局部可以给予冰冻的生理盐水纱布湿敷,疼痛和出血可以得到缓解,以免发生皮下血肿和淤斑。注射时动作要轻柔,缓慢注射可以缓解病人的酸胀和疼痛的感觉。注射中病人如果出现不适,应立即平卧,并给予吸氧,监测病人面色、唇色及脉搏、心率等生命指征,糖水口服可以避免低血糖,一般 5～6 min 后即可缓解症状。如果有严重胸闷、呼吸困难,平卧后立即使用气囊加压给氧,并肌注 1 mg 肾上腺素。

注射后 6～24 h 内避免按摩及擦洗注射部位,以免肉毒毒素扩散进入眼内,造成眼肌麻痹,休息 20 min 后没有不适的病人,可以离开。术后 1 周内禁食辛辣、海鲜、烟酒等。注射后 1 h 内,嘱咐病人每隔 15 min 可主动做抬眉、皱眉动作,有利于达到更好的效果,注射后 4 h 内,安静休息,身体保持直立,24 h 内不能剧烈活动、不能沾水、不能化妆,忌大笑等过度的表情动作。

2. 术后并发症及处理 注射治疗时,如果误将肉毒毒素注入血管则可能出现肉毒毒素中毒,肉毒毒素中毒是肉毒杆菌神经外毒素所致的中毒性疾病,肉毒毒素对人的毒性主要表现为以胆碱能神经功能障碍引起的症状为特征。通常在吞食毒素 4～6 h 后出现急性胃肠道反应,症状轻微,主要表现为腹胀。典型临床表现为多发性延髓麻痹、对称性下行的松弛性麻痹,但美容就医者神志清楚,多无感觉障碍和发热,继而出现张口、咀嚼、伸舌、语言困难、声音嘶哑等,最后出现吞咽困难、呛咳等咽喉肌麻痹的症状。

（周 围）

第五章 美容文饰技术

第一节 概 述

一、美容文饰的基本概念

美容文饰又称文刺美容，是以人体美学理论为指导，以人体解剖生理学为基础，运用文刺器械将文刺色料刺入人体的眉、眼、唇等部位的皮肤组织内，使其形成持久性皮肤纹理着色而进行的重塑人体容貌美的一种医疗操作技术。

美容文饰是一次性操作终身受益的美容项目。人的眉毛、睫毛线、唇都可以通过文刺的手段来完善。美容文饰能美化人的容貌，所以人们越来越接受这种"持久的化妆术"，形成了医学美容专业中一个独特的项目。

二、美容文饰的原理

文饰技术是由古老的文身术演变而来的，古时称为刺青。在人体体表的不同部位，用锋利的器具按照所设计的图案造成皮肤损伤，同时将有色染料制剂植入皮肤，使其在皮肤内形成永久的着色图案，达到修饰的目的。

目前，美容文饰主要应用于文眉、文眼线及文唇等方面。其实质上是一种创伤性的皮肤着色术，其原理是在皮肤原有的形态，即在眉、眼及唇的原有面貌基础上，利用现代的美容文饰技术手段，使其形成长期不易褪色的新的眉形、眼线形及唇形，以掩饰缺陷、去除瑕疵、扬长避短、修饰美化，创造出更理想的眉、眼、唇形态，以增强其局部的美感和容貌的整体美观。

三、美容文饰的分类

美容文饰是以人体皮肤表皮部位为基点的美容造型术，可分为美容文身、标记文身、伪装文身三个方面。

1. 美容文身　通过改善外观、掩饰缺陷、扬长避短、以假乱真、修饰美化，创造出局部美感和整体之美，常见的美容文饰技术包括文眉、文眼线、文唇（线）等，这三种文饰技术简称为三文技术，是最常用的美容文饰项目，也是此章介绍的重点。其他的文饰技术还包括文眼影、文腮红、文胡须、文头发、文鬓角、文乳晕、文美人痣、文瘢痕等。

2. 标记文身　根据人们的意愿和爱好，在身体体表某个部位文刺出各式的图案（如花、鸟、兽、刀枪等），可文在人体的肩、臂、胸、背甚至全身。它体现了一种民族风格，代表了某种帮会、团伙、势力地位或某种信仰的标志，或看作是一种体现形体美的绘画术表现在人体上，反映出人的情感与追求。

3. 伪装文身 为达到某种政治、军事、经济活动的需要,人们以文饰的方法进行"改头换面",伪装自己的真实身份。

四、美容文饰的常用文饰术语

1. 眉色 美容就医者自身眉毛的颜色,如黑棕色、灰白色等。

2. 文色 施术者在美容就医者的局部皮肤上用色料文饰出的颜色。

3. 着色 又称上色或吃色,美容就医者皮肤某一部位经文饰后上色的状态。

4. 填色 美容就医者皮肤某一部位已有了文饰后的固定形状或轮廓,在此基础上把中间的空白填上所需的颜色。

5. 底色 局部皮肤经过文饰后最先着色的部分。

6. 浮色 局部皮肤经过文饰后,一部分色料已刺入皮内,另一部分则浮在皮肤表面。通常在文饰操作完毕时,要把留在皮肤表面上的浮色擦拭干净,便于观察着色情况。

7. 脱色 又称掉色,美容就医者皮肤某一部位文饰上色后,经过脱痂、掉色这一过程,颜色较以前变浅。

8. 反色 全唇文饰术后,经过 7～10 天的脱痂、脱皮(部分人唇部起疱)、掉色,一个月左右血液循环重新建立,文饰后的全唇色泽重新恢复,颜色会比原来更鲜艳。

9. 补色 又称加色或复色,在原文色的基础上再施补文饰,即加深、加宽、加长,补救原来的不足。

10. 盖色 用与原来文饰不相同的颜色,在原有的部位进行文饰,以盖住原有的颜色。

11. 遮色 用接近肤色的色料进行文饰,遮住并消除原来文饰不理想的部分,使其与自身肤色达到一致。

12. 配色 文饰的色料由两种或两种以上的颜色调配而成,再进行文饰。

13. 套色 皮肤某一部位第一遍文饰了一种色料,第二遍文饰了另一种色料,分层次地上色。

14. 洇色 由于施术者文饰皮肤过深,造成文饰皮肤组织上的颜色向四周扩散、漾开、脱离了原来的形状。

15. 变色 皮肤文饰后,经过一段时间后颜色与当初文饰的颜色不同。

16. 轻文 施术者在文饰皮肤时,手法应轻,文色也相应地浅。

17. 重文 施术者在文饰皮肤时,手法应重,文色也相应地深。

18. 起角 又称挑角,在文饰上眼线时,外眦角部分逐渐加宽上挑、形成夹角,即上睑睫毛尾端投影的形态。

19. 钝角 在文饰上眼线时,上眼睑外眦部的最后一根睫毛处向上、向斜后方挑角时形成一条短直线 a,外眦角部分的上睑缘本身为一条生理弧线 b,两条线形成大于 $90°$ 的夹角,该角称为钝角。其意义:此角的角度越小,角越上挑,夸张程度越大;否则反之。

20. 锐角 在文饰上眼线时,外眦角部分的上睑缘处最后一根睫毛处,向上、向斜后方挑角时形成一条短直线 a,与在同上睑缘平行向后文饰时形成的一长弧线 b,两条线形成小于 $90°$ 的夹角,该角称为锐角。其意义:此角的角度越小,挑角时,越有向后拉长眼形的印象;否则反之。

21. 开角 在文饰上、下眼线时,外眦角部位的上、下眼线不相交合,外眼角展开,称为开角。其意义:小眼睛者在文眼线时,眼睛没有框死的感觉。

22. 闭角 在文饰上、下眼线时,外眦角部位的上、下眼线相交合拢封角,外眼角不展开,称为闭角。其意义:闭角的眼线以强调为主,用此文饰手法具有夸张效果。

23. 上翘 在文饰上眼线外眦角部位挑角时,有向上、向斜后方上翘的走势。

24. 下兜 在文饰下眼线中间部位时,其弧线的走势应与下睑缘相平行,而不是中间下垂两边上升的形态。下兜为错误手法。

25. 文满 在文饰下眼线时,下睑缘的前唇、灰线及到后唇的部分,全部文上色料,称为文满下睑缘,此法为错误手法。

五、美容文饰的消毒剂卫生监控

美容文饰操作是指刺破皮肤表皮组织进行着色的操作,是医疗美容的一个重要组成部分,无菌消毒操作是否符合要求直接影响到美容文饰的效果和受术者的心态,遵循一定的无菌消毒操作程序可减少美容文饰的并发症和美容纠纷的发生。

1. 消毒液的选择 苯扎溴铵属阳离子表面活性剂,对革兰阳性和革兰阴性细菌以及某些真菌和病毒都有效,组织穿透力强,可改变细菌细胞膜的通透性。能快速发挥抗菌作用。1:1000苯扎溴铵无色,不损伤皮肤、黏膜,不着色,是很好的文饰消毒液。

2. 无菌操作的准备 操作者无感冒、咳嗽等感染性疾病,术前戴好一次性口罩和帽子。设计好文饰线后戴无菌手套,然后为受术者消毒、铺无菌洞巾。

3. 消毒的程序、范围、铺无菌洞巾 画好文饰线后用固定液固定,1:1000苯扎溴铵纱球消毒面部,上至发际边缘,两侧达耳前线,下至颌颈。铺无菌洞巾,暴露出整个面部,以利于文饰过程中观察整体效果。文眼线前滴氯霉素眼药水冲洗双眼,文唇术前需用1:1000苯扎溴铵纱球消毒口腔前庭(即牙齿、颊黏膜)并嘱受术者前牙之间咬一块无菌纱布。

4. 文饰器具、药液的消毒及使用 文饰机的机身每次用后擦拭干净,放入福尔马林熏缸中,用时取出,连接电源;严格执行一人一针、一杯一帽制度,使用后,针帽卸下,清水冲净,浸泡在器械消毒液中备用,剩余的药液不得再用。

美容文饰因其侵袭到皮肤或黏膜深层,若不注意无菌消毒操作,易造成医源性交叉感染。有些疾病可通过血液、渗出液、泪液、唾液等进行传播,在操作中,应严格执行无菌技术,预防感染。文眉器具要定期用可杀死病毒的新型消毒液或高压灭菌消毒,做到一人一针、一杯一帽。操作者戴一次性口罩、帽子,不仅可以避免造成医源性交叉感染,而且防止了操作者与受术者之间口中气味的影响,给人以舒适感。总的来说,严格的无菌操作是美容文饰能否成功的一个重要组成部分,也是现代医疗美容文饰应该必须遵守的规范和程序。

六、美容文饰的麻醉方法

美容文饰技术是在皮肤表面进行的文刺操作。由于皮肤表面有丰富的神经末梢,对疼痛敏感,尤其在文眼线时最为疼痛,故良好的麻醉方法是顺利完成美容文饰技术的重要保证。

(一)文眉术的麻醉方法

受术者在接受文眉操作的过程中,会感到有轻微的刺痛,一般可以忍受,故不需采用麻醉。对于个别敏感且对疼痛耐受性差者,可用棉签蘸少许1%的丁卡因液或2%的利多卡因液涂抹眉区皮肤,行表面麻醉但在表皮刺破后麻醉效果才好,故可在操作中再次涂抹。

（二）文眼线术的麻醉方法

眼睑是面部对疼痛较敏感的部位，故在行文眼线术时，应根据受术者的具体情况来选择局部麻醉方法中的任何一种。现将三种局部麻醉方法在文眼线中的应用介绍如下。

1. 表面麻醉操作方法

（1）此法适用于对疼痛耐受性较好或近日内不想让眼部有明显肿胀的受术者。

（2）术前 3～5 min 用棉签蘸少量 1‰～2‰的丁卡因液或 2‰利多卡因液，在上、下睑缘部位来回轻涂。有佩戴隐形眼镜者应取下，放入生理盐水中暂存。

（3）在刺破皮肤后，还应反复地涂抹麻药。原则是文刺一遍，涂抹一遍麻药，麻醉效果会更好一些。

（4）麻药的浓度应控制在 3‰以下，因浓度越高，反应越重，易导致结膜充血，甚至造成角膜剥脱现象。

（5）涂抹麻药时，手法宜轻柔，药液少蘸，勿触及球结膜（尤其是高浓度麻药）。

（6）文刺术后，应用氯霉素眼药水 2～3 滴冲洗眼球，嘱受术者眼球来回转动。每晚使用氯霉素眼药水 1 次，连续 3 天。

2. 局部浸润麻醉操作方法

（1）术前应详细询问受术者有无麻醉过敏史。

（2）眼部常规皮肤消毒，可用 1∶1000 新洁尔灭棉球擦拭。若眼部有化妆的痕迹，应用金霉素眼药膏少许，反复擦拭卸妆彻底。

（3）用一次性注射器抽取 2‰普鲁卡因肾上腺素 1 支（2 mL），此药液是已配制好的，封装在瓶内，或用 2‰利多卡因 2 mL 也可。

（4）嘱受术者轻闭双眼，在一侧眼睛的外眦角部沿下睑或上睑进针，做成皮下连续皮丘（图 5-1）。也可使针尖从外眦角直接进入至内眦下睑缘或上睑缘，边退针边推药做成皮丘（或者下睑分成两次进针，上睑也一样）。一侧下睑或上睑各用 0.5 mL 麻药。

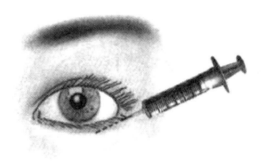

图 5-1 眼睑注射麻醉

（5）普鲁卡因肾上腺素有延长作用时间和止血的功能。但个别敏感的受术者可出现心悸、脉搏增快、血压升高等症状和体征，此时应立即停药，改用利多卡因即可。

（6）有高血压、甲状腺功能亢进病史者应禁用。

（7）由于是局部浸润麻醉，文眼线术后局部水肿明显，应 24 h 内间断做冷敷。

3. 区域阻滞麻醉操作方法

（1）局部用 75‰酒精消毒皮肤。

（2）文下眼线时，在下睑部可行眶下神经阻滞麻醉。眶下孔位于眶下缘中点下方 0.5～1

cm 处,其中有眶下神经、眶下动脉和眶下静脉通过。眶下神经为上颌神经的主支,向前经眶下裂入眶,经眶下沟通过眶下管出眶下孔,分布于下睑、外鼻及上唇的皮肤。在鼻正中线旁开3 cm 左右眶下孔处进针(图 5-2)。此处的骨性标志是上颌骨的眶面与颧骨的接缝处的一个凹陷。嘱受术者眼睛向上看,垂直进针,抽无回血可推入 2% 普鲁卡因肾上腺素(或 2% 利多卡因)1 mL 左右,以阻滞眶下神经。拔出针后,立即用棉签按压注射部位 1 min 左右,防止出现血肿。

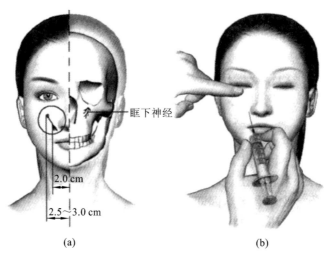

图 5-2 眶下神经的麻醉

(3) 文上眼线或文眉时,可在上睑部行眶上神经和滑车神经的阻滞麻醉。眶上切迹(孔)位于眶上缘内、中 1/3 交界处,其中有眶上神经、眶上动脉及眶上静脉通过,分布于上睑及额、顶部皮肤。在正中线旁开 2.5 cm 左右眉弓下缘进针(图 5-3),此处可触摸到一个明显的凹陷,压迫有酸、胀、麻的感觉就是眶上切迹。嘱受术者眼睛向下看(防止误伤眼球),持注射器与皮肤呈 45°角斜向上进针,有落空感后,回抽确定无回血可推入 2% 普鲁卡因肾上腺素(或2% 利多卡因)1 mL 左右,拔针后按压针注射部位 1 min 左右。

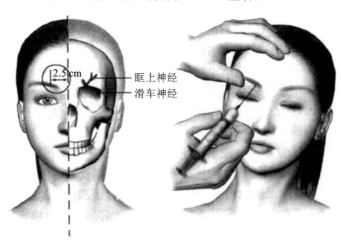

图 5-3 眶上神经的麻醉

(4) 一般在麻药注入 6~8 min 后可行文眼线术,否则麻醉不完全时,受术者会稍感疼痛。

(5) 注射部位应准确,防止因动眼神经的阻滞而造成暂时性的上睑下垂。若遇此情况,一般在 40～60 min 内此现象会自动消失,不用做任何处理。

（三）文唇术麻醉方法

文唇术包括文唇线和文全唇。其麻醉方法如同文眼线术一样,应根据受术者的具体情况来选择局部麻醉方法中的任何一种,也可选其中两种方法并用。

1. 黏膜表面麻醉操作方法

（1）在受术者画好唇线的前提下,用 1‰～2‰丁卡因药液浸湿棉片,敷在唇部 20 min 左右。

（2）当受术者唇部有麻木、厚重的感觉时,即可开始文唇线。

（3）在操作时,可用丁卡因液反复涂抹,文全唇出血较多时,可用棉签蘸少许肾上腺素药液进行涂抹,或用丁卡因、肾上腺素两种药液交替反复地涂抹唇部。

2. 局部浸润麻醉操作方法

（1）局部常规消毒,用 1:1000 新洁尔灭棉球消毒唇部,如有口红,应用金霉素眼药膏少许反复擦拭卸妆。

（2）用一次性注射器抽取 2‰普鲁卡因肾上腺素 5 mL,或用 2‰利多卡因,在红唇部分四次进针,即上、下唇各进针两次。

（3）先从上唇一侧口角避开血管进针,针尖与皮肤平行,沿红唇做连续皮丘,边推药边进针（或边退边推药）至唇珠止（图 5-4）,再从唇珠向另一侧口角做连续皮丘,也可从另一侧口角按同样的方法进行。下唇注射麻醉方法同上唇。

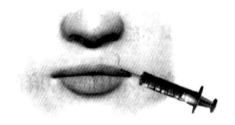

图 5-4　唇部注射麻醉

（4）用此种方法麻醉,术后 24 h 内唇部应做间断冷敷,利于消肿。

3. 神经阻滞麻醉操作方法

（1）上唇麻醉时,用左手食指于眶下缘中点下 6～8 mm 处摸到眶下孔,在鼻翼旁开约 0.5 cm 处进针,于皮下注入麻药少许,然后使针的方向与头颅矢状面呈 20°角,向上、后、外推进到眶下孔,入眶下管约 0.5 cm、回抽无血时,方可注射 2‰普鲁卡因肾上腺素 0.5～1 mL（图 5-5）。

（2）下唇麻醉时,可阻滞颏神经。颏神经是下牙槽神经的终支。颏孔位于第一、第二前磨牙之间下方,下颌骨体上下缘中点略上方,距中线 2.5～3 cm,左右对称,与眶下孔垂直（图 5-6）,左手食指触摸颏孔,在颏孔后上方向前下穿刺,进入颏孔后注入麻醉药 1 mL 或在相当于颏孔处的骨面上注入麻醉药。

4. 其他部位文饰术的麻醉方法　其他部位的文饰如果是小面积,受术者能忍受可不必麻醉;如果面积较大,受术者对疼痛敏感可用 0.5‰利多卡因做浸润麻醉,但量不能过多。

（四）文饰术中三种麻醉方法的比较

文饰术常用黏膜表面麻醉、局部浸润麻醉、神经阻滞麻醉三种麻醉方法,各有其应用范围

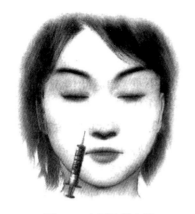

图 5-5　上唇阻滞麻醉

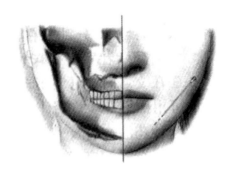

图 5-6　颏神经麻醉

和优缺点及不同的操作要点,现列表介绍,详见表 5-1。

表 5-1　三种麻醉方法的比较

项　　目	黏膜表面麻醉	局部浸润麻醉	神经阻滞麻醉
麻醉药	1%～2%丁卡因	2%普鲁卡因肾上腺素或2%利多卡因	2%普鲁卡因肾上腺素
应用范围	①用于文眉、文眼线、文唇线、文全唇者 ②适合于对疼痛耐受力好的受术者 ③用于第二次补色	①为文眼线、文全唇的首选方法 ②适合于对疼痛耐受力较差的受术者 ③适用于眼睑皮肤松弛者	①用于文眼线、文全唇者 ②适合于文刺时间较长的文饰术
操作要点	①边文刺边用棉签蘸麻药擦拭文刺部位 ②在文眼线时,注意防止结膜充血水肿 ③麻药涂抹时手法要轻,药液浓度切忌过高	①进针、出针动作要快,推药动作缓慢轻柔 ②文眼线时,双侧上睑缘麻药用量应均等,以免术后上眼线宽窄不一致	①麻醉的部位要准确 ②进针后,检查是否有回血,若有回血,就换方向 ③出针后,压迫针眼的时间应长些
优点	①方法简便 ②无淤血现象 ③无明显肿胀 ④术后恢复快	①麻醉迅速 ②出血少,上色快 ③松弛的局部可以紧绷	①疼痛小 ②无淤血 ③无肿胀
缺点	①麻醉不完全 ②局部易出血 ③睑结膜刺激症状明显	①进针时较疼痛 ②局部肿胀明显 ③少数有淤血现象	①麻醉缓慢 ②可有暂时性的上睑下垂及唇部麻木症状 ③出针后,针孔压迫不当,易出现血肿

（五）文饰术麻醉的并发症及其防治

局部麻醉是文饰术操作过程中常用的技术手段之一。总体来说，在实践中仔细操作，合理控制麻醉剂用量，局部麻醉技术是相对比较安全的。其并发症及不良反应大部分是可逆的、一过性的，但不能排除威胁生命的可能。在操作中，除了麻醉药物本身可能造成的并发症之外，受术者的自身健康状况也极大地影响着局部麻醉的安全性，是危险因素之一，尤其是心血管疾病及变态反应性疾病，当然还包括代谢类疾病、肺部疾病、中枢神经系统疾病、肝脏疾病等，因此，如何减少局部麻醉的并发症及不良反应始终是施术者必须面对和重视的一个问题。

局部麻醉的并发症分为全身并发症和局部并发症两大类。全身并发症包括眩晕、心动过速、激动、焦虑、恶心、战栗、晕厥、中毒、过敏、肾上腺素反应、心脑血管意外等；局部并发症包括血肿、注射区疼痛、面瘫、感染、神经损伤、局部组织坏死等。这里挑选了一些常见的并发症，介绍如何对其进行预防和处理。

1. 全身并发症

（1）晕厥：又称神经源性休克，局部麻醉最常见的并发症，主要由伤害性刺激引起。其早期临床症状表现为脸色苍白、额头出汗、恶心、虚弱，进而出现心动过缓、血压降低、脉搏细弱、意识丧失。

预防及处理：减少受术者的心理及生理应激对预防晕厥是至关重要的。做好术前检查及思想工作，消除紧张情绪，避免在空腹时进行手术操作可以有效地减少晕厥的发生。此外，在进行麻醉药物注射时，可在注射点处进行表面麻醉或注入少量麻醉药后再进针，以减少麻醉注射的疼痛刺激，同时要保证麻醉药的剂量，避免操作过程中再次出现应激刺激。

当晕厥发生时，一般处理措施：①停止操作，去除口腔内异物。②准确监测生命体征，重点监测其脉搏（强度和节律）及血压：当心率低于每分钟 60 次时，表现为脉搏细弱；血压低于 6.67 kPa（50 mmHg）时，一般很难触及脉搏。③出现低血压时，应改变体位至仰卧位，抬高下肢，松解衣领，吸氧，增加通气。④症状没有改善，应快速建立静脉通道，输注林格液或生理盐水，每小时 250～500 mL，必要时可给予多巴胺改善低血压，阿托品改善心动过缓。⑤意识丧失容易导致舌后坠，当呼吸道出现阻塞时，应及时牵引舌体及下颌骨向前，开放气道。⑥出现心跳及呼吸骤停时，应立刻进行心肺复苏。

（2）变态反应：局麻药物引起的变态反应是很少见的，其典型症状表现为：红斑、荨麻疹、黏膜水肿、支气管痉挛。大部分在进行局麻药注射后，发生全身并发症者常被认为发生了变态反应，误诊率可达 90%。

预防及处理：麻醉操作前，详细询问有无局麻药变态反应史是预防变态反应发生的关键，对酯类局麻药有变态反应者均改用酰胺类药物。如果存在应用局麻药的不良反应，一定要考虑该反应是否为变态反应，是否能够再次应用该局麻药。对于具有可疑局麻药变态反应史者，皮试可以确定是否存在药物变态反应，但是皮试也存在假阴性的问题。

对较轻的变态反应，可给予脱敏药物如钙剂、异丙嗪、可的松类激素肌内注射（肌注）或静脉注射（静注）及吸氧，但是对于严重变态反应如变态反应性休克，发生数分钟之内就可以导致死亡，因此，应充分了解变态反应的征兆及早期症状，一旦怀疑为变态反应，尽早开始进行治疗。一般治疗原则：①改变体位，使其呈仰卧位，抬高下肢。②维持呼吸道通畅，吸氧。出现呼吸困难时，开放气道，给予面罩吸氧；出现喉头水肿时，应进行气管内插管或气管切开术；一旦出现急症，可先进行环甲膜穿刺；支气管出现痉挛，可应用支气管扩张药物解痉。③快速建立静脉通道及正确给药,常用药物如下。a.肾上腺素:治疗变态反应性休克的首选药物,通常静脉给药,可反复进行,直至取得理想的效果。该药物具有扩张支气管、升高血压、抑制组胺释放的作用。b.抗组胺药:可与 H_1 受体竞争性结合,从而阻断组胺的功能发挥,减轻变态反应。常用药物包括扑尔敏(马来酸氯苯那敏),静脉给予 $1.5\sim5.0$ mg。此外,异丙嗪作为 H_1 受体阻断剂,也可以发挥抗组胺作用。c.皮质类激素药物:可以改善外周组织血液灌注,抑制细胞溶酶体膜的破裂。常用药物包括氢化可的松、甲基强的松龙。d.呼吸系统药物:出现持续支气管痉挛时,可考虑应用支气管舒张药物,如氨茶碱。e.血管活性药物:出现血压降低时可考虑应用血管活性药物,常用药物包括多巴胺或多巴酚丁胺。

(3)中毒:血液中局部麻醉药物的浓度升高到一定程度后就会出现中毒反应。常是因在单位时间内注射过多,或局麻药注入血管而造成。一般阻滞麻醉较浸润麻醉更容易出现中毒反应。中毒反应一般出现在局麻药注射后的 $5\sim10$ min,但是如果药物直接进入血管,中毒反应也会快速出现。

局麻药中毒反应主要集中于中枢神经系统及心血管系统。一般中枢神经系统兴奋性反应是药物中毒的早期症状,表现为话多、烦躁不安、兴奋、语速增快、口齿不清,同时可出现面部肌肉抽搐、全身颤抖,严重者可出现意识丧失、昏迷、呼吸停止。局麻药可直接抑制心肌收缩,松弛血管平滑肌,此外还可以通过自主神经系统中枢性刺激间接地对心血管系统产生影响。中毒初期,表现为血压升高、心率加快。随着中毒程度的加重,心肌收缩功能受到抑制、血管扩张,导致血压下降,甚至出现心搏骤停。

预防及处理:施术者应知晓局麻药的毒性、最小有效剂量及最大用药剂量,这是有效避免中毒反应的前提。在应用局麻药时,应在保证麻醉效果的前提下,尽量减少麻醉药物用量。如果无全身禁忌情况,可加入血管收缩药物,减缓局麻药的吸收。此外,要熟悉和了解局麻部位的血管分布,避免刺入血管,注射药物前,坚持回抽无血,缓慢注射药物。对于老年人合并全身系统疾病者,要慎重考虑是否存在麻醉药物的耐受剂量降低的问题,适当控制药物用量。一旦出现中毒反应,可采取下列处理措施:①出现中枢神经系统兴奋性反应时,应该立刻停止一切操作,给予吸氧,快速建立静脉通道,同时对其进行安慰。②出现意识丧失时,严格呼吸道管理,保持呼吸道通畅。③出现惊厥时,给予吸氧,防止因呕吐导致的呼吸道阻塞,如果影响通气功能,可静脉给予抗惊厥药物,如地西泮。④循环系统出现衰竭时,抬高下肢,静脉快速灌注,给予血管加压药物及强心药物,如多巴胺、肾上腺素、异丙肾上腺素。⑤出现呼吸及心搏骤停时,立刻进行心肺复苏。

在实践中,晕厥、变态反应及中毒反应是最常见的全身并发症,也是导致麻醉意外的主要原因。在上述反应发生时,要注意彼此鉴别,有时也应与肾上腺素反应、癔症等相鉴别,尽快确立诊断,及时处理。此外,在局部麻醉实施过程中也要时刻警惕心脑血管意外的发生。

2. 局部并发症

(1)血肿:局部血肿较常见于上牙槽后神经、眶下神经阻滞麻醉时,特别是在静脉丛丰富的位置。其主要表现为注射局部血管损伤、组织内出血、黏膜下或皮下出现紫红色淤斑或肿块。

防治原则:正确进行麻醉操作,注意进针方向及进针行程,避免反复穿刺。局部出现血肿,可立即压迫止血,并予冷敷,48 h后热敷,促使血肿吸收、消散。可酌情给予抗生素及止血药物。

(2)感染:注射针及麻醉药物污染、麻醉进针部位消毒不严或注射针穿过感染灶均可将感染带入深层组织。极端情况下还可能经血液循环造成严重的全身感染。一般在注射后1~5天,局部会出现炎症表现,红、肿、热、痛明显,甚至有张口受限或吞咽困难及全身症状。

防治原则:注射器械及注射区要坚持严格消毒,注射时避免穿过或直接在炎症区注射。已发生感染者应按炎症的治疗原则进行处理。

(3)神经损伤:神经损伤常见于阻滞麻醉,注射针刺入神经或针尖出现倒钩都能造成神经损伤;此外,局麻药及其添加剂的神经毒性也是原因之一。神经损伤的症状为注射时局部剧痛或过电感,麻药消退后注射区仍有感觉异常、神经痛或麻木。

防治原则:麻醉操作要熟悉局部解剖及神经走向;选用较细的针头,避免直接损伤神经;避免注入可能造成神经细胞退行性变的药物。多数神经损伤是暂时性、可逆性的病变,轻者数日后即可恢复,不需治疗;严重者神经损伤恢复较慢,甚至有完全不能恢复者。一旦出现术后麻木症状不能自行恢复者,就应给予积极的早期处理,促进神经功能恢复。可以给予激素、维生素 B_1 或 B_{12}、局部理疗。

(4)局部组织坏死:局部组织坏死多见于麻醉药物注射过快或注入量过多。临床表现为局部黏膜溃疡,溃疡周边黏膜略显苍白。

防治原则:在配制麻醉药物的过程中避免采用1:50000的肾上腺素;避免长时间的表面麻醉;麻醉药物要缓慢注射,控制剂量。出现局部坏死组织时,及时告知预后,安抚受术者;避免进食刺激性食物,餐前使用黏膜保护药减少对创口的刺激;必要时可使用消炎、镇痛药物,以减轻症状。当然,在局部麻醉操作中,还有其他局部并发症,此处不再赘述。通常,局部并发症不会威胁生命,但是不能忽视的是,这些并发症往往是造成临床纠纷的主要原因。更重要的是,一些局部并发症也是导致全身并发症的诱因,如注射过程中的疼痛。因此,如何控制和解决局部并发症的发生也应该引起临床医师的重视。

总之,局部麻醉总体来说是相对比较安全的,应用范围也愈加广泛,其并发症特别是全身并发症的发生风险在逐步升高。以下几项措施可以减少麻醉并发症的发生:①在实施麻醉前,详尽掌握受术者的既往史,尤其对伴有全身疾病者,如高血压、冠心病、糖尿病等,对其进行风险评估;②严格掌握和限制麻醉药物的使用剂量,对于体质量过低的受术者,可根据体质量决定麻醉药物剂量,避免发生中毒反应;③在保证麻醉效果的前提下,尽量选择操作简单的、微创的麻醉技术,如能够选择表面麻醉的,尽量避免浸润麻醉;能够选择浸润麻醉的,尽量避免阻滞麻醉。

七、美容文饰的常用手法

其常用手法可分为点刺法、点划法、斜划法等。一般眉头及眉上、下边缘采用点刺法淡文;眉身部顺其眉毛长势用斜划法密文;眉梢、眉峰部可用点划法淡文。

(一)点刺法

点刺是用手针对文刺部位进行点状文刺(图5-7(a))。

点刺是最早使用的方法,过去的文身术都是使用这种方法。用"点"的方法将色素刺进皮肤,其效果为用"点"刺出的点状,点连接成线状,密集的点组成片状。

在现代文眉术中,点刺用来文刺一些特殊的部位,如眉头、眉的轮廓、工艺眉的制作等。

使用手针点刺,针头不能太粗,不宜刺得过深,0.2~0.3 mm为宜,手法应稍缓慢一些,若是技法娴熟,也可用文眉机来进行点刺,效果稍微有点区别。

（二）续段法

续段法也叫连接线条法，常用来文刺较长的线条，如唇线、眼线或眉的轮廓线等。方法是根据所设计的长线条，分段文出数条中等长度的线，注意线条的收尾应平行向上扬，以使后续的线条在连接时颜色均匀，衔接自然，数条线段相连接，则形成长线（图5-7（b））。

（三）机连法

机连法主要用于片状的着色或复色，其方法是用密集的线条组成片状（图5-7（c））。机连法应注意线条的疏密排列和用针的深浅，掌握得当可以文出很多不同的效果。

（四）旋转法

旋转法，即文刺的线路呈一连串的圈状（图5-7（d））。常用于文唇红、复色等片状形的文刺。旋转法应注意掌握好两点，即圈子的大小和针的移行速度。圈越小，颜色越深，圈越大、颜色越浅；移动速度快、色浅，移动速度慢、色深。

（五）伞状法

伞状法即许多短斜线的排列类似伞状，而短斜线一般是下针稍重，随后一拖，轻轻带出，尾部呈毛尖状（图5-7（e））。这种方法用于眉头、眉尾，文出的颜色浅淡。

（六）质感线条法

质感线条法是文刺立体质感工艺羽毛眉的特殊方法，又叫画眉法，其方法犹如画眉。方法是根据基础眉的文样，一根一根地向上或向下划线，结尾时顺势翘出，但要注意：①线条的排列要有规律，疏密适当；②要注意线条的深浅、浓淡变化；③呈弧形的上扬或下斜线（图5-7（f））。

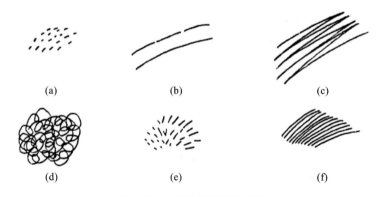

图5-7　美容文饰的常用手法
（a）点刺法；（b）续段法；（c）机连法；（d）旋转法；（e）伞状法；（f）质感线条法

（七）柔绣技术

柔绣技术是用由8～12个以45°角紧排捍接针头的针片将色料刺入皮肤0.2～0.3 mm的深处的技术，包括全导针法、前导针法和后导针法3种。全导针法即以45°角刺入皮肤（图5-8），然后挑起，绣绘出的线条清晰均匀，没有轻重之分，常用于绣眉腰时使用；前导针法即以大于45°角倾斜向前，使针片前端先刺入皮肤，这样就出现一条前重后轻的放射状线条，常用于绣眉头、眉梢时使用；后导针法即以小于45°角倾斜向后，使针片后端先刺入皮肤，出现一条后重前轻的放射状线条，常在绣眉梢时使用。

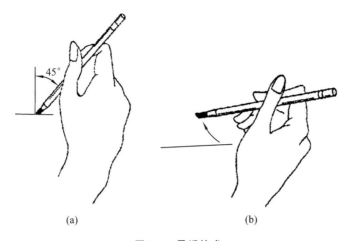

(a)　　　　　　　　　　　　　　(b)

图 5-8　柔绣技术
(a) 45°角轻刺;(b) 90°角挑出

八、美容文饰的常用物品

(一) 文饰器械

1. 文饰器械

(1) 电动文眉机:电动文眉机简称文眉机,是文饰技术操作中的主要工具之一,它的质量与性能直接影响文饰水平的发挥。因此,正确掌握文眉机的性能和使用方法对文饰技术是非常重要的。电动文眉机一般分为醮水式文眉机和注水式文眉机两种。

①工作原理:电动文眉机是一种小型电动机器,其外形如同较粗大的圆珠笔,并配有稳压电源。机身内有一微型电动机,其转轴上的连杆与卡针针具相连,开启时带动其运动。使用时,把文眉针插入卡针具的十字孔内,套上针帽,并调整针露出部分的长短,从而控制刺入皮肤的深浅。当电路接通时,调到所需档位,按下开关,文眉机的针被电动机带动而高速旋转,做垂直的运动以刺破表皮,并将特定的药液文刺到皮肤细胞之间的组织内,使之留下永久的颜色。一般文眉机刺入皮肤的深度应在 0.5~0.7 mm,不应超过 1 cm。

②使用方法:a. 将针插入卡针具的十字孔内,插牢后套上针帽;b. 将针调整至适当的长度,一般针尖外露 1 mm 左右;c. 选择适当的档位,一共有 1~4 个档位,档位越高,转速越快,一般选用 4 档;d. 接通电源,打开开关,施术者应注意手的支点,45°角以上或垂直持机在预先设计好的图案上做快速回划的动作。

③注意事项:a. 根据该机的性能、型号及施术者的熟练程度,选择转速的档位;b. 针要插牢,以防接通电源后,针从机身飞出;c. 使用前,应先试机。试机时不可将文眉机对着受术者的面部和眼睛,以免意外事故发生;d. 操作中,最好关机后醮药水,以防针尖磨损变钝;e. 文眉机盒内配有的黑色色料是试机液,不能作为文眉药液;f. 三根针合为一起的称为复合针,为文全唇或走空针洗眉时使用;g. 文刺间歇时机身勿倒置。

(2) 文眉笔:文眉笔又称自制手针。其制作方法为:取一根竹筷,将一端劈开少许,夹入一根绣花针,然后用 1 号手术缝线缠绕固定,待缝线绕至针尖仅外露 1 mm 为度,此笔可高压消毒。目前已被电动文眉机所代替。

(3) 色料杯:色料杯亦称药液戒指。为口腔科常用的无缝牙冠套,底部焊接一小铁丝环制成,操作时将其像戒指一样戴在左手食指上,既不影响左手固定文饰区域皮肤,又便于随时蘸取色料,优点是消毒、清洗方便,又节省色料。

以上文饰工具应严格执行一人一针一杯制度,用后采用高压消毒法或置于 2‰戊二醛液中浸泡 30 min,避免交叉感染。

2. 消毒、保洁

(1) 严格执行一人一针、一杯一帽制度。

(2) 操作后,应切断电源,将电源开关置于关闭位置。

(3) 使用后,针及针帽均要卸下清水冲净,浸泡在器械消毒液中或用酒精棉球擦拭干净。针和药液戒指杯,均应高压消毒或浸泡。

(4) 文眉机的机身在使用后也应用 0.5% 氯己定(洗必泰)棉球擦拭干净。

(5) 文眉机一般为塑料机壳,故不宜与化学腐蚀剂接触,也不适宜高温,更应避免摔裂。

(6) 文眉机一次连续开机使用时间不宜过长,以免机器过热,造成电机损坏。

(7) 电源连接线在缠绕时,避免用力弯折。

(8) 使用中若出现声音异常、机身抖动、开启变速失灵、滞针等异常故障时,应停止使用,请专业人员检测修理。

(9) 新机器在使用前应先磨合,可空转 20～30 min 来磨合。

(10) 文刺练习时,可在猪皮、白萝卜或香蕉上进行练习。

(二) 色料

文饰制剂是一种经过特制的含有营养素的蛋白质色素。这种不溶性色素,主要成分是碳素,其次是铁、铜等元素组成的混合物,其性质比较稳定,并经过严格的无菌处理,符合卫生条件,本身对皮肤无毒、无刺激性。在文饰术施行中,文饰制剂是通过文眉机造成局部皮肤组织的机械性损伤,从而使皮肤组织通透性增强,色料渗透并沉积于真皮浅层组织内,达到表面皮肤呈现颜色之效果。

常见的文饰制剂有文眉液、文眼线液、文唇液和修补液。

1. 文眉液　文眉液为咖啡色系列和自然灰色系列。根据受术者的发色、肤色来决定,选择某一系列的一种或两种以上的颜色进行调配后使用。

(1) 咖啡色:分深、浅两种,主要用于文眉,特别适用于肤色较白、头发偏黄的受术者,也可与红色系列调配用于文唇线。

(2) 自然灰色:适用于文眉或文眉术后的补色。

2. 文眼线液　文眼线液为黑色系列,一般与棕色系列调配后使用。

(1) 帝王黑:色黑亮,极易挥发干凝,一般调配后再用于文眼线。

(2) 特黑色:色黑亮,液体较稀。用于文眼线,也可调配后再用。

3. 文唇液　文唇液为红色系列,一般采用两种或两种以上的颜色调配后使用。唇线的颜色略深,全唇色略艳丽鲜亮。

(1) 深红:红中带黑,适用于文唇线或与其他红色系列调配后文全唇。

(2) 玫瑰红:红中带蓝,与其他红色系列调配后再文唇线与全唇。

(3) 朱红:红中带黄,主要用于文全唇。

另外,常用的还有桃红、浅红、橙红、胭脂红等红色系列,其颜色浅、淡,需经调配后用于文全唇或文眉失败后遮盖眉色发蓝的部位。

4. 修补液　修补液为自然肤色系列,此色系列与皮肤颜色接近,用于遮盖文饰后不理想的部位。

文饰制剂的品牌很多，由于厂家不同，品牌不同，造成颜色不一。换句话说，同样一种颜色如桃红，由于品牌不同，桃红色也会有差异，这主要根据当时购进的色料颜色酌情调配来达到最佳的文饰色彩效果。文饰制剂一般使用前应用力摇匀，利于均匀着色。

（三）其他文饰用品

1. 消毒物品　1∶1000 苯扎溴铵、消毒棉球、棉缸、棉签、弯盘、镊子、泡镊筒等。

2. 文饰药品　2％普鲁卡因肾上腺素、2％利多卡因、2％丁卡因、氯霉素眼药水、金霉素眼药膏等。

3. 文饰用品　眉笔、唇线笔、眼线笔、修眉刀、小剪刀、小镜子、乳胶手套、洞巾等。

九、美容文饰的适应证和禁忌证

（一）文眉术的适应证和禁忌证

1. 适应证

（1）整个眉毛稀疏、散乱者。

（2）双侧眉毛淡者。

（3）眉毛残缺不全，如断眉、半截眉（有头无尾、有尾无头）者。

（4）自己原眉形不理想者。

（5）双侧眉形不对称者。

（6）外伤引起的眉毛缺损、眉中有瘢痕者。

（7）某些病症引起的眉毛发白、脱落者。

（8）职业需要及美容爱好者。

（9）不会化妆或没有时间化妆者。

2. 禁忌证

（1）眉部皮肤有炎症、皮疹或过敏者。

（2）眉部有新近外伤者。

（3）患有传染性皮肤病者。

（4）瘢痕体质或过敏体质者。

（5）精神、情绪不正常（不配合、期望值过高）者。

（6）严重糖尿病、高血压、心脏病者。

（7）面神经麻痹者。

（8）对文眉犹豫，亲属不同意也应列为暂时性的禁忌证。

（二）文眼线术的适应证和禁忌证

1. 适应证

（1）睫毛稀少，睑缘苍白，眼睛暗淡无神者。

（2）重睑者（大小眼睛均可）。

（3）眼形不佳者。

（4）重睑术后过宽，长期不能恢复者。

（5）眼袋术后下睑过宽者。

（6）长期佩戴隐形眼镜者。

（7）美容就医者的个人爱好与职业要求。

2. 禁忌证

（1）患有眼部疾病者,如睑缘炎、睑腺炎、结膜炎者。

（2）单眼皮或上眼睑松垂者不宜文上眼线,但可在重睑术后施术。

（3）眼袋术后,下睑缘严重外翻者。

（4）过敏体质及瘢痕体质者。

（5）某些原因引起的眼球外突者。

（6）精神状态异常者。

（三）文唇术的适应证与禁忌证

1. 适应证

（1）唇红线条不规则、不明显、不整齐者。

（2）唇形不理想者。

（3）唇色不佳者。

（4）唇部整形术后留有瘢痕者。

2. 禁忌证

（1）唇部有疾病者。

（2）皮肤病、过敏体质及瘢痕体质者。

（3）犹豫不定及精神不正常者。

十、美容文饰的基本原则

1. 宁浅勿深 文饰用色及文饰部位切忌过深。因色料颜色过深,可造成文饰效果不自然,加上刺入的部位过深,色料可在皮下扩散、变形,造成洇色,且可发生颜色变蓝等情况,此并发症去除较为困难。

2. 宁短勿长 文饰线路的线条切忌过长。尤其是在第一次文饰时,尽量能短则短,可通过补文来调整。

3. 宁窄勿宽 文饰部位的范围切忌过宽。文饰范围不够,可再补文;如果文饰过宽,效果不满意时再修复会比较困难。

4. 宁轻勿重 文饰手法的操作动作切记过重。因动作粗暴或刺入过深均可造成文刺部位的皮肤创面过大,渗出液较多及疼痛难忍,且创面结痂、修复及脱痂的时间延长。

5. 宁慢勿快 操作要认真,不能只图速度而不顾质量。由于每个人的皮肤弹性、质地、颜色不同,对色料的吸收程度也不同,对部分上色困难者,需反复文刺操作,切不可急躁。

十一、美容文饰人员应具备的条件

1. 认真热忱的工作态度 文饰美容通常是在面部进行操作,即使是 1 mm 的差别,也会产生较明显的变化和不同的效果。因此,美容师不能粗心、敷衍、急躁,要耐心细致,精益求精。认真热忱的工作态度是安全与质量的保证。

2. 精湛的专业技能 这是文饰美容成功的保证,精湛的技能来自于扎实的基本功训练。

（1）基本功训练的标准:稳、准、均匀、对称、柔和。①稳:文饰工具持得稳。②准:哪儿缺少颜色,针就落在哪儿,没有偏差,准确实现所需要的内容。③均匀:力度均匀,间距均匀。④对称:高低对称,宽窄对称,长短对称,颜色对称,眉形(眉头)对称。⑤柔和:色彩运用柔和,过渡自然，没有生硬感。

（2）基本功训练程序与要求如下。

①第一阶段，用铅笔在纸上练习画眉。

训练要求如下。a.描画色调深度均匀：深度均匀来自下笔力度的均匀。b.间距均匀：间距均匀来自线条的描绘均匀。c.对称：左右眉毛长短、宽度、弧度、浓淡对称。d.表现虚实：按眉毛生长结构描画，虚实、浓淡的效果来自于笔画的密度，色调浓的部位笔画的密度大，色调谈的部位笔画密度小。

②第二阶段，用文饰工具在人造皮等材料上练习文眉。

③第三阶段，给模特文刺，这是在前两个阶段训练的基础上进行的。

训练要求如下。按文刺美容操作规程进行，文刺力度要轻，色调要浅淡自然，要遵循宁浅勿深、宁短勿长、宁窄勿宽的原则。在掌握第一阶段训练要求基础上，重点掌握持机的稳定性和准确性，它主要依靠腕力的灵活性。

3. 因人而异的造型意识　要根据个人的五官特点、个性特征等基本条件，对不同的人给予不同的造型效果，这是造型美的重要因素。

4. 严格的卫生消毒　面部文刺美容是在表皮下形成的，操作前要进行严格的消毒，用品、用具用0.1％新洁尔灭液浸泡或擦拭。文刺部位用75％酒精擦拭，棉片、针、色料及装色料的容器专人专用，用后即弃。

5. 亲切温和的态度　由于文饰美容的特殊性，美容就医者会感到紧张，美容师亲切热情的态度能消除他们的紧张感。

（陈　敏）

第二节　美容文饰技术的操作

一、文眉技术

眉毛是面部的表情器官，也是构成容貌美的因素。眉毛位于眶上缘，自内向外呈弧形生长。左右对称、密度适中、形态优美的双眉，对颜面部整体美学具有重要的协调平衡作用。

（一）眉形审美与设计

1. 眉的标准位置　眉位于眼眶上缘，起自眼眶的内上角，是沿着眶上缘向外略呈弧形分布的一束毛发。眉毛内端称眉头，近于直线状，外侧端为眉梢，稍细略呈弧线状。弧线的最高点称眉峰，眉头与眉峰之间称为眉身（腰）（图5-9）。

眉头：位于内眦角正上方在鼻翼边缘与内眦角连线的延长线上。两眉头间距近于一个眼裂长度。

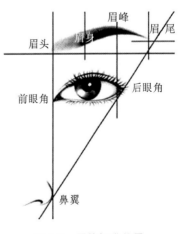

图 5-9　眉的标准位置

眉梢:稍倾斜向下,其末端与眉头大致在同一水平线上,眉梢的尽头应在同侧鼻翼与外眦角连线的延长线上。

眉峰:位置应在自眉梢起的眉长中外 1/3 交界处,或者以同侧鼻翼经平视时角膜外缘前延长线为标准。

2. 眉毛的排列与长势 眉毛的自然生长规律是由一根根短毛,分上、中、下三层交织相互重叠而成。眉头部分较宽,眉毛斜向外上方;眉梢部分基本一致斜向外下方生长;眉腰部眉毛较密,大部分上列眉毛向下斜行,中列眉毛向后倾斜,下列眉毛向上倾斜生长。由于眉毛的上述长势和排列,使眉头颜色浅于眉梢,而眉腰颜色最深,上下左右较淡。因此整体观察眉的颜色浓淡相宜、层次有序、富于立体美感。双侧对称,浓淡相宜,富有立体感,眉峰高度适中,弧度、粗细、长短、疏密等要素与脸形、眼形协调。东方女性以眉梢略向外上的柳叶眉为美,给人以秀美、温柔之感,男性则以浓黑粗大眉为美,给人以英武、威严之感。

3. 文眉的适应证及禁忌证

(1)文眉的适应证

①由于疾病或其他原因引起的眉毛脱落症。

②外伤性眉毛缺损、眉中瘢痕。

③眉毛稀疏、散乱、色浅。

④眉毛残缺不全,即有头无尾、有尾无头或中间短缺等。

⑤两侧眉形不对称。

⑥某些疾病引起的眉毛发白。

⑦眉形不理想或对原眉形不满意者。

⑧因职业需要而无时间化妆者。

(2)文眉的禁忌证

①眉区有炎症、皮疹者。

②眉区有新近外伤者。

③患有传染性疾病者,如肝炎、性病。

④患有糖尿病及严重心、脑疾病者不宜文眉。

⑤过敏体质、瘢痕体质者。

⑥精神状态异常或精神病病人。

⑦对文眉犹豫,亲属不同意者也应列为暂时性禁忌证。

4. 眉形设计 设计眉形是文眉的关键步骤。其中蕴藏着美容医生的审美能力、心理学素质和美术功底等因素。因为文眉不仅是加重眉毛的色泽,更重要的是通过文眉扬长避短,弥补不足,体现眉在面部的协调平衡作用,以达到增添容貌美的效果。

眉形的设计是文眉过程中重要的步骤之一,必须综合脸形、眼形、年龄、职业、气质、性格、肤色、发色等众多因素,全面考虑,千万不能墨守成规,千篇一律。

(1)设计过程中,应尊重美容就医者的爱好和审美观事先设计出几种眉形方案,反复比较,并在双方共同商讨的基础上加以指导,这样才能设计出较理想的眉形来,然后再行操作文饰。但施术医生绝不能随意附和个别美容就医者不合理的要求和盲目接受社会上流行的时髦眉形,应具有高度的责任感,担负起指导作用。

(2)依据脸形进行设计,人的脸形各种各样,设计眉形时一定要与脸形相适应,才能达到增添容貌美的目的。各种脸形都有适合的眉形(图 5-10)。

①标准脸形：又称鹅蛋形脸，搭配标准眉形，眉头与内眼角垂直，眉头、眉尾在一条水平线上，眉峰在眉毛的 2/3 处。

②圆形脸：适合长扬的眉形，使脸部相应地拉长。眉毛可以描画出眉峰来，眉峰如果在眉中，会使眉形显得太圆，所以眉峰的位置可以是靠外侧 1/3 处，眉峰形状不要太锐利，这样会和脸形差异太大，画出的眉形略微有上扬感即可。眉间距可以近一些，眉形不宜太长。

③方形脸：适合短眉形，可以是略微上扬的，不可以太细、太短，眉间距不要过窄，在眉毛 1/2 处起眉峰，眉峰圆润、眉头略粗即可。

④长形脸：适合平眉形。如果画上扬眉会显得脸更长，描平眉会使脸形显得短一些。眉形可以是粗粗的、方方的卧蚕眉，这样会使眉毛在眼上显得有分量。在眉毛 2/3 处起眉峰，眉峰应平一些，眉间距可略宽。

⑤三角形脸（由字形脸）：适合长形眉，不适合描画有角度的眉形。眉形要大方，小气的眉形会更加强调下半部分宽大的分量。眉毛不宜太粗，眉间距不要太窄。在眉毛 2/3 处起眉峰，眉头略粗。

⑥逆三角形脸（甲字形脸形）：适合描画较为柔和、稍粗的平眉，这样可以使额头显得窄一些，以缩短脸的长度。眉形要有一些曲线感，可略细一些，不要太粗厚，眉间距不宜太宽。在眉毛 1/2 处起眉峰，细一些，眉形不宜太长，眉峰要圆润。

⑦菱形脸（申字形脸）：适合长眉形。眉形应该显得轻松自然。在眉毛 1/2 略外一点点处起眉峰，眉峰的角度要圆润、柔和。

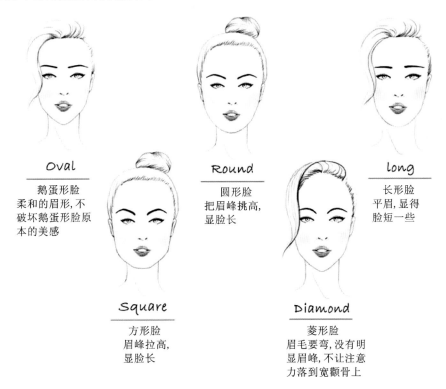

图 5-10 脸形与眉形

人的脸形各自不同，具体设计眉形时应灵活掌握，以达到协调、比例适度、恰到好处为宜。

（3）设计时应注意眉头、眉峰、眉梢的位置和形态。

①眉头的位置和形态：眉头位置、形态对眉形美至关重要，是整个眉的主导。如果眉头过于向面中部靠近，超过内眦角位置较多，则形成向心眉形，往往显得紧张、过于严肃。虽有刚毅之气，但易给人造成"凶相"之感觉。

反之眉头过于分开，离中线太远则形成离心眉形，显得五官分散而不协调，甚至给人以痴呆的印象而影响眉的美感。

②眉梢的位置和形态：眉梢位置、形态对脸形及容貌美影响较大，因此有"天然一段风骚，全在眉梢"的说法。

眉梢的位置变化主要有平直、上挑、下降三种。平直的眉梢有缩短脸形、加宽脸长的效果，给人以文雅之感；上挑的眉梢使脸形拉长，给人以活泼感，但过分上挑又会给人以愤怒的感觉，甚至会出现轻浮的形象；下降的眉梢，给人以亲切慈祥的效果，如果太明显，往往形成八字眉，给人以滑稽、愁苦的印象。

③眉峰位置、高度和形态：眉峰的位置、高度、形态应与眉头、眉身、眉梢相匹配。东方人的标准眉峰在眉的中外 1/3 交界处。

若眉峰至眉头有一定的斜度就显得英俊，眉峰过高，脸形显得加长，反之，眉峰低平，脸形显得宽阔。眉峰若靠近外眦角，离心性强，会显得脸盘宽；眉峰靠内，脸显得消瘦加长，因此在设计眉形时要注意对眉头、眉梢、眉峰的处理。

5. 眉的修饰　理想的眉形有其特定的生长规律，然而生活中大多数人的眉毛生长得并不规律，往往会出现眉毛生长比较杂乱或形状异常的现象，因此，需要在了解理想眉形的标准形状和位置的基础上，对眉进行人工修整和描绘。其人工修整和描绘的好坏将直接影响到文眉的最终效果。

（1）眉毛稀少者（即过淡眉形）：此种眉毛由于过稀、过淡而显得缺乏个性，不过可以根据个体特征选择比较满意的眉形，一般曲线优美的眉形通常会表现出女性的柔美，而朦胧平坦的眉形会表现出天真、纯洁，文刺时一定要顺着原来眉头的方向，再根据眉毛稀疏程度进行纹补，一定要遵循两头淡、眉腰逐渐加深到眉峰、上下左右较淡的原则进行文眉，从而使其轻重相宜、虚实相间，最后自然过渡。

（2）散乱眉形：其主要表现为眉毛生长比较散乱，而且没有比较明显的眉形，这样的眉形可以先在眉部勾画出适合的眉形轮廓，经过消毒后，再顺着眉毛的方向拔除轮廓外的散眉，然后再用冰毛巾冷敷，使所有的毛孔收缩后，再进行文刺。

（3）下挂眉形：也就是俗称的"八字眉"，进行眉形调整时，要在原有眉头的下端向下设计出与眉毛颜色相同的线条，而且在眉峰、眉梢的上端加上一定的线条，使其得到纠正，从而使眉毛略微上扬。

（4）上斜眉形：这种眉形给人一种凶狠的印象，所以修饰的方法与下挂眉相反，选择在眉头的上端向上设计出线条，尔后在眉峰与眉梢下端加上一定的线条，一定要注意这两种眉线条色彩的加入要与原眉色相近，而且要过渡自然、柔和。

（5）半截眉或空缺眉形：这种眉形要以原有眉形为基础，然后再设计出一条完整的眉形，而且对半截或空缺的地方一定要进行填文增补，新文补的部分衔接处走针要穿插进行，而且颜色深浅一定要自然。

（二）文眉色料的选择

文眉液主要分为深棕色系列和灰色系列两类。根据受术者的发色、肤色来决定，选择其中一个系列中的一种或两种以上的颜色进行调配后使用。

（1）深棕色主要用于文眉、文胡须、文头发，也可与黑色调配用于文眼线。

（2）咖啡色分浅咖啡色和深咖啡色两种，主要用于文眉，特别适合于肤色较白、头发偏黄的受术者。

（3）自然灰色适用于文眉或文眉术后的补色。一般情况下，黑色＋浅棕色＝浅咖啡色，形成浅黑色眉毛；黑色＋深棕色＝深咖啡色，形成深黑色眉毛；棕色＋黑色＋灰色＝灰黑色，形成灰黑色眉毛。

表 5-2 为文眉液的常用配制方法。

表 5-2　文眉液的常用配制方法

文眉液	深棕色	浅咖啡色	深咖啡色	自然灰色
任何年龄 任何肤色 任何发色	1～2 滴			
肤色较白 发色较黄	1 滴	1 滴		
肤色较黑 发色较乌	1 滴		1 滴	1 滴

（三）文眉的术前准备、术中操作和术后护理

1. 文眉的术前准备

（1）设计出理想的眉形：首先，医生与受术者在均匀光源下，面对面坐好。在相互交谈中仔细观察受术者脸形、眼形是否对称，观察其面部及眉部表情肌的活动度，同时了解其年龄、职业、性格、爱好等客观因素，迅速判断并构思出较适宜的眉形。然后用眉笔在原眉基础上描绘出合适眉形，并反复修正。在双方均满意的前提下，画出确定眉形。继而修掉眉形以外多余的眉毛，即可着手开始文饰。

（2）文眉器械的准备与调试：检查文眉机，安置文饰针、套，以针尖外露 0.5～1 mm 为宜，接通电源，调节转速，试行运转。试机前一定要检查文饰针是否安装牢固，试机时不可将针对着受术者眼睛，以避免出现"飞针"造成事故。所用文饰针，在可能情况下利用一次性文饰针为宜，用过废弃。文饰中应绝对保证一人一针，一人一份色料，以防交叉感染。

（3）色料的配制和选择：原则上应根据受术者肤色、眉色、发色深浅调配选择色料。肤色白皙者，应选用咖啡色为主，不应选择纯黑色；肤色较黑而头发浓密者应选择黑色或自然灰；肤色较黄者应选择自然灰或淡黑色。

（4）消毒：①皮肤局部消毒。用 0.1％的苯扎溴铵棉片轻敷术区的眉部皮肤行局部消毒。眉区皮肤消毒一般不用酒精，因其易使已画好的眉形脱去，导致文饰时丧失参考。②文眉工具消毒用。用 75％酒精浸泡文眉工具。

（5）局部麻醉：文眉时受术者大多只感到有轻微疼痛，可以耐受，故一般无需麻醉。对于敏感、耐受性差的人可用浸过 0.5％～1％丁卡因药液或 2％利多卡因药液的棉片敷于眉区皮肤上 5～10 min，行表面麻醉。或者在文饰过程中涂敷麻醉药。个别病人可用 2％利多卡因注射液行眶上神经阻滞麻醉或眉区浸润麻醉。

（6）选好体位、找好支点：文饰前，一般让病人仰卧于光线充足的美容床上，施术者坐于头部一侧，右手以执笔式方法（或类似方法）手持文眉机，使肘关节找好稳妥支点，腕部以受术者面部作支撑，左手手指拉紧、固定眉区皮肤，以免文饰过程中手部不稳而影响操作。

2. 文眉的术中操作

（1）传统文饰法：一般眉头及眉上下边缘采用点刺法淡文；眉身部顺其眉毛长势用斜划法密文；眉梢、眉峰部可用点划法淡文。

文饰前应先用文眉机针尖部蘸上少许文眉色料，参照上述方法，依次文饰。先在画好的眉形区表浅处文出眉形轮廓（只文不擦），如果边文边擦，画好的眉形被擦掉，眉形范围就难以掌握。眉形轮廓文好后，再从眉头向眉梢文饰，眉头和眉上下缘用点刺法，眉腰按照眉毛生长的方向用斜划法，眉梢用点划法。眉头、眉梢文得稀疏，眉腰中间文得浓密，越靠近边缘文得越淡，使得浓稀有层次、有立体感，但又不出现阶梯，衔接自然。一侧文好后，使用同样方法文另一侧。

双侧文好后，仔细观察眉形高低、长短、宽窄、形状、色泽是否对称，不对称应马上修整。

（2）立体文眉：自眉腰前 1/3 处开始至眉尾均以斜划法文饰，注意要略带弧度以使其看起来更具有立体感，且文饰线条不要超出事先所设计的眉毛轮廓之外，起针与止针位置得当，基本要处于一条弧线上，线段间的距离适当，不可过密也不可过疏，尽量使其逼真自然；眉头至眉腰前 1/3 部分的文饰方向与前者相对，间距也同样保持一致；眉头以点划法按眉毛的生长方向文饰。

（3）质感羽毛眉文饰手法：自眉头至眉尾均用点画线法文饰。将整个眉毛分成上、下两部分，上部向外下方斜文，用力稍重，线条稍长；下部向外上方斜文，用力稍轻，斜度稍大些。眉头文法同上，形成一对如羽毛般质感、轻盈逼真的眉毛。

3. 文眉的术后护理

（1）文眉结束后，眉区应进行清洁处理，局部可涂少许抗生素眼膏。

（2）嘱受术者 3 日内勿污染创面，不要用热水或肥皂液清洗眉部。

（3）告知受术者，文饰术后 1～2 日内若局部出现水肿、皮肤稍红属正常现象，而后局部逐渐开始结痂，一周左右表皮结痂开始逐渐脱落恢复正常。此期间切勿用手剥除痂皮。

（4）一般按上述方法、原则进行正规操作，术后均能按正常规律恢复，获得比较满意的效果。如果文饰术后 2～3 周发现眉部有着色不匀或不满意之处，可酌情进行补色修正。

（5）此外，文眉定形后，对于眉形以外长出的杂乱眉毛，应经常进行适当修饰，方可永葆眉形之美感。这点也是必须向受术者说明的。

（四）文饰技巧和注意事项

（1）光线充足、均匀，最好是自然光，便于观察颜色深浅程度。

（2）操作者注意力要集中，禁止谈笑闲聊。

（3）文饰要稳准、轻巧，手法既要有原则又要灵活变通。

（4）人的面色、发色各不同，因此文眉液的选择、配制、颜色深浅也应不同，不能千篇一律。

（5）文饰用力均匀，深浅一致，既不过深，又不过浅。一般文饰深度为 0.5～0.8 mm，以有少量组织液渗出为度，若有出血说明文刺过深。

（6）先文出眉形轮廓，而后的文饰过程中应随时用消毒棉球擦拭过多的色料和渗液，以利于观察文饰区着色情况，着色不满意处，可继续文饰直到满意为止。

（7）要依眉毛形态、长势依次有序进行文饰，颜色应依部位不同有浓有淡，衔接自然，防止浓淡不分，黑色一片。

（8）由于每个人皮肤的性质、肤色不同，对文眉液颜色的吸收也不同，干性皮肤的人易上色，油性皮肤的人不易上色，皮色黑、质地粗糙的人文眉液吸收多，所以文饰的浓淡应因人而异。

（9）文眉颜色深浅的掌握应与受术者的发色一致或比发色稍淡，不能超过受术者的发色。否则会显得虚假不自然。但因术后要脱痂、脱色，所以在文饰时颜色要超过受术者的发色，至于超过多少，必须多实践、多体会，不断观察总结，才能熟练掌握。

（10）文饰过程中若受术者自诉疼痛难以忍受，可酌情再追加麻醉药物。

二、绣眉技术

（一）柔绣文饰的概述

1. 柔绣文饰的原理　柔绣文饰是用特制的绣针采用手工绣刺的手法，将亲肤力较强的色料植刺于皮内成为皮肤上的持久着色的一种技术。绣出的眉毛线条清晰流畅，立体感强，逼真而自然。整个过程中受术者一般不会感到疼痛，乐于接受。

柔绣文饰的原理同以往眉、眼、唇文饰技术一样，实质上也是一种创伤性皮肤着色术，只是在工具和手法上有所不同和改进。绣眉是柔绣文饰技术中效果最为突出，最能体现出柔绣特色的一种。眉毛是由几百根细短的毛发按一定规律生长排列而成，绣眉就是用特制的由12根连续排列的刀片状排针，像绣花一样以适当的力度、一定的针法，轻柔地、多点同时刺入皮肤，形成大小一致、深度相等的一排着色针点，酷似一根毛发的形状，再按眉毛生长规律和方向绣文，最后达到形象自然，以假乱真的效果。

2. 柔绣文饰的主要用品

（1）柔绣笔杆：类似笔状用以夹紧固定绣针，多用铝质、钢质或有机玻璃等材料制成圆柱形或圆锥形笔杆。笔杆一头配有夹针装置，用来固定绣针和调校锈针的角度，控制其摆幅大小。为了防止操作时笔杆打滑或减轻操作者握笔杆的疲劳，大多在笔杆表面一定位置制有直纹或斜纹浪花。柔绣笔杆一般选用手感沉重、不易生锈、便于消毒且外形美观的材料制作为好。

（2）绣针：绣针共有三种类型。①绣眉针由12根或更多的不锈钢针以45°角依次排列成刀片状，其针排列的长度近似于眉毛的长度。绣眉针除用于绣眉外，还可用于绣全唇。②绣眼线针其针片针数少，可用5～8根不锈钢针组成，同样以45°角排列成刀片状，主要用于绣眼线。③绣唇针由7根不锈钢针簇围制成梅花状或用绣眉针一排或两排制成针片使用，用于绣唇线或全唇。

各种类型的绣针在制作时对针尖长度均施以严格控制，一般为0.2～0.3 mm。这样在绣刺时，由于针片整体受阻的关系，只有针尖部分刺入皮肤，从而能有效限定刺入深度，避免因文饰过深导致术后变色和洇色现象发生。

3. 柔绣文饰的针法和针片安装

（1）柔绣文饰的针法：柔绣技术的针法主要有全导针、前导针和后导针针法三种。

①全导针针法是将针片的针尖部分平行于皮肤，以45°角向前进针刺入皮肤，然后再向上提针挑起。

②前导针针法是以大于45°角向前倾斜进针，使针片前端尖针先刺入皮肤，进入深度是前

深后浅。采用这种针法,会绣出一条颜色前重后轻,前粗后细的放射状线条,从而增强了绣刺的立体仿真效果。这种针法,常在绣眉头和眉梢时使用。

③后导针针法恰与前导针针法相反,以小于45°角向后倾斜进针,使针片后端针尖先刺入皮肤,进入深度前浅后深。采用这种针法,会绣出一条颜色前轻后重,前细后粗的放射状线条。此种针法也常在绣眉头和眉梢时使用。

前导针、后导针针法的使用以美容师的习惯而定。无论采用哪种针法进行绣刺,操作时都要掌握"进针果断、位置准确、提针轻柔、力度适中"的要领。

(2)针片的安装:①绣针笔杆一端设有夹针片装置,安放针片时,应先将笔杆的夹针片装置旋松,后将针片柄部插嵌在夹针槽内,再适当调整针片(绣针)与笔杆之间的角度,最后旋紧螺母将针片牢固夹紧。②在安装针片时,如果使笔杆与针片在同一轴线上,操作时由于笔杆摆幅小,手的活动范围较窄而受到限制,不太灵活;如果使笔杆与针片呈130°~160°角,则操作时范围较宽,也较灵活,既容易提针挑起,皮肤损伤小,且不容易出血。特别是在采用后导针针法时,此种安装更有优越性。

(二)绣眉的色料准备

要绣出一条立体而富有质感的眉毛最少应有三种颜色。一般粗硬的毛质呈黑色,细绒的眉毛呈灰色,眉毛的阴影部分呈棕色。在绣眉时可根据眉毛不同部位的毛质,正确选配色料。

绣眉色料的选配应遵循以下原则。

(1)眉头部位的眉毛一般生长得都比较粗硬,长势也较随意自然,眉毛既茂密颜色又深,用土黄色绣刺这段眉毛会产生透明而朦胧的感觉,可以使这段又粗又黑的眉毛变得柔和、细腻。

(2)眉尾部位的眉毛一般都比较稀少、柔软,这段眉区需以较深颜色的线条绣刺,这样会使眉尾与眉头谐调统一,增强绣眉的质感。

(3)眉峰与眉腰是眉毛最多的部位。在这段眉区绣刺时,只需轻轻地绣出淡淡的毛感即可。选用灰色绣刺这段眉区,可以使眉头与眉尾有一个和谐与自然过渡的衔接。

(4)对平时习惯浓妆艳抹的美容就医者,在选用绣眉用色时,可偏深一些。

(5)对平时不常化妆的美容就医者,应以淡淡的颜色绣出毛茸茸的感觉即可。

(6)绣眉色料的选择还应注意美容就医者的职业、年龄、肤色以及头发等与色料的谐调。

目前,绣眉时最常见的是术中不易上色、术后脱色问题。因此在绣文时,除一定要用针尖锋利、新的绣眉针片外,特别要注意皮肤的类型。一般中性、干性皮肤均容易上色,且不易脱色,而油性皮肤及角质层粗厚的皮肤,因油脂分泌旺盛,易将文入皮肤内的水溶性色料排挤出来,使之无法与组织细胞结合,因此不易上色。再者术中由于着色不均,经验不多者见皮肤不上色,往往加重用力刺文,结果造成创伤大,术后结痂厚,脱色更明显。

对上述现象,预防的方法如下:在绣眉之前应先用酒精棉球擦拭几次,脱去油脂,同时一定要采用针尖锋利的绣眉针进行绣刺;否则针若不锋利,刺入的12个点深浅不一、着色不匀,易造成上色困难。

(三)绣眉操作

按习惯用左手任意两指将眉部皮肤撑拉绷紧、固定,右手握持绣眉笔杆,针片前端蘸取色料,依需要选择合适针法即可进行绣刺。

绣眉时,根据部位不同,可灵活交替采用全导针、前导针、后导针针法。通常眉腰部绣刺时多采用全导针针法密文,眉头、眉梢及修饰整体眉形时可采用后导针或前导针针法文饰。

具体绣眉的程序和方法的运用,依据操作者经验、习惯的不同而有所不同。

第一种是为固定已设计好的眉形,可首先采取轻绣出眉形轮廓或以三点定位(即眉头、眉峰、眉梢定位)方法固定眉位后,再依次进行绣刺。

第二种是先在画好的眉形区内稀疏绣文出眉形形态(先文不擦,如果边文边擦,画好的眉形被擦掉,眉形范围难以把握),而后再在各部位继续加工绣文。

第三种是不必按上述方法,可以按设计好的眉形,直接先从眉腰处开始绣文,但要注意一定要按设计的眉形要求进行绣文,防止"走形"。

为保证进针位置准确,便于观察着色情况,操作中应及时用湿棉片拭去残留在皮肤上的多余色料,始终保持文绣部位的洁净。在同一位置可反复柔绣多遍,并观察上色情况,直到满意为止。

一侧文好后,相同方法文绣另一侧。双侧文绣结束后,应仔细观察眉形、高低、长短、形状、色泽是否对称,若不对称应马上修整。

（四）柔绣文饰的注意事项

1. 掌握正确的柔绣方法和要领　柔绣时用右手三指如握钢笔一样紧握绣针笔杆,使笔杆保持45°角倾斜,并调整绣针使其与皮肤保持平行。按习惯用左手任意两指(如用中指和食指)将文饰部位皮肤撑拉绷紧、固定,以利绣针针尖准确、顺利地刺入皮肤。

2. 绣刺时注意进针的力度　应适中,无需太强,提针力度一定要轻柔,提针角度不要太大,否则易造成损伤大、疼痛、出血及术后结痂厚、容易掉色等情况。进针的密度需依具体情况而定。绣眉时要根据受术者眉毛的稀疏程度、部位决定绣文密度;绣唇和眼线时原则上应密度均匀一致,不应有间隙;而绣眉修正时更要用"轻、柔、密"的针法,才能将原有的颜色盖住。

3. 具体操作　在同一位置可多次绣文,直到上色满意为止,但应注意防止绣文过深。为了保证进针位置的准确,观察着色情况,应边绣边用棉球擦去残留在绣区的色料,始终保持绣文部位的洁净。

4. 绣刺的最佳深度　应在表皮下层与真皮乳头层之间。眉、眼、唇部位为 $0.15\sim0.3$ mm,唇部尤其是唇红部较浅($0.1\sim0.2$ mm);眉部、眼部约 0.2 mm,个别人较厚($0.3\sim0.5$ mm)。若绣文时有出血,多由手法过重或绣针针尖已钝所致,应及时找出原因予以纠正。

5. 着色深浅与运针力度和绣文密度有直接关系　力度重则深、力度轻则浅;密度大则深、密度小则浅。绣文操作时应注意掌握。

三、文唇术的操作

文唇的原理同文眉、文眼线一样,只不过是在着色上变黑为红。在设计好的唇形上进行文饰,以使唇形变得更鲜明、自然、饱满,富于立体感,而且可以省去每日修饰唇形的麻烦,使口唇长久地具有诱人魅力。

文唇术又称漂唇术,它是采用文刺的方法,刺破皮肤,用文色液来改变唇部的明暗关系,勾画唇线及唇着色,以达到纠正和美化唇部的效果。它是一种创伤性的永久文饰,具有不会被水和一般物质溶解的特点,可以省去每天涂口红的麻烦,而且不会因游泳、出汗等问题而破坏妆容。嘴唇是面部最活跃的部分,一个美丽的唇形,对整个五官的美化起着非常重要的作用。

（一）唇形审美与设计

1. 唇的审美　唇形属于人体独特的一部分，所以不可能出现一模一样的唇部，但对于爱美人士来说总觉得自己的唇形不够好看或是不够完美，就会选择文唇来增添自己的魅力。一般来说上唇厚度为 5～8 mm（男性比女性厚 2～3 mm），而下唇厚度为 10～13 mm；男性的平均口裂宽度介于 45～55 mm，女性为 40～50 mm。理想的口裂宽度应与瞳孔间距相等，口角向上连线通过瞳孔中央。

唇的形态可依据其高度、厚度、前突度、口裂宽度等有不同分类方法。

（1）理想唇形：口唇轮廓线清晰，下唇略厚于上唇，大小与鼻形、眼形、脸形相适宜，唇结节明显，口角微翘，整个口唇富有立体感。

（2）厚唇：口轮匝肌与疏松结缔组织发达，使上下唇肥厚。厚唇的唇峰高，若超过一定的厚度，唇形即有外翻倾向。

（3）薄唇：口唇的唇红部单薄。

（4）尖突唇：薄而尖突的口唇，特征是唇峰高，唇珠小而前突，唇轮廓线不圆润。尖突口唇往往伴有狭小的鼻子而影响整个脸形。

（5）瘪上唇：正常情况下，上牙床位于下牙床之前，若上牙床位于下牙床之后，就会形成上唇后退、下唇突出的形态。这种口唇一般都是上唇薄下唇厚。

（6）口角上翘唇：由上下唇的两端会合而形成的口角向上翘，可以给人微笑的感觉。

（7）口角下垂唇：突出特征是由上下唇会合形成的口裂两端呈弧线向下垂，给人以愁苦不愉快的感觉。

2. 文唇的适应证

（1）因文全唇均需先文唇线，再填唇红部，故文唇线的适应证原则上都适用于文全唇。

（2）唇形不佳、左右不对称者。

（3）唇部整形术后遗留瘢痕者。

（4）唇红部有白斑或色泽不匀者。

（5）以往唇线文饰过于明显，不美者。

3. 文唇的禁忌证

（1）有皮肤病、传染病、血液病、过敏体质、瘢痕体质者。

（2）唇部有炎症者。

（3）精神状态不正常或精神病病人。

（4）犹豫不决或要求过高、未征得亲属同意等者。

4. 唇形线的设计

（1）理想标准的唇形特征：正常美的唇形，其位置、形态、大小、色彩应与鼻、眼和脸形匹配谐调。从侧面观，上唇与下唇的比例关系为 1∶1.5，上唇轻轻覆盖下唇，并微微突出、翘起。上唇的高度与鼻深相似，并与鼻小柱呈 90°角。上唇的唇谷位于中央，两个唇角到唇峰的距离与两个唇峰之间的距离呈 1∶1∶1 的关系，唇谷、唇峰形成的角度适中，唇弓曲线起伏流畅。下唇唇缘曲线弧度平缓略呈平舟底状。唇珠位于上唇中央，大小形态与唇形和谐自然。整体口唇轮廓线清晰、自然，唇色健康红润，给人以立体、动态美感，极富魅力（图 5-11）。然而实际生活中，并非所有的人都具有上述标准美感的唇形。因此，在文唇之前一定要结合美容就医者的具体情况做好唇形设计。

（2）定点定线画唇线：①从鼻小柱中点，沿上唇人中凹中线，垂直向下，至颏前中央点引

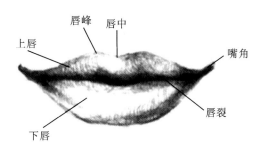

图 5-11　唇部结构

垂线。其与上唇唇缘弓交点应为唇谷中央最低点,与下唇交点为下唇缘中点。两唇微闭时,口角位置居于两眼平视时经瞳孔中点向下延长的垂线上。以此定出上下唇中点和两侧口角端点。②定出两鼻孔的中心点,向下沿人中嵴引垂线,其与上唇唇缘弓交点定为左右唇峰的最高点,并将其与下唇唇红线交点也画出。③将上下唇各点与两端口角按正常唇形标志用自然流畅的弧形曲线连接画出,就基本完成了唇形的轮廓线。

（3）唇峰定唇形：表 5-3 为唇峰与唇形的关系（图 5-12 至图 5-14）。

表 5-3　唇峰与唇形的关系

唇 峰 位 置	唇 形 特 点	选 择 范 围
图 5-12　三分之一唇峰	唇峰的位置是在上唇中部到口角这段距离的内 1/3 处。唇峰最高点比唇谷高出 3～5 mm,唇峰中央角适中,呈山形,唇缘弓曲线起伏大,上唇的两端口角曲线微微向上,下唇较丰满	给人以感情丰富、豪爽大方之感。 适合多数女性,尤其在微笑时,口形最佳
图 5-13　二分之一唇峰	唇峰位于上唇中部到口角距离的 1/2 处,而且唇峰处上唇厚度与下唇厚度基本相同	口唇动静皆宜,比较适合于东方女性,显得内向而沉静、典雅秀美。 适合于唇形条件较好的人
图 5-14　三分之二唇峰	唇峰位置在上唇中部到口角距离的外 2/3 处,口角轻微向下,唇部曲线圆滑,弧度平缓、宽广	时时感到有微笑的感觉,显得高傲艳丽。 适合于舞台歌唱演员等口唇部动作较多的人

5. 各种唇形的修饰方法

（1）唇形过厚的为缩小唇形,唇形线设计应适当缩小 1 mm 左右,再进行文饰。

（2）上下唇过薄或嘴唇较小者,为扩大唇形,应比原唇形轮廓线扩出 1 mm 左右,再进行文饰。

（3）嘴角下垂者，主要使两侧嘴角适当提高。

（4）唇形过突的唇形线设计应弧度平缓，唇峰低些，中央部文深些为宜。

（5）唇形线模糊者，重点先定位唇峰，再把轮廓线变得清晰自然。

（二）文唇色料的选择

由于每个人肤色不同，唇的底色不同，脸上有色斑或肤色较黑的人，唇黏膜的表皮上也会有色斑，所以同一颜色的药水在每个人的唇上所反映出的颜色都是不一样的。这就需要美容师根据顾客的面貌、气质、风度、年龄及对美的特殊要求来确定。原则上要求文饰出的全唇色泽应柔和自然，不可过于鲜艳夸张。

（1）初次文全唇最好文唇线的药液与填唇红的药液相同，目的是在补色时能进一步调整唇形。若需要加深唇线色泽，补色时可再选择不同于文唇红的药液文饰唇线，以达到强调唇形轮廓的目的，但要注意唇线与唇红颜色的反差不能太大。

（2）选择颜色时，原则上唇红底色越暗、越紫的人，宜选鲜亮些的文唇液，如胭脂红、桃红等，唇红底色淡的人，可选用朱红、玫瑰红等色彩深些的颜色；从年龄角度考虑，肤色白、年轻人，尽量选鲜艳的颜色，如桃红色、玫瑰红色等；肤色深、年龄较大者，可选用颜色柔和的大红加桃红，或浅红色加朱红色。

（3）文全唇一般可采用单色药液或两种药液配制文饰。如果用两种颜色配制文唇液，可将两种颜色各取一滴按 1：1 配制，如果颜色要偏重于哪种药液色调，则那种药液可取两滴配另一种药液一滴，按 2：1 配制。配制时，注意将颜色搅拌均匀，感觉理想后方可使用。

（三）文唇的操作

1. 器具准备

（1）文全唇最好备用一台专用文饰机。若条件不允许只有一台文饰机，在文唇时应调换专用的文唇针帽，并预先在湿棉球上走空针，清洁除去机心中残留的色料，然后换上新针，调试好露针长度（以开机后露针 1 mm 为宜）。

（2）药液杯，要采用文唇液专用杯。

2. 色料选择和配制　选择和配制好文唇液是文好全唇的关键步骤。应依据美容就医者的年龄、肤色、唇色以及本人的要求综合考虑选择配制。原则上要求文饰出的全唇色泽应柔和自然，不可过于鲜艳夸张。

美容文饰师不要被某种模式所限制，在实践中应不断探索尝试，灵活应用。实际工作中并无固定不变的标准，操作者要因人而异地去选择，以文饰效果好为原则。

3. 麻醉方法　文全唇时均需首先文出唇线，此时最好选用表面麻醉方法。唇线文好后，行唇红部位文饰。如果受术者对疼痛不敏感，耐受性强，也可以继续采用表面麻醉方法，麻醉唇红部，此时需配合涂敷肾上腺素来止血。

若受术者疼痛难以耐受则可采用局部浸润麻醉。麻药多采用 2% 利多卡因加适量的肾上腺素。方法是上下唇各于文饰前注射 2 mL 麻药。一般是先文上唇，再文下唇，麻药注射也应分别进行。注射时，应注意进针不应在唇红区黏膜上进行，应在唇红外皮肤部位进针，可稍深些。注射后 5～10 min，观测受术者皮肤和黏膜区麻醉局部稍肿、发白后，则可开始文饰。

4. 操作过程

（1）唇部清洁消毒：用 0.1% 苯扎溴铵或氯己定溶液棉球反复 2～3 次清洁消毒唇部，若涂有口红，应先清洁卸妆后再行局部消毒。

(2) 设计唇形：文饰前，一定要依据美容就医者唇部具体情况设计出理想的唇形，并描画出唇形线，征得受术者的同意认可。

(3) 安置受术者：嘱其仰卧于美容床上，将一次性布巾铺盖于受术者胸前，文饰者戴好帽子、口罩、手套坐于受术者头部右侧。

(4) 麻醉：按上述方法，首先采用1％～2％丁卡因表面麻醉，行唇线文饰，待唇线文完后再行局部浸润麻醉填文唇红部。

(5) 进行文饰操作：文唇手法以采用点划和斜划法为佳。首先文唇线，先擦去表面麻醉剂，观测口唇颜色发白后即可开始文饰。照已画好的轮廓线走线，唇线应文得细而实，色略深，线条流畅自然。不论是纠正厚唇、薄唇或一般的文唇，必须紧贴于唇红线，向外或向内文饰，以此来达到加宽或缩小唇形目的。这时受术者如果痛感还很强烈，施术者就要用排针在唇面上浅浅地走一遍空针，然后再敷表面麻醉药物5 min。文唇时要把棉条拧紧塞于唇齿之间，既可使唇远离牙床便于操作又可以吸收唾液。用排针文全唇时应注意运针手法、深浅力度、色调的掌握，并应遵循"宁浅勿深、宁淡勿浓、宁窄勿宽"的原则。具体要求是运用手法要轻，切勿用力；速度要适中，不宜太快；深浅以小于0.4 mm为宜，防止文饰过深出血，应按先上唇、后下唇，从左至右的顺序依次进行。

5. 术毕处理

(1) 文饰完成后用生理盐水清洁口腔、生理盐水棉片清洁创口。局部涂抗生素眼膏，保护创面。

(2) 填写好文饰随访卡片，注明文饰液的颜色及配制方法，以备补色参考。

(3) 向受术者告知术后的注意事项和护理方法、复诊时间等。

(4) 整理床面、物品，清洁文饰器具。

6. 文唇后护理及注意事项

(1) 术后24 h内文饰部位持续或间断冷敷。

(2) 术后48 h内，局部不沾热水，进食汤、粥，饮水时不宜过烫。

(3) 每天清洁，用抗生素软膏涂局部以防感染并滋润唇部。

(4) 术后局部结痂，切勿用手抓抠，1周左右任其自然脱落。脱痂后，唇面色泽暂时呈粉白色，半月后颜色逐渐恢复自然。着色不理想者等待2个月后择期补色修文。

（四）文唇的技巧和注意事项

(1) 设计好唇形，选择、配制好文唇液是文好全唇的关键，绝不能粗疏、草率，千篇一律。

(2) 文唇时不可脱离原唇形基础，在此前提下再结合个体特征进行设计文饰加工方案。

(3) 麻药注射应规范操作，应从唇红区外皮肤部位进行，不可太浅。用量不宜过多，以免唇部过于肿胀。待麻药发挥作用后再开始文饰。

(4) 应先文出唇线，再填色文唇红部，唇线与唇红都应衔接自然，颜色反差不能太大，同时要注意防止出现红线区或白线区。

(5) 确定好唇线后，填文唇红部时不可再随意扩大或缩小唇形线，以防走形。若术中遇有不妥之处，宜待唇部消肿后再次补色时进行调整。

(6) 文饰应遵循"宁浅勿深"的原则，避免因文饰过深、手法过重造成局部出血、洇色或术后瘢痕形成。

(7) 注意两侧口角处的填色，操作时应嘱受术者张嘴填文口角，上下唇口角处要注意对称。

（8）上下唇填文时应注意向内侧黏膜部过渡要柔和自然，以免张口时文饰过的红唇区与内侧的黏膜之间界线明显、反差大。

（9）在文眉机文唇时，一定要事先清洁干净文眉机心中的残存文眉液，并换专用的文唇针、帽和戒指杯。

（五）文唇并发症的预防与处理

1. 唇部疱疹　文唇时由于机械刺激、药物反应、创面较大导致机体免疫力降低，会引起唇部疱疹。多数起疱者是从文唇第 3 天开始的，也有少数人文唇 7 天后才出现，疱疹常从唇边缘一侧或下巴、鼻子附近首发，如未给予足够的重视很快就会蔓延全唇。唇部疱疹多由病毒感染所致，呈粟粒至绿豆大小不等，多密集成片，同时伴有唇部轻度肿胀。治疗方法是口服抗病毒药，连续 3～5 天。

2. 唇部感染　唇痂厚积，有黄色分泌物流出，自感局部疼痛明显，肿胀显著，周边皮肤红肿。文唇术无疑会给局部带来创伤，增加细菌进入体内的机会。在操作过程中应严格执行无菌操作，对所用的色料、器械、材料必须经过灭菌。文唇术应选择口腔无溃疡和周边皮肤无感染病灶存在的时机进行，术后保持局部干燥，消除适于细菌滋生的环境。治疗以肌注青霉素 80 万 U，2 次/天，连续 4 天后，肿胀可明显减轻，唇痂干燥，疼痛缓解。

3. 唇部着色过深　在文唇过程中，由于文刺针过长，刺入过深，或施术者刺入红唇内黏膜深浅不一，致使唇部颜色紫黑，或颜色有深有浅，也可能与色素进入血液发生反应有关。具体发生机理还有待进一步观察和研究。可采用医用电离子机或激光分期逐步褪色，应注意操作时电凝的组织切勿太深，以免引起瘢痕形成。激光去色较为安全，效果亦较好，值得推广应用。

4. 色料过敏　文唇后色料造成组织过敏，表现为唇部红肿，有渗出液、痒、痛、脱皮，唇部黏膜发硬，病程长，久治不愈。治疗方法：一是进行抗过敏治疗；二是激光去除过敏原，即用激光去除文唇色料。

5. 唇形不对称　导致文唇后唇形不对称的原因主要是由于术前唇形设计偏斜或是操作过程中出现误差。轻度的唇形不对称，可用化妆技巧将唇形调整对称。例如，宽窄不一，可将窄唇一侧加宽与宽唇一侧调为一致，也可将宽唇一侧去除与窄唇一侧一致。

6. 文唇后唇色与期望唇色不符　文唇色料颜色繁多，如桃红、朱红、大红、深红、胭脂红等，术前选用的颜色与文唇后出现的唇色是有一定差异的，因为色料进入组织后与血液或组织内蛋白结合后发生颜色改变，故应因人而异。如桃红色文后颜色变为红色偏粉，可用深红色文唇覆盖，文后颜色为暗红色。

7. 文唇后唇红颜色不均匀　在文唇操作过程中，美容师在文刺时，一定要把握刺入深度均匀一致、色料覆盖次数一致。若刺入深浅不一，色料覆盖次数不一，就可能出现文唇颜色不一，需再次文唇。

四、文眼线的操作

（一）眼线审美与设计

1. 文眼线的意义　眼睛上其实并没有什么线，只是睫毛根部显出的影子看上去好像上下睑缘部各有一条自然的眼线。眼线文得好，有扩大眼裂改变眼形的作用。而且可以使睫毛显得浓密，增添妩媚艳丽的美感，还可加强眼睑睫毛圈的黑色对比度，使眼睛轮廓更清晰，层次立体感更丰富,映衬得双眸更加黑白分明,秋波闪闪有神。

2．文眼线的适应证及禁忌证

（1）文眼线的适应证:①睫毛稀疏脱落,眼睛暗淡无神者;②倒睫术后及眼袋术后为掩饰、遮盖瘢痕;③重睑术后过宽,通过文眼线,可产生缩小重睑宽度效果;④要求文眼线的美容就医者,一般年龄应在 18 岁以上。

（2）文眼线的禁忌证:①局部有炎症、皮疹者;②眼睑近期有外伤者;③患有肝炎、性病等传染病者;④过敏体质或瘢痕体质者;⑤精神状态异常或精神病病人;⑥患有糖尿病和严重心、脑疾病者;⑦对手术期望值过高或本人文眼线犹豫不决,家属也不同意者;⑧眼睑有内外翻,眼球向外突出明显,上眼睑皮肤松弛下垂或眼袋明显者。

3．眼线设计　文眼线前必须依据美容就医者的眼形、年龄、职业、气质、爱好等诸因素,精心设计,并画出基本形态征得美容就医者同意后,再定型操作。

（1）眼线位置:通常眼线的设计应在睑缘上长出睫毛的位置附近。一般上眼线应文在睫毛部及其稍外侧;下眼线应文在睫毛根部的内侧,如此才能显得自然得体。

若受术者睑缘轻度外倾,位置可适当向内调整,但切勿文满上下睑缘,以防破坏睑板腺开口而造成睑板腺阻塞合并感染;若受术者眼睛深凹则可将眼线向睫毛外调,文后达到使眼睛饱满、健康的效果;对于小眼裂者,通常不主张将眼线文得离睑缘睫毛太近,否则文后可使睑裂更显缩小,影响美感。

上下眼线的尾端在外眦角外不可相交,在内眦角不能相连,否则文眼线后,整个眼睛都被眼线框起来,会使眼睛显得缩小而呆板,甚至出现"熊猫眼"。

（2）眼线的粗细比例:由于上睑睫毛浓长,因此文上眼线时应文得较宽粗,色深些;而下睑由于睫毛短而稀疏,就应文得细淡些,如此才能和谐,浓淡相宜。上下眼线的内侧应文得细淡些,而外侧应文得稍粗深些。一般而论,上下眼线的宽窄,粗细比例掌握在 7∶3 比较适宜。

（3）眼线的形态:上眼线近眼内眦角处稍细,中部、尾部逐渐加宽、加粗到眼外眦部后稍拉长并微翘,这种文绣方法使受术者显得较青春活泼;下眼线应较细,以眼尾稍宽一点为佳,表现为细、直、淡的形态。也可在下睑缘中外 1/3 处略文深加宽些。

4．眼线的设计原则

（1）年龄轻、经常化妆者,眼线形态可粗深些,使轮廓明显而富有朝气,显得活泼。

（2）年龄大、平时不化妆者则应文得细淡一些,以体现出双眼的自然美,增添稳重成熟之感。

（3）小眼睛最好只文上眼线,上下眼线全文只会显得眼睛更小。

（4）圆眼睛的眼线应文得细长以增添曲线长度,使眼睛显得长些。

（5）窄长的眼睛眼线应文得短粗深些,以增添曲线弧度,扬长避短,掩饰不足,显得有精神。

（6）注意对称美原则同文眉术要求一样,双侧眼线的位置、形态、色泽深浅的设计和文饰必须对称和谐一致,方能体现整体之美。

（二）文眼线色料选择

（1）文眼线的颜色,一般应选用黑棕色,以黑色为主方能醒目。

（2）眼线设计好后就要开始确定眼线的颜色,可以选择与自己头发差不多的颜色或根据自己的肤色进行选择,要是肌肤比较白的话,建议可以用咖啡色,要是肌肤比较黑的话,建议选择黑色。

（3）上等文眼线色料为水质，看上去很稀，它的色稠度高，不分层。

（三）文眼线的术前准备、术中操作、术后护理

1. 设计　在确定文眼线的正确位置后，施术者要为受术者设计出一款适合的眼线形态，大家可别小看了这条线，设计好了可使眼睛美丽传神，反之，就有可能成为败笔。

2. 局部消毒　文眼线是在人的眼皮上进行，操作前除了要清洁消毒结膜囊及眼周的皮肤，文绣师必须戴上消毒手套及进行文绣部位的消毒；严格按照一人一弃的安全标准来实行：一人一份消毒棉片、一人一份药液，施术者的所用的工具须用酒精棉擦拭。

3. 麻醉

（1）文眼线的表面麻醉：①此法适用于对疼痛耐受性较好或近日眼部不想有明显肿胀的受术者。②术前 3～5 min 均用棉签蘸少量 1‰～ 2‰的丁卡因液或 2‰利多卡因液，在上、下睑缘部位来回轻涂。有佩戴隐形眼镜者应取下，放入生理盐水中暂存。③在刺破皮肤后，还应反复地涂抹麻药。原则上是文刺一遍，涂抹一遍麻药，这样效果会更好一些。④麻药的浓度应控制在 3‰以下，因浓度越高，反应越重，造成结膜充血，甚至角膜剥脱现象。⑤涂抹麻药时，手法宜轻柔，少蘸药液，勿让药液触及球结膜（尤其是高浓度麻药，以免使角膜受损）。

（2）文眼线的局部浸润麻醉：①术前应详细询问受术者有无麻醉过敏史。②眼部常规皮肤消毒，即用 1：1000 新洁尔灭棉球擦拭。③用一次性注射器抽取 2‰利多卡因 0.5 mL。④嘱受术者轻闭双眼，施术者在受术者一侧眼睛的外眦角部沿下睑或上睑进针做成皮下连续皮丘，也可使针尖从外眦直接进入至内眦下睑缘或上睑缘，边退针边推药做成皮丘（或者下眼睑分成两次进针，上眼睑也一样）。一侧下睑或上睑各用 0.5 mL 麻药。

4. 器械准备　绝对保证一人一针、一人一份色料、针套，文针应事先浸泡在消毒液中。安放文针，安牢针套（针尖留出 0.5～1 mm 为宜），接通电源试机，调节转速，备好色料。

5. 文饰手法　一切准备就绪后，施术者即开始进行眼线文饰，文饰时遵循"宁窄勿宽、宁浅勿深、力求适中"的原则。

（1）文针蘸少许色料，沿眼线造型，依次按先上后下，从内侧向外侧文饰次序进行。文饰可采用点刺、点划手法进行。要求运针有力准确、力度一致、深浅掌握适度，力求文出光洁、平滑、均匀、曲线流畅的眼线。

（2）文上眼线一般在上眼睫毛根部先文一条细线，若需加宽则在睫毛外面进行；文下眼线在下眼睫毛根部先文一条细线，若需加宽则在睫毛内面露白的部位加宽。

（3）文眼线要特别注意观察两边眼线的对称，不管从位置、形态、上色，左右眼必要保持一致。

6. 文饰后处理

（1）文饰术毕清洁创面，并涂以薄层抗生素眼膏、结膜囊内滴消炎眼药液。

（2）为了使颜色保持长久及文饰部位快速消肿，文饰后立即冰敷，2 天内尽量使用凉水或温凉水清洗眼部，勿用热水和肥皂液擦洗眼部，并继续滴用抗生素眼药水 2～3 天。

（3）7 天内禁止做皮肤保养美容及游泳，日常清洁避免长时间沾水，结痂时切忌人为撕拉，让其自然脱落为好。

7. 文饰后恢复过程　文眼线后，一般 1～2 天内局部可有轻度肿胀、不适现象，不必处理，5～7 天后自然脱痂。文后眼线色泽一般显深黑，经过半月后才逐渐定型。

8. 文饰后补色　一部分人在文眼线后 5～8 日内，局部会出现脱痂并脱色的现象，一般可采用补色来弥补。对部分颜色不均的地方，可在淡处补色。补色的时间一般在文眼线术后的

2 周进行。

（四）文眼线的注意事项

（1）文眼线时施术者应嘱受术者闭上眼睛，这样可减少疼痛感和恐怖感。

（2）施术者应提醒受术者在文眼线时千万不要用手接近眼睛或突然抬头移动位置，以免误伤眼睛。

（3）特别要提醒的是操作过程中文针方向，绝不能朝向眼球，以防万一出现"飞针"误伤眼球，造成意外事故。

（4）文眼线时以见到微细血珠为宜，用棉球擦拭不掉色即可。

（5）操作过程中，应随时注意清除多余的色料和渗液，以利于观察和文饰。

（6）若受术者疼痛难以耐受时，可暂停操作并酌情追加麻醉量。

（7）要注意严格消毒，避免术后感染。

（五）文眼线的并发症、预防与处理

1．局部感染

（1）原因：手术前、手术中消毒不严格，不遵守无菌操作规程；病人手术后不认真保护，都会造成感染。

（2）表现：局部创面红肿、渗液、分泌物多或有脓点、毛囊炎等。

（3）预防：术前、术中严格按无菌操作进行，术毕时应清洁创面、涂抗生素软膏，术后定期随访，注意创面清洁卫生。

（4）处理：一旦发生感染，创面应每天清洁换药；口服或肌注抗生素，严重者应静滴给药，直到痊愈。

2．药物过敏

（1）原因：包括麻醉药物、消毒液和色料过敏。

（2）表现：突然惊厥、昏迷、休克、呼吸、心搏骤停而死亡，也有可能于术后局部出现过敏性皮炎，表现为局部红肿、发痒、脱皮，甚至文眼线区皮肤高出正常皮肤组织。

（3）预防：术前详细询问受术者有否过敏史；杜绝使用伪劣、过期药品和文饰液。

（4）处理如下。

①严重过敏反应应立即给予脱敏药物，如可的松类激素药物肌注或静滴，吸氧。若出现过敏性休克应行抗休克治疗，若出现呼吸、心跳停止则按心肺复苏方法原则迅速抢救，并立即请急救医师处理。

②一般过敏反应：全身应用抗过敏、抗感染类药物。局部可应用止痒、消炎抗过敏、消肿类药物。如果出现轻度红斑、丘疹、少量水疱无渗液时，可用炉甘石洗剂、激素类乳膏或霜剂。若有明显糜烂渗液，可用 3‰ 硼酸液敷。

3．飞针误伤眼球 电动文眉机文刺速度较快，文眉针尖锐，若安置不牢固，文眉针脱落，或者操作者疏忽，可能误伤眼球，应特别警惕预防。因此操作前应检查文针是否安放牢固，并应在他处试行开机，稳定后再正式文饰。文饰时应精力集中，文针应始终避开角膜或眼球。若一旦不幸发生误伤眼球，应立即请眼科医师处理。

4．皮下淤血

（1）原因：由于注射器注射麻药刺破血管，造成皮下出血，皮肤表现为青紫色。

（2）预防：技术要熟练，不可大力进针；注射麻药不应过深，要选用 5 号细针头，遇到出血压迫 3～5 min。

（3）处理：操作后可冰敷，术后第 2 天热敷，利于吸收，也可不治疗，让其自行吸收。

5. 眼睑肿胀　主要是由于注射麻药和文刺后组织损伤，引起的反应性组织水肿，1～2 天可恢复正常，不必特殊处理。

6. 染料洇色、眼线晕染、眼线颜色变蓝　洇色晕染是药液文饰后至皮内向四周扩散、漾开、渗透，是文饰术中较棘手的并发症，一旦发生很难处理。

（1）原因如下。

①动作粗暴，文刺太深，色料饱和，色料过多地进入组织间隙或细胞内，有部分色料不能被组织吸附，随组织液流动扩散，达到网状层。

②本身眼皮组织疏松，组织间液过多，不利于色料的吸附，色料容易扩散。

③刺破真皮下血管，色料随血液扩散。

④注射麻药的针头粗，色料随针眼进入组织中，向眼线外组织扩散。

⑤使用劣质眼线液，易流动，吸附力差，也易扩散。

⑥术后当天热敷，造成血管扩张，血液流动加快，血管通透性增加，不稳定的色料可随血流扩散。

（2）预防：注射麻药不宜过多，注射麻药的位置应离睑缘稍远一些。文饰应用文饰机，细针头，操作细心均匀。文饰不应过深，在 0.3～0.7 mm 为佳，即表皮深层或真皮乳头层，掌握以不出血为度，特别在内眦角，组织疏松，更不能太深。应选择易吸附、不易流动的文眼线液。术后第 1 天可以冷敷，减轻肿胀，禁止热敷。

（3）处理：文饰术两周后，选择质量好的文眼线液再次文饰覆盖，如一旦出现眼线洇色，可采用激光去除的方法，可将洇色去除干净而不留瘢痕。待 1～3 个月后再次文眼线。

7. 眼裂缩小

（1）原因：眼线离睑缘太近，小眼睛上下眼线全文，或者上下眼线在内外眦角相连，都有使眼睛变小的感觉。

（2）预防：眼线文在睫毛的内侧，上眼线文在睫毛的外侧，切勿将整个睑缘都文满。上下眼线内侧要细，外侧可适当加粗，在内外眦角上下眼线不能相连。小眼睛者最好只文上眼线，不文下眼线。

（3）处理：可用高频电沿睑缘后唇轻轻"清洗"。

8. 眼睑外翻

（1）原因：美容师对文眼线的正常位置掌握欠准确，下眼线往外，下睑缘外露过宽，使下眼睑看上去有外翻的效果。

（2）预防：文下眼线应沿睫毛根部内侧文。下眼线文好后，美容者站立平视，下睑内侧缘看上去似露非露，或下睑缘外露宽度不超过 1 mm。

（3）处理：将下眼线往内侧补文。如果眼线过宽，用激光把外侧过宽的眼线"清洗"掉。

9. 眼线不流畅

（1）原因：美容师技术水平低，手的支撑点不稳，文饰深度不等，速度不均，上下偏斜，手文比机文更易出现不流畅。

（2）预防：初学者应熟练掌握文饰要领。文饰时肘部找好支撑点，持机要稳，在术中，要注意观察上色情况。

（3）处理：2 周后修补。

10. 不上色

（1）原因：由于边文边擦，色料没有被皮肤充分吸收或针尖不锋利没有刺入皮肤，色料因而未进入皮肤。另外，文刺过浅没达到真皮乳头层，色料可随着角质层的不断新陈代谢而脱落。而文刺过深时，由于出血而排斥，色料也不易上色。

（2）预防：术中要注意观察上色情况。

（3）处理：2周后修补。

（赵　绮）

第三节　美容文饰失败的修复方法

　　眉、眼、唇美容文饰术貌似简单，实际上，包含着技术、社会、心理及美学等多方面错综复杂的问题。因此，在人们追求容颜美丽而求助于美容文饰术的过程中，由于各种主、客观因素影响，或随着时间的推移、自身年龄的增长、社会审美观念的变迁所造成的文绣效果不理想时常发生。最常见的有：文饰的颜色不理想，两侧形状位置不对称，与脸形、眼形、年龄、发色等不协调，过黑、过粗、过细，甚至出现一些令人啼笑皆非的文饰。这些情况的发生使得美容文饰术不但不能增添美感，反而丑化面容，给人们带来烦恼和痛苦，而且还严重影响了人们正常的工作和学习。所以我们应当学会如何去除这些不理想的文饰。

　　首先，应当重新设计眉形、眼线、唇线，根据新设计的形状，将原来不理想的眉形、眼线、唇线加以修整或去除，重新加工补救，使形与色达到理想满意程度。临床上褪色修复的方法很多，如空针密文褪色法、药液褪色法、遮盖褪色修复法、再文饰法、电灼褪色法等，但目前比较常用而且效果比较理想的方法主要有激光洗色法和手术切除加柔绣法。

一、空针密文褪色法

1. 原理　空针密文，是用文眉机不蘸任何色料，在局部皮肤上来回划动，人为地造成表皮机械性损伤，待数日皮肤表面结痂自然脱落后，颜色变淡。

2. 空针密文褪色法的适应证

（1）文刺颜色过深。

（2）对文线不满意，即文眉的某一缘、文眼线的某一点、文唇线的某一边不满意者，需做部分修改者。

3. 空针密文褪色法的操作方法

（1）用眉笔画出要修改部分的标记线。

（2）局部清洁消毒，用75％酒精或1∶1000新洁尔灭。

（3）文眉机机芯清洁干净，插入一根新针，不蘸色料，在局部皮肤不理想的地方用空针来回刺划，刺划应比较致密，刺入的深度为0.5～0.8 mm。

（4）术后用敷料压住创面10～20 min，减少出血，文饰完毕后涂抗生素眼膏。

（5）1～2周自然脱痂后复诊，观察褪色情况，必要时可再次褪色。

4. 空针密文褪色法的养护

（1）术后在皮肤表面薄薄地涂一层湿润烧伤膏，以保护创面，或者干燥暴露创面。

（2）术后保持皮肤创面绝对干净和干燥，一般术后 3～7 天结痂，7～10 天结痂自然脱落，脱色部位颜色变浅、变淡。

空针密文褪色法治疗时间短，治疗后无需休息，因而对很多不良文饰病人而言是一种较好的方法，但空针密文褪色法也有一些副作用出现：治疗结束后易出现继发性感染，感染后会遗留瘢痕；空针密文法修复不良文饰时疼痛感较明显。

二、洗眉水褪色法

1. 洗眉水褪色法的原理　洗眉水褪色法是按空针密文法，表皮机械损伤后，利用脱色剂，待数日内皮肤表面结痂后，自然脱落颜色变浅、变淡。

2. 洗眉水褪色法的适应证　眉形尚可，颜色过黑，变蓝者；上眼线文刺过宽，外眼角过长者（下眼线不用此法）；文唇过宽者。

3. 洗眉水褪色法的操作方法

（1）画出要修改部分的标记线。

（2）局部清洁、消毒。

（3）用文眉机空针密文数遍，用消毒棉球擦拭少许渗血。

（4）用棉签蘸取褪色液擦拭创面，3～5 min 后局部泛白。

（5）用棉签蘸取生理盐水清洗褪色液。

（6）术毕局部涂抗生素眼膏。

4. 洗眉水褪色法的养护　术后皮肤表面渗出液较多，24 h 后可清洁创面 1 次。保持皮肤创面绝对干净和干燥，1 周内不得沾水，一般术后 3～7 天结痂，1～2 周脱痂后复诊，可见脱色部位颜色变浅、变淡，视情况可再次褪色 1～2 次。

三、遮盖褪色修复法

1. 遮盖褪色修复法的原理　用近似肤色的颜料文刺遮盖原来的颜色。遮盖褪色修复法操作方法与前文绣技术一样，只是根据要遮盖的不良文饰，选择不同色料，以达到满意效果。

2. 遮盖褪色修复法的适应证　适于局部某一点、某一部位文刺不理想者，或褪去原来文饰。

3. 遮盖褪色修复法的操作方法

（1）眉区遮盖褪色修复法：用自然肤色色料文刺眉区某一不理想部分或洇色部分，使原底色变浅，操作方法如文眉。

（2）眼线遮盖褪色修复法：用自然肤色色料文刺眼线某一不理想部分或洇色部分，使原底色变浅，操作方法如文眼线。

（3）唇线遮盖褪色修复法：用大红、桃红色文刺整个发黑的唇线，文刺的次数取决于当时遮盖的效果，操作方法如文唇线。

4. 遮盖褪色修复法的养护　术后创面保持绝对清洁和干燥，3～7 天结痂自然脱落，1 个月左右行第二次遮色，直至达到理想的纹色。

四、再文饰法

1. 再文饰法的原理　利用油性膏状色料，使用绣眉针片，把不理想的眉色转变成时尚的流行色，再把过宽、多余的眉遮盖住。这种方法对皮肤无任何伤害，安全系数高。

2. 再文饰法的适应证　适用于原眉形较好、眉色不好的文饰。

3. 再文饰法的操作方法

（1）画新眉框：在原有眉形的基础上，重新画出一对时尚、生动、对称的新眉框，将新旧眉毛区分开来。

（2）转色：如果原来的眉是深色的，就需要将其变成浅色，以便遮盖。

（3）填空：如果新眉形局部需要挑高，就要将新眉框内的皮肤空白处绣上新的颜色，以营造统一感。

（4）遮盖：同时选用肤色色料和白色色料交替绣在需要去除的部位，使需要去除掉的部位被完全遮盖住。

（5）调色：为使遮改过的地方不被人察觉，再用多量的肤色色料加上少量的红色色料和土黄色色料调和在一起，调成类似改眉者的皮肤色素料，涂于刚被遮盖过的皮肤表皮部位，旧的眉色即可消失，而靓丽的新眉则诞生了。

4. 再文饰法的养护　术后创面保持绝对清洁和干燥，3～7天结痂自然脱落，1个月左右行第二次遮色，直至达到理想的纹色。

五、电灼褪色法

1. 电灼褪色法的原理　电灼褪色法是指利用电针使组织的蛋白质气化、炭化、凝固变性，从而达到去除不良文饰的目的。

2. 电灼褪色法的适应证

（1）眉形不好、眉色不佳、眉头过粗、过方者。

（2）眼线形状不好，颜色异常、过重、泗色者。

（3）上下眼线位置偏离睫毛根部者。

（4）唇形不好、颜色发暗者。

（5）各种文身后，对形态、色泽不满意者。

3. 电灼褪色法的操作方法

（1）去除文眉：①签署手术协议书；②常规皮肤消毒，局部浸润麻醉；③电灼深度不可超过真皮浅层（约1 mm），边操作边用棉球擦拭，直到原文眉变浅或消失；④术后用纱布按压，以减少出血，创面涂少许烧伤软膏；⑤保持创面清洁、干燥，术后可理疗，促进创面愈合；⑥术后7～10天痂皮自然脱落，不可硬揭。术后15天左右局部发痒，1个月后有新眉长出；⑦如一次去除效果不佳，间隔半年后可行第二次去除，深度不超过真皮浅层，避免损伤毛囊。

（2）去除文眼线：①签署手术协议书；②常规皮肤消毒，局部浸润麻醉；③先按照文眼线的正规位置进行文饰，再用电针去除不良眼线，控制深度，避免损伤睫毛囊；④如上下眼线同时修补，应按先上眼线，后下眼线，再外眦角的顺序进行，以免色料涂染创面；⑤创面涂烧伤软膏，干燥，暴露创面。

（3）去除文唇：①签署手术协议书；②局部消毒、麻醉；③对黑色唇线和多余的文饰部位进行电灼，不可过深，以免产生瘢痕。

4. 电灼褪色法的养护

（1）保持创面干燥，不得沾水，术后7～10天痂皮自然翘起而自行脱落，不可硬揭裂开翘起的痂皮，以免伤口尚未痊愈而留疤。

（2）术后1～2周脱痂后复诊，若褪色不彻底，3～6月后行第二次褪色。

（3）电灼褪色法一定要严格遵守无菌操作原则，以预防术后感染。术后若有感染迹象或感染发生，则应及时采取抗感染措施予以控制。

六、手术切除柔绣法

（一）切除眉毛

1. 原理　眉全部切眉术主要适用于整个眉部由于反复洗眉产生瘢痕、眉毛稀疏、文眉后颜色（通常为淡咖啡色或深蓝色），通常表现为粗大的黑毛虫横躺到眶上缘，经过激光等手段洗眉后颜色不能退除，必须将眉毛全部切除。手术切除失败文眉的同时也切除了部分松弛的皮肤，使松弛的眼皮变紧，矫正了外眼角下垂，减轻鱼尾纹。切除后 8 天，可行画眉，术后 1～3 个月进行重新文眉。

2. 适应证
（1）不理想的眉形：如八字眉、眉形过宽或过于平直。
（2）文刺形态不佳眉形。
（3）颜色过深、泛蓝、用激光清洗尚不彻底等。
（4）各类修复遗留有颜色深浅不一、形状、粗细不均、增生性或萎缩性瘢痕者。
（5）眉形低平，眼睑皮肤松弛，两者皆需矫正者。
（6）间接除皱及去眉间皱纹等。
（7）要求彻底去除原来所文之眉者。

3. 方法
（1）设计：非常重要，医生应尽量与切眉整形手术者沟通，达成共识后做手术。一般来讲，眉毛不宜全部切除，至少应保留眉头部毛发，否则文画出的眉毛不够自然。切口应尽可能设计在眉下缘，这样将来的切口瘢痕不至于太明显。如果是提眉术，需在眉上做切口，则应紧贴眉上缘设计切口线。切除的宽度不宜太宽，一般应小于 5 mm，最宽不应超过 10 mm。
（2）切开：手术刀应垂直于皮肤，特别在眉弓处皮肤有一定的弧度，更要注意。眉缘处做切开则应注意与眉毛的生长方向平行，尽量减少对眉毛毛囊的破坏。
（3）剥离：切眉整形手术后通常无法直接缝合，需在切口两侧进行剥离。剥离时注意两侧的厚度应一致，尤其在距切口缘 3 mm 以内，更要注意，使两侧组织厚薄相当。切眉整形手术一般在两侧都要剥离，使切缘向中心靠拢，而提眉术可以只剥离下半，以提高效率。
（4）缝合：切眉整形手术缝合：一定要在皮下缝合一层以减轻张力，必要时可在真皮层加缝几针，缝合时的对位也很重要，否则会出现意想不到的褶痕。
（5）包扎：切眉整形手术包扎：最好用弹力绷带包扎以减少术后的渗血和水肿。

4. 养护
（1）按时敷药，一般术后 7～10 天拆线，拆线之前伤口要避免沾水。
（2）保证手术部位清洁，以防伤口感染，可用无菌盐水擦洗血痂或分泌物。
（3）切眉术后要以清淡食物为主，禁食刺激性食物如油腻、生冷、辛辣、腥物等，禁止吸烟、饮酒。
（4）一个月内保护好手术部位，避免受压，按摩。
（5）按医嘱定时服药，如有红肿、发热等异常反应立即联系医生，并复诊。
切除部位设计时最好保留些眉头的眉毛，这样再进行柔绣眉就很自然。保留的眉头如果文色过深。可以先用 Q 开关激光洗浅后再柔绣。

如果操作正确,术后切口痕迹不明显,这种方法不但是去除失败眉的理想方法,而且也是加大眉睑距离、去除松弛眼皮的理想手术方法。

（二）切除眼线

1. 适应证

（1）文饰眼线渗洇、晕染。

（2）文饰眼线过宽。

（3）眼线文饰位置异常。

（4）眼线文饰形状异常。

2. 操作方法

（1）手术设计:上眼线的上缘为切除的上界,下界为睫毛根部上 0.3～0.9 mm,上、下界之间为切除的部分。下眼线切除的上界在睫毛根下 0.3 mm,下界视情况而定,以术后下睑缘不外翻为度。

（2）手术方法:常规消毒铺巾,局部浸润麻醉。按预先的设计进行切除缝合,若皮肤有张力,可在两侧皮缘下分离,使其在无张力下缝合。缝毕,切口处涂消炎药膏,不包扎,保持伤口干燥、无污染,4～5 天后拆线。

3. 注意事项 由于眼睑皮肤很薄,睑缘处血管密集,文饰时易造成渗洇,色料不仅进入皮肤表层,而且进入皮下组织及眼轮匝肌之中,此时即使使用 Q 开关激光也不能清除干净进入体内的色料,只能用手术切除,既彻底恢复又快。若渗洇面积较大,可先手术去除皮肤下面的着色组织,皮肤上的色素用激光洗,用这种结合的方法去除复杂的失败文饰效果很好。

七、激光洗眉法

1. 激光洗眉法的原理

（1）激光洗眉的定义:激光通过毫秒、微毫秒的超脉冲时间,瞬间可以透过皮肤的表皮到达皮肤的深层,使皮肤内部的色素颗粒瞬间粉碎,粉碎的色素颗粒会被人体的巨噬细胞吞噬后,慢慢运走。

（2）激光洗眉的原理:现代新型激光(如 Q 开关红宝石激光、Q 开关翠绿宝石激光、Q 开关 Nd:YAG 激光等)通过 Q 开关技术及频率转换(倍频)技术,选择文刺染料吸收最强的波长,通过激光产生的光热效应对靶目标进行选择性破坏,并大大缩短了激光与组织作用的时间,从而减少了激光热能对正常组织的热损伤,可以在不影响正常组织结构的情况下,有目的地摧毁病变组织,这种原理称为选择性光热作用。因此类激光治疗安全、可靠,目前已广泛应用于去除各种不理想的文饰。

2. 激光洗眉法的适应证

（1）各种不理想文眉、眼线、唇线,包括颜色、形状不满意者,尤以未经其他治疗方法治疗者效果更佳。

（2）颜色尚满意,需局部去除修改者,如双侧文眉、文眼线过粗需修细者。

（3）文饰术后洇色。

（4）文饰遮盖不满意者。

3. 激光洗眉法的禁忌证

（1）曾经多次洗眉的人:因为表皮和真皮组织变得较薄,相对地洗眉时的危险度也较高。

（2）文眉文的很深的人:当初在文眉时文得太深的人,也不适合进行激光洗眉。

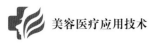

（3）瘢痕体质者。

4. 激光洗眉法的操作方法

（1）术前准备：①签署手术协议书。②照相。要求在同一条件下做治疗前后的对比照相。③麻醉。多数病人可忍受 Q 开关激光治疗，一般无需麻醉。疼痛耐受性较差者可在局部用 1%～2% 的利多卡因浸润麻醉或局部涂抹 5% 恩纳霜（EMLA）。④体位、消毒。病人平卧于手术床上，用 1：1000 苯扎溴铵局部消毒。

（2）手术操作

①去除文眉：可根据不同颜色，可采用 1064 nm、755 nm、694 nm 波长 Q 开关激光治疗，治疗时，先用一些激光脉冲测试病人对治疗的承受能力及组织反应，调节合适能量治疗，正常反应为治疗后皮肤即刻变白伴点状出血。治疗一般从眉尾开始并逐渐向眉头方向移动。治疗遮盖色时，应先试几个治疗脉肿，如观察到染料变黑，则应考虑应用其他治疗方法。

②去除文眼线：可采用 1064 nm、755 nm 波长 Q 开关激光治疗。眼球内置角膜保护器，以防激光损伤角膜。根据文刺颜色深浅及组织反应选择治疗能量，正常反应为皮肤变白并很快出现点状出血。宜先从外眦处开始治疗，逐渐向内眦处移动。

③去除文唇：采用 532 nm 波长 Q 开关激光治疗，如果文饰颜色发黑、发乌，也可用 755 nm 或 1064 nm 波长治疗。根据颜色深浅调节合适能量，一般治疗时可先从唇外侧开始，逐渐向唇峰方向移动。因唇部血液循环丰富，治疗速度宜快，治疗完毕立即压迫止血。

（3）操作注意事项：①在照射前一般无需麻醉。对于个别怕疼的病人，术前可用 5% EMLA 麻醉软膏涂于病变部位厚约 1 mm，加盖透明贴 40～60 min 后开始治疗，即可减轻疼痛。②洗眼线时，应用角膜保护液，防止眼睛烧伤。③少数病例出现术后色素沉着，3～6 个月后自行消退，不必用药。④按剂量、按规定间隔时间照射，一般不会出现瘢痕，若出现增生性瘢痕则需按增生性瘢痕进行治疗。

5. 激光洗眉法的护理

（1）术后压迫止血，并用冰袋冷敷患处，以减轻术后疼痛与肿胀。

（2）创面涂抗生素药膏，伤口可暴露或加盖敷料，保持创面清洁、干燥。

（3）注意防晒，避免太阳暴晒。

（4）照射后局部不能沾水，避免出汗，有渗液应及时治疗，防止感染加重。

（5）不要摩擦或随意剥取痂皮，应任其自然脱痂。

（6）根据病变的深浅、程度部位不同，可能需要多次治疗，才能达到目的。

（7）激光法褪色后，如需重新补色修文，应在局部稳定 2～3 个月后再择期文饰。

（赵　绮）

第六章　美容化妆技术

第一节　美容化妆品基本知识

一、美容化妆的概念和特点

(一) 美容化妆的概念

美容化妆的概念有广义和狭义之分。

广义的美容化妆是指在身体健康和心理健全的基础上,借助某些物理方法和化妆产品,运用化妆技术来美化自己和掩盖面部某些缺陷,装扮整体,使其成为健康而靓丽的人。这里的化妆不仅指的是颜面,甚至是还要改变人的整体形象、心理状态及气质,提高文化修养的整个生命体的美容化妆。

狭义的美容化妆是指以人体医学科学为基础,以人类社会审美心理为标准,运用现代美容化妆技术及美容化妆产品,根据个体特点和需要,进行肌肤养护、修饰等一系列方法,以达到扬长避短、增加魅力为目的的系统理论和技术。

人们平时所说的化妆是指人们在日常社交活动中,利用化妆用品和化妆用具,对面部五官及其他部位进行修饰、描画,以达到扬长避短、美化容颜、增强自信和尊重他人的目的。

每一个历史时期的社会经济发展状况,社会民族风俗习惯,人们的道德、伦理、文化素质、生活水平,都会对化妆产生很大的影响,因此美容化妆不仅是个体活动,同时也具有广泛的社会性。真正推动美容化妆发展的动力是人们心目中对美的追求与渴望。纵观美容化妆的起源与发展,正是由于人们内心对美的追求所产生的巨大能量促使美容化妆不断发展。

当今美容化妆的重要特征是运用天然成分的化妆品和自然的化妆技法,而基础化妆、矫正化妆、风格化妆是美容化妆的三个境界。对眼睛、肤色、嘴唇的描画又称为化妆的三要素:眼睛被称为心灵的窗户,是面部化妆的核心,为化妆的第一要素;俗话说"一白遮百丑",肤色是化妆的第二要素,也是化好妆的基本条件;嘴唇为女性的魅力点,为化妆的第三要素,在化妆中极为重要。运用美容化妆的手段来美化容貌与仪表,树立自信,令生活充满活力,是人类现代文明的具体表现,也是美容化妆渐趋成熟的标志。

(二) 美容化妆的特点

社会的不断进步,为人们追求理想的美创造了良好的条件。在现代生活中,人们追求的美应该是健康的美、科学的美,因此对美容化妆有了更高的要求,其主要有以下几个特点。

1. 因人而异　人的容貌是天生的,每个人都有各自的特点,美容化妆中切不可强求一律按同一标准进行,应表现出个性美,择优施为。

2. 因地而异 根据不同的生活或工作环境及身份特点来进行美容化妆,切忌千篇一律,同样的化妆在不同的场合和照明条件下的效果是极不相同的,甚至有时还会产生相反的效果。

3. 因时而异 不同时代人的精神面貌和社会风格不同,妆型也不尽相同,就同一个人而言不同年代、不同季节、不同时间的美容化妆也应有所不同。

二、美容化妆的作用和原则

(一)美容化妆的作用

1. 美化容貌 通过美容化妆来美化自己的容貌,使优点更加突出,起到增添神采的作用。

2. 健美护肤 美容化妆不仅可以使人容颜美丽,而且还能够起到保护皮肤的作用。

3. 增强自信 化妆在增添美丽的同时,也增加了自信,精心装扮而信心十足的人,会为社会交往和社会生活增添更多的愉悦气氛。

4. 弥补缺陷 完美无瑕的容貌不是每个人都具有的,通过后天的修饰来弥补先天的不足,使自己更具魅力。

(二)美容化妆的原则

1. 扬长避短 化妆一方面要突出面部最美的部分,使其显得更加美丽动人;另一方面要掩盖或矫正缺陷或不足的部分。

2. 自然真实 化妆要自然真实,不留痕迹。无论淡妆、浓妆,都要显得自然真实,切忌厚厚地抹上一层。化妆师可以运用化妆技巧,通过熟练的化妆手段,使用各种合适的化妆品来取得自然而美丽的化妆效果,表现出人的自然个性和气质美。

3. 突出个性 化妆要因人、因地、因时制宜,不可千篇一律。化妆师应根据化妆对象的特点设计适合的妆型,突出其个性特点,避免"千人一妆"。

4. 整体协调 美容化妆强调整体观和协调美,要根据化妆对象的气质、性格、职业、年龄等特点制订不同的设计方案,同时还必须注意与发型、服装和饰物的配合,力求取得完善的整体效果。

三、美容化妆的种类

化妆根据其展示的不同空间可分为两大类:生活化妆和表演化妆。生活化妆以弥补缺陷、美化容貌、展示个性为主要目的;表演化妆以表演和展示为主要目的(图 6-1)。

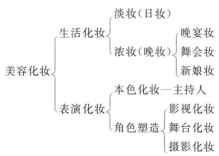

图 6-1 美容化妆的种类

四、美容化妆的用品和工具

用于美容化妆的化妆品又称为彩妆用品。彩妆类化妆品具有美化面部容貌、调整皮肤色调、修整面部轮廓及五官比例、掩盖面部缺陷等重要作用。能够正确认识并选择适合的化妆品是化妆师必须具备的技能。

（一）化妆用品

1. 卸妆产品、洁面产品、洁面巾等 其主要用于化妆前的卸妆、洁面。卸妆产品的种类很多，常用的包括卸妆油、卸妆液、卸妆乳。卸妆油采用"以油溶油"的原理，可以与脸上的彩妆油污融合，以往的卸妆油以含矿物油为主，对皮肤有一定的刺激性；取而代之的是植物性卸妆油，能够完全清除残留彩妆，安全并无刺激。卸妆液性质温和，清洁效果好，对皮肤的刺激小，用于眼部和唇部的卸妆。卸妆乳与普通的洁面产品很像，非常的温和，妆容不浓的情况下使用不错。如果用卸妆产品卸妆，还要用日常的洁面产品进行洁面，以保证清洁效果。洁面巾具有三合一功效，即卸妆、洁面、护肤一次完成。

2. 化妆水 化妆前使用化妆水，可补充皮肤表皮水分，滋润皮肤，收敛毛孔，保持妆面持久；柔软性化妆水有软化表皮的功效，多用于较粗硬的皮肤；收敛性化妆水具有收缩毛孔的功效，多用于油性皮肤；润肤性化妆水具有保湿的功效，多用于中性和干性皮肤；营养性化妆水具有补充皮肤营养和水分的功效，多用于干性和衰老性皮肤。

3. 乳液、面霜 两种都在化妆前使用，既能保护皮肤，又能给皮肤补充水分及营养。乳液一般适用于淡妆、夏季化妆和油性皮肤；面霜一般适用于春、秋、冬季，浓妆及干性皮肤和衰老性皮肤。

4. 粉底 粉底是妆容的基础，用于遮盖瑕疵、调整肤色、改善肤质、增强面部立体感。粉底的种类很多，常见的有液状、固体状、膏状、粉状。

（1）粉条：外观呈管状的膏状粉底，又称粉棒、粉底膏，油脂含量较大，质地较厚重，遮盖力很强，可以用来美化毛孔、均匀肤色。

（2）粉底霜：由液状粉底发展而来，含油脂大，遮盖力较强，适用于中性、干性、衰老性皮肤和秋、冬季化妆，适用于浓妆。

（3）粉底液：液状，含水分较多，妆容通透自然，但是遮瑕力不够，往往用来均匀肤色、打底用，适用于夏季和化淡妆。

（4）粉饼：水油适量，遮盖力强，分干粉饼、湿粉饼、干湿两用粉饼。干粉饼可起到定妆、控油或者简单润色的作用；湿粉饼可做粉底修饰皮肤；干湿两用粉饼使用方便，湿用打底，干用定妆，而且携带方便。粉饼适用于油性皮肤、补妆和日常快速上妆定妆。

（5）遮瑕膏：遮瑕膏是一种特殊的粉底，成分与膏状粉底相似，其质地较膏状粉底更干些，遮盖力最强，主要用于一般粉底掩饰不住的瑕疵。遮盖瑕疵可根据情况放在底色前后使用均可。

5. 调肤液 调肤液又称修正液，用于调整皮肤的颜色，用在化妆打底之前，涂在脸上宜薄，否则会出现发青、发紫的效果。

（1）紫色：用于调整偏黄、灰暗的肤色。

（2）绿色：用于调整偏红及脸颊有红血丝的皮肤。

（3）粉红色：用于调整苍白的肌肤，塑造健康红润的效果。

（4）蓝色：用于表现白皙的肌肤。

（5）橙色：用于表现古铜色的肌肤。

（6）土黄色：用于遮盖黑眼圈。

6. 蜜粉　蜜粉又称散粉、定妆粉，为颗粒细致的粉末，具有吸收水分、油分的作用，可以全面调整肤色，令妆容更持久、柔滑细致，并可防止脱妆，适用于各种妆型的定妆。此外，蜜粉还有遮盖脸上瑕疵的功效，令妆容看上去更为柔和，呈现出朦胧的美态，尤其适用于日常生活妆。

7. 高光色　高光色是比基础底色浅的粉底，用在脸部需要扩大、凸起的部位，如额部、眉骨、鼻部、下巴等处，不同的脸形涂抹高光的位置也有所不同。

8. 阴影色　阴影色是比基础底色深的粉底，用在脸部需要缩小、凹陷的部位，如腮部、下颌角等。阴影的晕染应柔和自然，看不出明显界线，不同的脸形抹阴影的部位也不一样。

9. 眼影　眼影是加强眼部立体效果、修饰眼形以衬托眼部神采的化妆品，其色彩丰富，品种多样。常用的眼影分为眼影粉和眼影膏两种。

（1）眼影粉：粉块状，分为珠光眼影和亚光眼影，含珠光的深白色眼影粉也可作为面部提亮色。眼影粉在定妆后使用，珠光眼影可起到特殊的装饰作用，通常用于局部点缀；亚光眼影较适合东方人显浮肿的眼睛。

（2）眼影膏：外观和包装与唇膏相似，是现在比较流行的眼用化妆品。它的色彩不如眼影粉丰富，但涂后给人以光泽、滋润、饱满的感觉。

10. 眼线液、眼线粉（膏）、眼线笔　眼线饰品是进行描画睫毛根部时用的化妆品，用于调整和修饰眼形，增强眼部的神采。

（1）眼线液：半流动状液体，配有细小的毛刷。其特点是上色效果好，但操作难度较大。一般适用于晚妆、浓妆。

（2）眼线粉（膏）：块状，最大的特点是晕染层次感强，上色效果好，不易脱妆。适用于各种妆型。

（3）眼线笔：其外形像铅笔，芯质柔软。特点是易于描画，效果自然真实。一般适用于生活淡妆。

11. 睫毛膏　用于修饰睫毛的化妆品，可使睫毛浓密、纤长、卷翘及加深睫毛的颜色，增加眼部神采与魅力。睫毛膏的色彩丰富，可分为无色睫毛膏、彩色睫毛膏、加长睫毛膏等多种。

12. 眉笔、眉粉　描画眉毛的工具，用于调整修饰眉形，增强面部神采。

（1）眉笔：外形像铅笔，芯质较眼线笔硬，颜色有黑色、棕色和灰色。黑色多用于浓妆，棕色适合淡妆和肤色较白的人，灰色适用于年龄较大的人。

（2）眉粉：用眉粉刷蘸眉粉均匀的涂在眉毛上，比用眉笔画的要自然。

13. 腮红　又称胭脂，用来修饰面颊的化妆品。它可矫正脸形，突出面部轮廓，统一面部色调，使皮肤呈现健康红润的颜色，常用的腮红有粉状和膏状两种，美容化妆常用粉状腮红。

（1）粉状腮红：外观呈块状，含油量少，色泽鲜艳，使用方便，适用面广。定妆之后，涂于颧骨附近。

（2）膏状腮红：外观与膏状粉底相似，能够充分体现面颊的自然光泽，特别适合干性、衰老性皮肤和透明妆使用。

14. 唇膏　唇膏是所有彩妆化妆品中颜色最丰富的一种。它用于强调唇部色彩及立体感，具有改善唇色，调整、滋润及营养唇部的作用。唇膏按其形状划分，有棒状和软膏状两种，唇膏同时也包括唇彩。

（1）棒状、软膏状唇膏：一般放在盒中，特点是可以随意进行颜色的调配，是专业化妆师的首选。

（2）唇彩：使用唇彩可以突出唇部的滋润感。唇彩质地细腻，光泽柔和，使用后会使唇部显得润泽、自然，一般与唇膏配合使用。

15. 唇线笔 唇线笔外形似铅笔，芯质较软，用于描画唇部的轮廓线，能够改善唇部细节、增强唇部的立体感。选择唇线笔的颜色时应注意与唇膏属于同一色系，且略深于唇膏色，以便使唇线与唇色协调。

16. 修容粉饼 用于面部轮廓的遮盖、修饰、矫正，是一种粉质双色粉饼，分为提亮色和阴影色两种，用于面部的不同部位，使面部更具有立体感。

（二）化妆用具

俗话说"工欲善其事，必先利其器。"成功的化妆，一方面是靠对美的理解和娴熟的技艺，另一方面是通过化妆品和化妆用具来实现的。正确的使用化妆用具（图6-3）可以使化妆的技艺得到更好的发挥和表现。下面分别介绍各种化妆用具的用途、性能及特点。

1. 涂粉底和定妆的用具

（1）化妆海绵：可使粉底涂抹均匀，并使粉底与皮肤结合得更紧密，特点是质地柔软细腻，有三角形、圆形、方形等多种形状，可根据个人的喜好选择。使用时先将化妆海绵用水喷湿，使其呈微潮的状态，因为微潮的化妆海绵（图6-2）会使粉底涂得更服贴，然后蘸粉底在皮肤上均匀涂抹。

（2）粉扑：用于扑按蜜粉定妆和化妆时套在小拇指上隔离妆面，化妆时应准备两个粉扑相互配合使用（图6-2）。

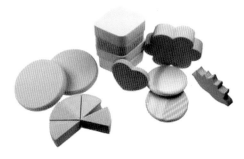

图6-2 化妆海绵和粉扑

（3）粉刷：①掸粉刷用于定妆时掸去脸上多余浮粉，是化妆套刷中最大的一种毛刷，其外形饱满，毛质柔软，不刺激皮肤。此外，还有一种刷头呈扇形的粉刷，这种粉刷可用于眼睑、嘴角等细小部位，保持妆面的洁净。②亮粉刷是在额头、眉骨、鼻梁、下颏等部位涂抹亮色化妆粉或眼部亮色眼影粉时使用的刷子，应选用宽度在1 cm以上的眼影刷。

2. 修饰眼睛的用品及用具（图6-3）

（1）眼影刷：晕染眼影的工具。有两种类型，一种是毛质眼影刷，质量要求较高，具有良好的弹性；另一种是海绵棒状眼影刷，特点是晕染的力度大、上色多。眼影刷要专色专用，最好备有几只大小各异的眼影刷。

（2）眼线刷：化妆套刷中较细小的毛刷，用于描画眼线。用眼线刷画眼线比用眼线液、眼线笔更柔和自然。

（3）美目胶带：矫正眼形的化妆用品，是带有黏性的透明胶纸，可以起到修饰眼形的效果，也可矫正下垂松弛的眼睑。

（4）假睫毛：可以增加睫毛的浓密和长度，为眼部增添神采。一般有完整型和零散型两种。完整型是指呈一条完整睫毛形状的假睫毛，使用前要进行修剪，然后用专用胶水将其固定在睫毛根上；零散型是指两根或几根组成的假睫毛束，利用专用胶水将假睫毛固定在真睫毛上，并与真睫毛融为一体，适合局部睫毛残缺的修补，也适合淡妆中睫毛的修饰。

（5）睫毛夹：用来卷曲睫毛的用具，可使睫毛卷曲上翘。睫毛夹夹缝的圆弧形与眼睑的外形吻合，使睫毛被挤压后向上卷翘。操作时从睫毛根部、中部和外端分别加以弯曲，注意松紧要适度，且固定在一个部位的时间不要太长，以免使睫毛不自然。使用前应检查橡皮垫和夹口是否紧密。

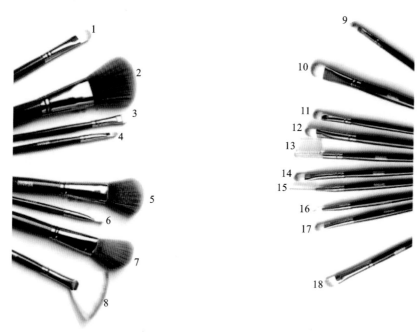

图 6-3　化妆用具

注：1—眼影刷；2—散粉刷；3—眼影膏刷；4—唇刷；5—腮红刷；6—遮盖刷；7—斜角轮廓刷；
8—扇形刷；9—斜头眼影刷；10—大眼影刷；11—小眼影刷；12—多功能眼影刷；13—双面刷；
14—眼影棒；15—睫毛卷；16—眼线刷；17—眉粉刷；18—鼻影刷

3. 修饰眉毛的用具（图 6-4）

（1）修眉刀：用于修整眉形及发际处多余的毛发。

（2）修眉剪：用于修剪眉毛，也可用于修剪假睫毛。修眉剪较细小，头尖且微微上翘。

（3）眉钳：修整眉形的用具，用于拔除杂乱的眉毛，修成理想的眉形。眉钳有很多类型，可根据个人爱好和使用习惯进行选择。注意使用眉钳修眉时，一定要顺着眉毛生长方向进行修整。

（4）眉梳：梳理眉毛和睫毛的小梳子，梳齿细密。在修眉前用眉梳把眉毛梳理整齐，便于修剪。眉梳也可充当睫毛梳，可以将涂睫毛膏时粘在一起的睫毛梳通，操作时要从睫毛根部沿睫毛弯曲的弧度向上梳。

（5）眉刷：用于整理和描画眉毛的用具，刷头呈斜面状，毛质较眼影刷略硬。通常用眉刷蘸眉粉在眉毛上轻扫,以加深眉色;也可用于画好的眉毛上,使眉色均匀自然。

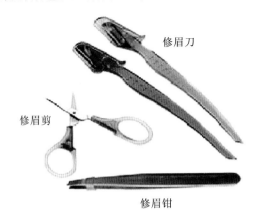

图 6-4　修眉用具

4. 修饰面色的用具

(1) 轮廓刷:用于修整面部轮廓,外形较腮红刷小。通常配合高光色和阴影色使用。

(2) 腮红刷:用于涂腮红的用具。是富有弹性、毛质柔软、用动物毛制成的前端呈圆弧状的刷子。

5. 修饰唇的用具 唇刷是涂抹唇膏的毛刷。最好选择顶端刷毛较平的唇刷,这种形状的唇刷有一定的宽度,刷毛较硬,富有弹性,既可以用来描画唇线,又可以用来抹全唇。

6. 常用的化妆材料 常用的化妆材料有纸巾、棉棒、棉片等。

(1) 纸巾:用来净手、擦笔、吸汗及吸去面部多余的油脂等。应选择质地柔软、吸附性强的面巾纸。

(2) 棉棒:化妆时擦净细小部位最理想的用具。如画眼影、眼线时,由于不小心或技术不熟练而弄脏妆面,可用棉棒进行擦拭。

五、色彩基础知识

(一)色彩的概念

色彩是由光的刺激而产生的一种视觉效应。当光刺激视网膜时,视神经会将这种刺激传达到大脑皮质中的视觉中枢而产生颜色视觉,而人的视觉特性是受大脑支配的,也是一种心理反应。所以,色彩感觉不仅与物体本来的颜色特性有关,而且还受到时间、空间、物体周围环境以及民族、性别、年龄、文化、个人的经历等各种因素影响,即所谓的视觉差异。

1666 年,英国科学家牛顿在剑桥大学的实验室通过棱镜片揭示了光色原理,第一次得到光与色的科学实验证明,太阳光包含着红、橙、黄、绿、青、蓝、紫七种色光,之后又对色光再进行分解实验,发现各色光的折射率不同,但不能再分解。19 世纪初,"三原色"学说的提出,证实了通过红、黄、蓝三种基本色之间的相互调和与渗透,可调配出光谱上各种各样的色彩。

1. 原色 原色也称第一次色,是指不能用其他色混合产生的色彩。原色实际上有两个系统:一个是色光三原色,即红、绿、蓝;另一个是色料三原色,即红、黄、蓝。我们通常所说的三原色是红色、黄色、蓝色,没有任何颜色能调出三原色,但三原色能混合成无数的色彩。

2. 间色 间色也称第二次色、次生色,是指由两种不同的原色相混合所产生的色彩。例如,红色与黄色可调配出橙色,红色与蓝色可调配出紫色,黄色与蓝色可得到绿色。橙、紫、绿为三间色。

3．复色 也称第三次色、再间色，是用原色与间色相调或用间色与间色相调而产生的色彩。复色的种类繁多，千变万化。

（二）色彩分类

彩色分为无彩色系和有彩色系两大类。

1．无彩色系 白色、黑色和由白色黑色调和形成的各种深浅不同的灰色组成无彩色系。按照一定的变化规律，可以排成一个系列，由白色渐变到浅灰、中灰、深灰到黑色，色度学上称为黑白系列。从物理学角度看，它们不包括在可见光谱之中，故不能称为色彩，但是在心理学上它们有着完整的色彩性质，在色彩体系中占有十分重要的地位。

2．有彩色系 可见光谱中的所有色彩都属于有彩色系。有彩色系以红、橙、黄、绿、青、蓝、紫为基本色。基本色之间不同量的混合、基本色与黑、白、灰之间不同量的混合所产生的无数色彩都属于有彩色系。

（三）色彩的属性

有彩色同时具有三种属性，即色相、明度、纯度，又称为色彩的三属性。

1．色相 色相是指色彩的不同相貌。它是色彩最基本的属性，是区分色彩的主要依据。色彩以红、橙、黄、绿、青、蓝、紫为基本色相。

2．明度 明度是指色彩的明暗程度，也称光度、亮度。无彩色系没有色相和纯度，只有明度的变化，最高明度是白色，最低明度是黑色，在黑白之间存在一系列的灰色。在有彩色系中，黄色明度最高，紫色明度最低。任何一种色彩加入白色时，明度提高；加入黑色时，明度降低。

3．纯度 纯度又称色度、饱和度，是指色彩的饱和程度，也可以说是色彩的鲜艳程度。色彩的纯度越高，饱和度越大，颜色越鲜明。但纯度只限于有彩色范围内。任何色彩混入黑、白、灰及补色都会降低它的纯度。一般来说，色彩的明度变化会影响纯度的变化。

色相的纯度、明度不成正比，纯度高并不等于明度高，例如，黄色与紫色的纯度相等，但黄色的明度却比紫色的明度高得多。

（四）色彩视觉心理效应

当色彩作用于人们的视觉器官时，会引发视觉生理刺激和感受，同时也会迅速地引起人们的情绪、精神、行为等一系列心理反应，这就是色彩视觉心理效应。其主要表现为以下几个方面。

1．色彩的冷暖感 视觉色彩的冷暖感觉是色彩对视觉的作用而使人们心理产生的一种主观感受。如红色、橙色、黄色使人联想到火、太阳等温暖而热烈的东西，从而产生温暖感；青、蓝、白使人联想到水、冰雪、天空，而有寒冷感。

色彩的冷暖感，不仅与色相直接相关，明度与纯度的变化也会影响色彩冷暖感的程度。对于暖色系列，纯度越高，温暖程度越高；对于冷色系列则主要受明度的影响，明度越高，寒冷感越强。

2．色彩的进退感 色彩的进退感由色相和明度决定。相同位置的物体，由于颜色不同，会让人感觉其远近距离不同。给人前进感的颜色叫前进色，如红色、橙色、黄色等暖色系让人感觉距离较近，前进感较强些；给人后退感的颜色叫后退色，如蓝色等冷色系让人感觉距离较远，因而有后退感。它们的排列顺序：红＞黄＞橙＞绿＞蓝。

3．色彩的轻重感 物体表面的色彩不同，看上去也有轻重不同的感觉，这种与实际重量不相符的视觉效果，称之为色彩的轻重感。色彩的轻重感由明度决定。明度高的色彩给人轻的感觉,如白色、浅黄、浅蓝等;明度低的色彩给人以沉重的感觉,如黑色、棕色等。

4. 色彩的软硬感 色彩也有软硬度,是靠视觉来感受的。明度高的色彩给人以柔软、亲切的感觉;明度低的色彩则给人坚硬、冷漠的感觉。

5. 色彩的华丽感与朴素感 明度高或纯度高的色彩给人活泼、强烈、明亮的感觉,有华丽感;明度低或纯度低的色彩有朴素的感觉。强对比色调有华丽感,弱对比色调有朴素感。

6. 色彩的兴奋感与沉静感 色彩的兴奋沉静感与色相、明度、纯度都有关,其中以纯度的影响最大。暖色系中明亮而鲜艳的色彩使人产生兴奋、热烈、富有生命力的心理效应;冷色系中暗而浑浊的色彩表现一种沉静、温柔的心理效应。

7. 色彩的收缩与膨胀感 明色、暖色艳丽醒目,有扩大向外的感觉,称为膨胀色;暗色与冷色有收缩、退后的感觉,称为收缩色。

(五) 色彩的联想

色彩的联想是指视觉作用于色彩引起的联想,是人们在长期的生活和实践中形成的对色彩的特定心理反应及色彩所具备的客观表现性。在化妆造型中,我们要充分利用人们对色彩的联想来表现不同的妆面特点。

1. 红色 红色在可见光谱中波长最长,视觉上给人一种迫近感与扩张感。红色使人联想到太阳、火焰、血液等,使人感到温暖、兴奋、活泼、热烈。象征着希望、幸福、生命。

2. 橙色 橙色在光谱中波长仅次于红色,是最活泼、最富有光辉的色彩,让人感到兴奋,并具有富丽、辉煌的感觉。

3. 黄色 黄色在可见光谱中波长适中,明度最高,给人以快乐、活泼、希望、光明等感受。

4. 绿色 绿色象征着永远、和平、青春,是使眼睛最舒服的色光。所以能让人有安宁、平静、安全、新鲜的感觉。

5. 蓝色 蓝色在可见光谱中波长最短,给人以沉静、冷淡、理智、透明、清澈的感觉。

6. 紫色 在可见光谱中波长最短,是高贵、奢华、庄重的象征,可通过加入黑色或白色来调整它的纯度。

7. 黑色 黑色完全不反射光线,是无光之色。容易让人联想到黑暗、恐惧、悲哀、沉重,给人以沉寂、神秘之感。

8. 白色 白色是由全部可见光混合而成的,称为全色光。给人纯净、寒凉、光明、高尚之感,但也会有凄凉、清冷的感觉。

9. 灰色 灰色是黑、白的混合色,自身显得毫无特点,倾向性不明显,显得柔和、轻盈,既不抑制也不张扬,视觉上有一种平稳感。

(孙　杰)

第二节　化妆基本方法

一、化妆前的准备

(一) 观察与沟通

化妆前要观察受妆者的脸形、五官比例结构与位置。

1. 脸形 脸形是指面部的轮廓。脸形的分类方法很多,常见脸形包括椭圆形、圆形、长形、方形、正三角形、倒三角形、菱形。

(1)椭圆形:标准脸形,被公认是最理想的"美人"标准。

(2)圆形:其特点是面部轮廓线接近于圆形,骨骼结构不明显,面部的肌肉、脂肪比较丰满,会给人娇小可爱、但缺少秀气的感觉。

(3)长形:面部的长度明显长于宽度,且一般额头、下巴长,会使人感觉年龄偏大。

(4)方形:面部轮廓线接近于方形,额角、颧骨、下颌角比较宽,棱角分明,面部比较宽大,缺少女性的柔美。

(5)正三角形:其特点是额头狭小,腮部宽大,看起来比较呆板,同时也会给人大方稳重的感觉。

(6)倒三角形:俗称瓜子脸,面形具有上宽下窄的特点,额头、颧骨比较宽,下巴尖,轮廓线接近于倒三角形。

(7)菱形:其特点是额头两边、腮部狭窄,颧骨比较突出,接近于菱形。

2. 五官比例结构与位置 人的面部由于骨骼与肌肉的大小、五官比例结构与位置的不同、脂肪的薄厚等多种因素的影响,形成了各种各样的相貌。只有掌握了面部五官的比例、轮廓与线条,才能够适度地改变面部形态,从而对面部进行美化与修饰。

面部的五官比例,美学专家根据面部的黄金比例认为"三庭五眼"(图 6-5)为最佳标准。"三庭五眼"是衡量人的脸长与脸宽的标准。"三庭"是指脸的长度,把脸的长度分为三个等分,"上庭"为前额发际线至眉骨的距离;"中庭"为眉骨至鼻底的距离;"下庭"为鼻底至下颏的距离,各占脸长的1/3、"五眼"是指脸的宽度,以眼睛长度为标准,将脸的宽度分为五个等分,两只眼睛之间有一只眼睛的长度,两眼的外眼角至各侧发际线各为一只眼睛的间距。

眉毛(图 6-6),人体面部位于眼睛上方的毛发。由眉头、眉腰、眉峰、眉梢四个部分组成。眉头在鼻翼与内眼角连线的延长线上;眉梢在鼻翼与外眼角连线的延长线上,高度在眉头和眉峰之间;眉峰在眉头至眉梢的2/3处;眉腰在眉头和眉峰之间的部分。

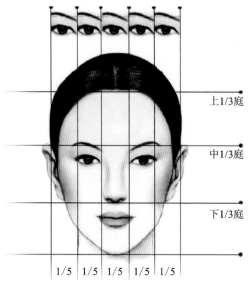

图 6-5 三庭五眼

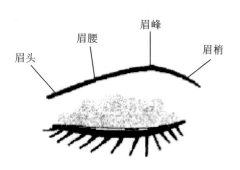

图 6-6 眉毛

鼻部被认为是"颜面之王"。根据"三庭五眼"的比例关系,鼻部的长度应为面部长度的1/3,宽度为面部宽度的1/5。鼻部由鼻根、鼻梁、鼻尖、鼻翼、鼻孔、鼻中隔组成(图6-7)。

唇部是人面部的重要组成部分,是表达人物形象风格的重要部位。标准位置在两瞳孔平视时瞳孔内侧的垂直线上。由上唇、下唇、唇峰、唇谷、唇珠、嘴角、口裂组成(图6-8)。上唇薄,下唇厚。富有个性的嘴唇会使面部富有立体感,增加形象魅力。

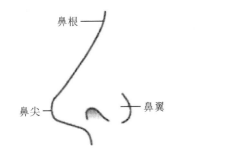

图 6-7　鼻部的组成

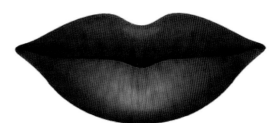

图 6-8　唇部的组成

3. 化妆前的沟通　化妆前除观察受妆者的脸形、五官比例结构与位置及皮肤的状态之外,还要了解受妆者想要的形象风格、出席的场合时间等问题即化妆的主题。

（二）化妆前物品的准备

在化妆之前,将化妆的用品用具摆放整齐,以方便化妆过程中选择取用。

（三）妆前洁肤、了解并解决皮肤问题

1. 妆前洁肤　在化妆之前要清洁皮肤。洁净的皮肤是化好妆的基础,会使化妆品与皮肤贴合得更加紧密,妆面看起来柔和自然,不易脱妆,好的肤质会令化妆效果加倍,所以妆前洁肤是不可忽视的。妆前洁肤可以分为卸妆和洁面两个部分。

2. 了解并解决皮肤问题　化妆前观察受妆者的皮肤状态,有针对性地解决皮肤问题。

（1）中性皮肤:被认为是最健康、理想的皮肤类型,是皮肤的最佳状态,适合各种妆容。

（2）干性皮肤:洁面之后皮肤容易紧绷,皮肤干燥无光泽,易出现色斑、皱纹等问题。在清洁面部之后应及时补充大量化妆水、乳液或面霜,以保证皮肤细腻、滋润,利于粉底与皮肤的贴合。若有色斑可在粉底之后使用遮瑕膏或修正液局部涂抹,对于有皱纹的部位该仔细涂抹,使肤色均匀、细腻。

（3）油性皮肤:其特点是感觉皮肤有油光,毛孔粗大,甚至是出现粉刺。应再次清洁皮肤,严重时可选择去角质产品加强清洁,涂抹粉底时要细致,尽量改善毛孔粗大的现象,对于粉刺的皮肤应避免浓妆,采用粉底、遮瑕膏、修正液遮盖粉刺部位。

（4）混合性皮肤:兼具有干性皮肤、油性皮肤的特点,结合具体问题解决。

（5）敏感性皮肤:皮肤薄嫩、纹理细腻、毛细血管显露、易潮红,化妆过程中避免使用任何刺激性化妆品,或受妆者自带护肤品、化妆品。

（6）衰老性皮肤:皱纹明显,斑点多,且眼袋、黑眼圈严重。应在化妆前对皮肤加强保养,使皮肤保持在最佳状态时进行化妆,避免面部和颈部出现泾渭分明的效果。

二、化妆的程序和方法

（一）洁肤

使用卸妆产品卸妆,再用洗面奶洁面。

（二）护肤

使用化妆水、乳液、面霜给皮肤补充水分和营养，收缩毛孔，最好是在乳液和面霜吸收到八成时上粉底，这样粉底易涂抹均匀且不黏皮肤。

（三）修眉

结合受妆者的脸形及眉形，修出适合的眉毛，常见的修眉方法有三种。

1. 拔眉法　使用眉镊拔去多余的眉毛。拔眉前先用热毛巾热敷眉毛，让毛孔张开，减少拔眉时的疼痛感，拔的时候不要太用力，可以一手食指和中指固定绷紧皮肤，另一手拿着眉镊夹住眉毛根部，顺着眉毛的生长方向拔除。拔眉时一般都是连根拔除，会破坏毛囊，产生疼痛感，且容易造成毛囊感染，但拔眉的优点是可以使眉形持久、干净利落。

2. 刮眉法　用刀片或刮眉刀刮去多余的眉毛并调整眉形。这种方法对于化妆师的技能要求较低，操作简单快捷，没有疼痛感；但缺点是刮过的眉毛很快会重新长出，眉形保持时间短。操作中注意刀片或刮眉刀使用前后要用酒精消毒，防止感染，掌握好操作力度，避免刮伤皮肤。

3. 修剪法　用修眉剪除去多余、杂乱及过长的眉毛，之后用眉梳和眉刷整理眉毛，便于描画。

（四）美目贴

根据受妆者的眼形及妆面选择适合形状的美目贴。

（五）打粉底

打粉底是化妆过程中很重要的环节，是化妆的基础。根据受妆者的肤色决定是否使用调肤液，然后选择适合受妆者肤色的粉底，再用微潮的化妆海绵将粉底均匀地涂抹在皮肤上，用力适度，使粉底与皮肤贴合，操作中切忌来回涂抹，若遇到色斑、粉刺等问题可以再用遮瑕膏遮盖瑕疵。注意不要让面部和颈部出现泾渭分明的效果，粉底要充分晕开，过渡自然。

（六）定妆

定妆的目的在于固定妆面、防止脱妆、提亮肤色，使妆面柔和、自然、持久。选择适合肤色的定妆粉，用粉扑蘸取一定量定妆粉均匀按压全脸，之后用掸粉刷扫去多余浮粉。对于需要扩大、凸起的部位，用高光粉；需要缩小、凹陷的部位，用暗影粉，增强面部立体感。

（七）画眼影

完美的眼妆能让眼睛更有神韵，增加眼部的立体感，有画龙点睛的作用。眼影的选择要与妆色、肤色、服饰、造型等因素协调一致。下面介绍几种常用的画眼影的方法。

1. 平涂法　将单色眼影均匀地涂抹在眼睑上，是画眼影的基础手法。由睫毛根部开始，色彩可以稍深一些，逐渐向上晕染，直至消失于眼球上方。这种画法简单、快捷，适用于生活妆、裸妆。

2. 渐层法　眼影层次过渡自然的画法。先选用浅色眼影采用平涂法涂抹于整个眼睑，然后将睫毛根部至眉毛下方划分为三个等分，最下部用深色眼影，中间部分用稍浅色，最上部分用浅色，注意各部分之间色彩要过渡自然。这种画法眼影颜色不易超过三种。特点是可以拉宽眉眼之间的距离，色彩丰富，适用于新娘妆。近年来较流行的烟熏妆也是以渐层法为基础，扩大眼影的面积和层次，颜色多以灰棕色、咖啡色、银灰色为主，营造出深邃神秘的效果。

3. 段式法 描画眼影时分段着色。主要有两段式和三段式。两段式即将自内眼角到外眼角分为两段,前段用浅色,后段用深色;三段式即分为三个部分,内眼角、外眼角部分用深色,中间部分用浅色。这种画法表达具有节奏感,色彩对比强,能够刻画出炫彩、华丽的妆容。

4. 内移法 内眼角部分为描画的重点。以内眼角为中心向鼻梁、眼窝、外眼角处晕染,通过深浅不同的色彩打造出眼部的层次感。这种画法多用于舞台妆及眼间距较宽的人。

5. 外移法 将眼影用在外眼角及向后延伸的部位,较适合眼间距近及需要拉长眼形的人。

(八)画眼线

用于修饰眼睛的轮廓,调整眼形。描画眼线时要紧贴睫毛根处,干净利落。画上眼线时,受妆者眼睛向下看,充分暴露整个上眼睑,一只手将眼睑轻轻上提,另一只手紧贴睫毛根处由内眼角向外眼角方向描画,注意到眼尾时,向水平方向延伸,而不要顺着眼睑的弧度下滑,这种画法使眼睛更有神采;画下眼线时,受妆者眼睛向上看,由外眼角向内眼角方向描画,一般画到1/2处。

(九)夹睫毛、粘假睫毛、涂睫毛膏

1. 夹睫毛 用睫毛夹将上睫毛夹得卷曲上翘,增强眼部立体感。操作时让受妆者眼睛向下45°角方向看,睫毛夹放在睫毛根部,且与睫毛的弧线吻合一致,夹5 s左右后移至睫毛中部,注意要顺着睫毛的走向,夹5 s左右后再移至睫毛梢部,夹2~3 s离开,若睫毛的卷曲度不理想可重复夹卷。夹睫毛动作要轻,避免将睫毛夹断、夹弯。

2. 粘假睫毛 根据受妆者睫毛的宽度、密度选择适合的假睫毛;然后修剪假睫毛使之适合受妆者睫毛的长度;将专用胶水涂在假睫毛根部,由于内外眼角处容易翘起,所以要多涂一些;涂完胶水将假睫毛向中间部分弯曲,使弧度相符合;待胶水稍干时,让受妆者眼睛向下看,镊子夹住假睫毛,将其紧贴在睫毛根部,粘贴牢固。

3. 涂睫毛膏 待假睫毛粘贴牢固后,涂睫毛膏。先涂上睫毛,眼睛平视,横拿睫毛刷,以"Z"字形方式由内向外涂抹,注意要弥补真睫毛和假睫毛之间的空隙;后涂下睫毛,眼睛向上看,先竖着睫毛刷一根一根涂抹,再以"Z"字形方式涂抹。操作时动作要平稳,避免弄花妆容。

(十)画眉毛

眉形要适合眼形、脸形、妆型并结合个人特点及喜好来选择。眉色需要考虑肤色、发色、眼睛大小等方面。眉头的部分稍淡些,眉中到眉尾部分稍深些。若用眉粉可先从眉头开始慢慢刷到眉尾,也可以采取从后向前的方法逆向描画,适合填补空缺的部位。若用眉笔,要先将眉笔削成"鸭嘴状",按照眉毛的生长方向一根一根描画,体现出眉毛的立体感。

(十一)画唇部

先在唇部涂上唇油,起到滋润、防止起皮的作用,再设计出适合的唇形,勾画唇线,涂抹口红或唇彩。颜色的选择要和肤色、妆色协调统一。

(十二)腮红

腮红可以起到修饰脸形、调整肤色的作用。颜色要根据眼影和妆面的色彩来确定。用腮红刷蘸取适量腮红,然后轻碰纸巾,调整腮红的深浅。从颧骨下开始,向发际侧、鼻侧方向以打圈方式晕染。注意晕染要柔和自然,避免与面部存在分界线。

（十三）修妆

妆面完成后，观察有无遗漏、不适之处，若有需要可以局部补妆。

（孙　杰）

第三节　立体化妆和矫正化妆

一、立体化妆

立体化妆就是化妆师利用色彩的明暗度调整五官比例，使整个面部体现出东方人所欠缺的立体效果。

立体化妆实质上是一种利用色彩明暗过渡的雕塑。我们在素描的基础上就学习过额部、眼睑、下巴、鼻、嘴、两颊等都是由无数个或大或小的平面构成的。立体化妆的任务就是协调构成面部这些平面的距离、角度和衔接，强化结构（掩饰面部缺点，创造五官的平衡），加上运用自然色彩的明暗过渡，塑造接近完美的面部形象。

立体化妆最基础、最重要的一个环节是打底，其中重中之重是立体感的表现，应该将六成的精力和时间放在打底上，其次才是突出个性的化妆包括眉形、眉色、眼影、眼线、口红、腮红等。色彩的使用要体现细微的明暗变化，包括同一色系层次的过渡，这样才能增强面部立体感。我们在想提高的高光部位应用浅色和亮色，想收缩的凹陷部位应用深色、暗色就能产生明显的立体效果。面部整体表现上要有大局观，而在局部表现立体化妆效果时也可以使用这种方法。例如，东方人眼窝立体感差，上眼睑显得有些肿胀，如果只是在眼皮上涂抹深色眼影是不会塑造出类似欧洲人的立体眶周结构的，那么除了在眼皮上涂抹深色眼影之外，再运用颜色的深浅层次塑造球体结构，在眼眶、鼻梁上使用浅色，深浅的对比使面中部的层次凸显，立体效果立现。

二、矫正化妆的基本原理

因为完美的脸形和体形在整体人群中的比例非常少，所以矫正化妆几乎存在于所有化妆造型中。矫正化妆分为广义和狭义两种：广义的矫正化妆是指通过面部化妆、发型、服装色彩、款式及服饰等手段对人物进行整体的调整，赋予人物新的生命力，起到整体美化形象的效果，此为矫正化妆的最高层次；而狭义的矫正化妆是指化妆师或设计师在全面分析人物特点及五官比例的基础上，利用色彩明暗层次以及线条的变化，在面部各个部位制造视觉错觉，使面部优势得到展现，缺陷和不足得到改善，此为化妆师所应该掌控的基本技能。在矫正化妆中，化妆师要在掌握标准五官比例的基础上找"平衡"是做好立体矫形化妆的关键。这里的"平衡"有两个含义：一方面是指面部五官要左右对称，观察每个人的面部时会发现人们的面部五官或多或少都会存在着细小的差异，如眉毛高低差异、眼睛大小不等，而化妆师要就是要运用化妆技巧对这样的不平衡进行矫正；另一方面是指在具体刻画面部的局部时，化妆师在掌握五官标准比例的基础上定位找平衡，例如，以外眼角高于眼睛水平线为特点的上斜眼，在矫正化妆时重点强调上眼睑内侧和下眼睑外侧，使内外眼角尽量矫正在一条水平线。

在大局观水平上，用这种明暗变化的方法也可以改变面颊轮廓，调整五官比例：鼻子过短的可以通过修饰显得长一些,腮部突出的可以通过修饰看起来瘦削一些。如果这些缺陷都能在打底时进行初步地矫正,那么面部就已经具备了立体化妆的基础。

三、脸形与矫正

人的面部构成比较复杂,即人的圆脸、方脸、长脸的结构基础并不是一个。面部的最内部的支撑结构是由许多块不规则形状的骨骼构成,而各骨骼上又附着或覆盖有不同厚度的肌肉、脂肪和皮肤。因此形成了弧面转折、角度转折、凹凸转折等复杂的体、面关系。由于每个人的面部骨骼分布及大小不一、脂肪薄厚与位置不同,形成了个体相貌的千差万别。基于每个人都有自己的特点,面部的各个器官又与其他部位相连,而化妆美的基础是整体协调,面部的整体修饰就是将五官与脸形相配。矫正一个人的脸形,就像在面部进行素描,是从整体大局观到局部刻画,再回到整体塑造的过程,要在面部轮廓和五官的协调上下工夫,才会有立体感的良好效果。

(一)圆脸

外观特征:圆脸的特征是面颊圆润,额骨、颧骨、两颊和下巴的曲线与连接线都比较缓和,转折缓慢,呈弧面形,一般面部肌肉丰满,脂肪层较厚,脸的长度与宽度的比例小于4:3,圆脸给人乐观、开朗的感觉,但是也容易显得脸部过宽,没有立体轮廓感。

圆脸的矫正方法(图6-9)如下。

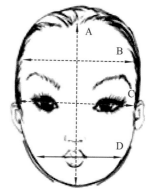

图6-9 圆脸的矫正

1. 脸形的修饰 修饰重点:利用深色、暗色在外轮廓及下颌角部位进行晕染,使其收敛。利用浅色、亮色强调额骨、鼻骨,使鼻梁高挺,以增加脸的长度,同时在眶上缘、颧骨至眼底处及下颌中央提亮。总之,利用深色、暗色削弱脸的宽度,利用浅色、亮色提亮,从而加强面部的立体感。

2. 眉毛的修饰 修饰重点:眉头稍微压低些,眉尾处稍微上扬,微微吊起即可,还可以用肉桂色的眼影从眉骨向眉尾涂抹浓一点,可以给人一种明亮的效果。

3. 眼部的修饰 修饰重点:上眼线的眼尾略粗,在眼睛后三分之一部分慢慢上挑并向外延伸。眼线在眼睛的中部可以平直些,不要强调曲线。下眼线强调外眼角,也就是眼尾,并向外延一点,与上眼线交汇,可使眼形显长。增加眼形的长度,晕染时应着重上眼睑的描画,睫毛线尾处略粗,要高于眼睛的轮廓并向外拉长,从视觉上缩短脸的宽度。

4. 鼻部的修饰 修饰重点:使用浅色粉底或亮色蜜粉晕染在鼻梁上,要细长,位置由额骨至鼻尖即可;用阴影色晕染由眉头至鼻尖的部位的鼻梁两侧用深色粉底涂抹得略宽,增强鼻部的立体感而使鼻梁显得细长。

5. 唇部的修饰 修饰重点:勾画唇线时,唇峰的棱角要稍微分明一些,可以绘成小棱角而向两端渐渐地变细,下唇底部平直,并在下唇的上边略加微角,不要有很大弧度。口红要尽量显示上唇的丰满感觉,但是下唇不要过厚,切不可描绘成浑圆的样子,可选用偏艳丽的颜色,以局部冲淡整体,从而忽略原有的脸形的宽大感。

6. 腮红 修饰重点:在颧弓下线部位,可以呈新月形从颧骨旁向斜上方拉长,尽量不要用圆圈状的上妆方式,缓的斜角上妆最好,或者可以涂于耳边侧发际和下颌角边缘部位。

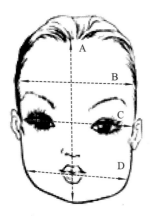

图 6-10　方脸的矫正

（二）方脸

外观特征：又被形象地称为"国字脸"，脸形线条直，额、下颌宽而方，角度转折明显，脸形的长度与宽度相近，容易给人坚强、硬气的感觉，感觉上会缺少女性的柔美感。

方脸的矫正方法（图 6-10）如下。

1. 脸形的修饰　修饰重点：选用浅色涂于面部的内轮廓，利用亮色涂于额中部、颧骨上方及下颌部，使面部的中间突出。深色用于外轮廓，并将阴影色涂于额角、两腮及下颌角两侧。利用暗色、深色削弱宽大的两腮及额头，使面部柔和圆润，掩饰面部缺陷、柔化线条。

2. 眉部的修饰　修饰重点：眉毛可以画成稍稍向下的弧形，眉峰可略向前移但不宜太明显，眉梢不宜拉长，最好不要上挑，用以削弱脸形的棱角感。

3. 眼部的修饰　修饰重点：强调眼部的圆润感。上眼线的眼尾略粗，在眼睛后三分之一部分慢慢上挑并向外延伸。眼线在眼睛的中部可以平直些，不要强调曲线。上睫毛线的眼尾向上扬，下睫毛线可画满，并向外延一点，与上眼线交汇，可使眼形显长。眶上缘使用亮色，以增强眼部的立体感。

4. 鼻部的修饰　修饰重点：鼻侧影应突出表现高耸挺阔，不宜过窄。将深色粉底或鼻影粉涂于鼻根两侧，向下晕染至鼻翼，面积略宽。浅色粉底涂在鼻梁上时由鼻根向下晕染至鼻尖，过渡要柔和自然，可使鼻形拉长。

5. 唇部的修饰　修饰重点：勾画轮廓线时，两唇峰不宜过近，唇峰可圆润一些，下唇则以圆弧形为佳，唇形饱满而柔和，口红要尽量避免锐利的感觉，从而消弱面部的棱角感。

6. 腮红　修饰重点：将腮红两额角边的侧发际、两下颌角边缘，斜纵向晕染，面积要小，颜色要浅。

（三）长脸

外观特征：长脸是指脸的长度与宽度比例大于 4∶3，两侧较窄，呈上下长又窄的状态。这种脸形由于两颊消瘦，面部肌肉不够丰满，容易显得人忧郁而缺少生气，没有神彩。

长脸的矫正方法（图 6-11）如下。

1. 脸形的修饰　修饰重点：重点是使用近肤色粉底，在额上方和下颌涂深色粉底收敛，额的两侧和下颌角涂亮色，在视觉上增加脸部宽度。

具体是选用浅肤色涂于面部内轮廓，深肤色用在外轮廓。用阴影色在前额发际边缘及下颌骨边缘晕染，但要注意与底色的衔接。提亮色运用在鼻梁与鼻骨的明暗交界线上，以加宽鼻梁。颧弓上也应施加亮色，可增加面部的立体感。同时，应在眼窝处使用阴影色，眶上边缘用亮色，可增加立体感，但要过渡得自然柔和。

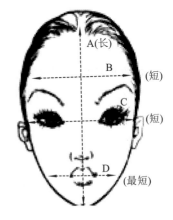

图 6-11　长脸的矫正

2. 眉部的修饰　修饰重点：眉形要平而略带弧度，眉峰向后移，眉梢拉长，适宜描画平直而略长的眉形,眉毛不宜过细,可稍粗些以扩充前额的宽度,可以使整体脸形横向拉长。

3. 眼部的修饰　修饰重点:眼影在上眼睑外眼角描画,可适当向外晕染;下眼睑的眼影可适当向下晕染,以扩充眼部的面积。上眼线描画时可适当加长,下眼线可稍加点缀,外眼角的眼线由细变宽,眼尾的眼线略向外延伸,使眼睛显得大而有神。

4. 鼻部的修饰　修饰重点:不宜强调鼻影的修饰,因为这样会使脸形长的特点更为突出。鼻梁两侧的深色粉底或鼻影粉晕染面积要窄而短。将亮色蜜粉或浅色粉底涂于鼻梁中间,面积要宽但上下晕染要短,使得鼻梁在视觉上看起来稍微宽些,并收敛长度。

5. 唇形的修饰　修饰重点:唇峰的勾画略向外,唇形圆润饱满,唇底部勾画略宽。口红的涂抹要着重嘴唇的两端,可以使整个面部线条变柔和。

6. 腮红　修饰重点:若脸形宽而长,腮红应斜向晕染,由颧骨向下渐淡,会起到改善脸形的效果。若脸形宽度正常腮红可横向晕染,颧骨外缘略深,向内逐渐变浅,这样可丰满面颊,缩短脸的长度。

(四)正三角脸

外观特征:也称"倒瓜子脸",集中体现在那两个突出的下颌骨上。这种脸形的特点是,额的两侧过窄,下颌骨宽大,下巴与下颌角基本平行,角度转折明显,使脸部的下半部看起来宽而平,看上去重心偏下,有一种下坠感,矫正方法是在面颊稍高的位置下工夫,将别人的视线上移。

正三角脸的矫正方法(图 6-12)如下。

1. 脸形的修饰　修饰重点:下颌骨的突出部位用深色粉底,收敛宽度,浅色粉底涂抹在两边的上额角和下巴尖,使额角变宽,下巴尖突出。具体先涂基础底色,后用深色底色涂在两腮宽大的部位,再于额角使用浅色粉底,用提亮色涂于前额、眶上缘及颧骨外上方;同时也可在下颌处部少使用亮

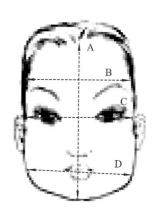

图 6-12　正三角脸的矫正

色,使其突出。在两腮及下颌骨两侧运用阴影色,收缩下半面部的膨胀感。

2. 眉部的修饰　修饰重点:眉宇间距可略宽些,眉毛可描画得细且稍长些,眉毛要平而略带弧度,眉峰向后移,眉梢拉长上挑,要有一定的曲线感,不可下垂,可以使整体重心上移。

3. 眼部的修饰　修饰重点:上眼睑的眼影重点是描画外眼角,眼线略平,在眼尾处拉长,可适当向斜上方斜向晕染,下眼睑也应在外眼角处稍加点缀,下眼线要细,上下呼应。眼线可适当拉长并上扬,这样可使视觉向眼睛靠拢。

4. 鼻部的修饰　修饰重点:鼻梁两侧的阴影色晕染面积要窄,但鼻根部不宜过窄;如果鼻翼过宽,鼻翼涂暗色,亮色在鼻梁上晕染得宽一些。

5. 唇部的修饰　修饰重点:勾画唇线时,唇峰和唇底部的轮廓要圆润。口红要涂在嘴唇的两边,这样可以使脸部的上方显得宽广,注意要自然,中央部位不能没有过渡马上变细。

6. 腮红　修饰重点:可先用咖啡色或较深的胭脂涂于下颌角边缘,再选用浅色胭脂涂于颧弓处,使面颊显得有立体感。

(五)倒三角脸

外观特征:倒三角脸上宽下窄,即前额较宽,下额较窄,脸形轮廓较清爽,让人觉得秀美脱俗、纯情活泼,但也会给人留下一种病态的感觉。

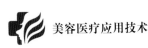

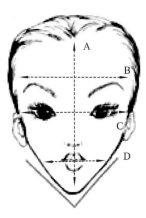

图 6-13 倒三角脸的矫正

倒三角脸的矫正方法(图 6-13)如下。

1. 脸形的修饰 修饰重点:做好基础底色,再在前额两侧、颧骨、下颌处涂深肤色粉底;在颧弓下方消瘦的部分使用浅色粉底,做初步整体的修饰。用暗色在两额角及下颌尖处进行修饰,提亮色则用在消瘦的面颊两侧,以丰满面部下部的外形。

2. 眉部的修饰 修饰重点:眉形宜描画成弯形,眉峰略向前移,不宜太粗太长,眉间距可适当缩短。

3. 眼部的修饰 修饰重点:应着重上下眼睑内眼角处的眼影描画,但面积不宜过大,可以使上面部更加突出。上下眼线描画适中,不宜过长。

4. 鼻部的修饰 修饰重点:根据鼻子的外形,在鼻梁两侧做阴影,鼻梁中部涂亮色,增加鼻子的立体感。

5. 唇部的修饰 修饰重点:唇形的勾画要丰韵些,唇形不宜过大,唇色可选择相对艳丽的色彩,使整体妆面更为突出。

6. 腮红 修饰重点:由于颊部消瘦,颊红可以做横向的晕染,过度要自然,颜色宜浅淡,不要形成大面积的深色色块。

(六)菱形脸

外观特征:菱形脸外观呈菱形,额角窄,颧骨高,两腮消瘦,下巴尖,脸形单薄而不丰韵,给人一种敏感、易受惊、不易亲近之感。

菱形脸的矫正方法(图 6-14)如下。

1. 脸形的修饰 修饰重点:浅肤色基础打底,然后在颧骨及下颌处用深肤色,来遮盖过高的颧骨和过尖的下巴。利用暗色削弱颧骨的高度和下巴的长度,在两额角及下颌两侧消瘦的部位使用提亮色,可使脸形显得丰韵。

2. 眉部的修饰 修饰重点:眉形可自然舒展,眉宇间距可适当拓宽,以拱形眉适宜并可稍长些,但不可下垂。

3. 眼部的修饰 修饰重点:着重上眼睑的外眼角的描画,下眼睑的眼影可适当向外围晕染,用以丰满下眼睑。上睫毛线可适当加长且尾部上扬。

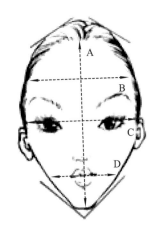

图 6-14 菱形脸的矫正

4. 鼻部的修饰 修饰重点:鼻影不宜修饰过窄,应着重表现鼻梁挺阔的效果,晕染要柔和。

5. 面颊的修饰 修饰重点:色彩应淡雅,不宜修饰过重,淡淡地在颧骨上晕染,颧骨下方颜色可略重,上方颜色略浅,来体现面部自然的柔和、红润感。

6. 唇部的修饰 修饰重点:唇形应圆润一些,唇峰不可过尖,下唇唇形以圆弧形为宜。唇色可略鲜明,用来转移对脸形的关注。

四、眉形与矫正

眼睛在整个妆面中的是最受瞩目的,眉毛距离眼部最近,它对眼睛有直接的修饰作用,而眉毛又是面部中颜色最深,也最容易引起人们的注意。眉毛的形状可以表达和改变一个人的内在气质。

(一)向心眉

外观特征:两眉头之间的距离太近,间距小于一个眼睛的长度。眉头过近使人的五官显得紧凑不舒展,给人以紧张局促、愁眉不展的感觉。

矫正方法:重点放在将两眉之间的距离调整为一个眼睛的长度。除去眉头过近的眉毛,但人工痕迹不要太重,否则会产生呆板、不生动的感觉。将眉峰后移,描画时可适当拉长眉梢长度。

(二)离心眉

外观特征:两眉头之间的距离太远,间距大于一只眼睛的长度。眉头距离远使五官显得分散疏离,给人以和气但有愚钝的感觉。

矫正方法:重点放在将两眉之间的距离调整为一个眼睛的长度。在眉头内侧,按照眉毛的生长方向,描出浅浅的眉头,描画时要使人工修饰的眉头与眉体本身衔接自然,同时眉峰可向内移。

(三)上斜眉

外观特征:眉头较低,眉峰高挑,眉梢过于上扬。上斜眉给人以严厉、精明的感觉,但过挑的眉毛则使人显得有些刁钻、缺少女性的柔美感,并有拉长脸部的效果,尤其长脸的人要修改。

矫正方法:矫正的重点在于调整眉头和眉梢在同一水平线上。适当修去眉头下方及眉梢上方的眉毛,调节眉形使其尽量水平。在眉头上方和眉梢下方进行线条的添加修补,注意要依据原眉形进行,改动不宜过于牵强。

(四)下挂眉

外观特征:眉头较高、眉梢偏低下挂。眉梢下垂使人显得亲切慈祥,但是会显得年龄大于实际年龄,略有忧郁和愁苦的感觉。

矫正方法:矫正的重点在于调整眉头和眉梢在同一水平线上。将眉头上方与眉梢下方的眉毛修去,调节眉形使其尽量水平。描画时侧重于眉头下方及眉梢上方的修补,修补后的眉形以整个眉形平直的效果较为自然。

(五)杂乱过宽的眉毛

外观特征:眉毛生长面积大且没有规律,使人显得不够干净、利落,消弱了双目的神采,使五官重点不够突出。

矫正方法:修饰的重点在于要根据眉毛的生理特征,找出眉毛的主要方向,依据脸形和眼形设计出理想的眉形。将多余的眉毛修去,用眉梳理顺、修剪,再用眉粉加强染色。

(六)细而淡的眉毛

外观特征:细而淡的眉毛可以使人显得清秀可人,但过细的眉毛使人显得小家子气,过浅的眉毛则缺少灵气,尤其是大脸或其他五官比较粗犷的人长着纤细浅淡的眉毛显得很不协调。

矫正方法:根据脸形调整眉毛的弧度,可以略强调眉峰,按眉毛的生长方向依次一根根描画,使眉形加粗、加宽,同时还要注意眉毛色泽变化的柔和过渡。

五、眼睛与矫正

"眼波流转"、"眉目传情",这些词语都说明了眼睛是心灵的窗户,会用无声的语言传递内心的情感。眼睛的修饰可以采用综合性的矫正方法,即利用色彩的明暗变化、线条的准确运用和双眼皮贴来体现。

（一）上斜眼

外观特征:上斜眼又称吊梢眼,主要表现为内眼角低、外眼角高,给人以聪慧锋利、高傲冷艳的印象。

矫正方法如下。

1. 眼影 可以于上眼睑内侧内眼角的上端先用温暖色调,如橙色、粉色等,晕染面积纵向向上提升,使其位置产生扩张感,适当提高内眼角的高度。外眼角上方可用偏冷的颜色,如绿色、紫色等,晕染面积不宜太大,使其部位产生收缩、降低感。下眼睑外眼角处的眼影可适当向外下方小面积晕染。

2. 眼线 上眼睑在描画睫毛眼线时,外眼角要低,甚至可以贴睫毛根描画,至内眼角处可适量加宽、加粗,最好不要使用纯黑色眼线笔,可选取用深棕色,采取下深上浅的手法会使人感到更加柔和。下眼线由外眼角靠外的部分开始横向进行描画,下面的颜色略浅于上面。

3. 眉毛 适当调整为略弯曲的眉形,可有效矫正上斜眼的缺陷。

（二）下斜眼

外观特征:下斜眼又称下垂眼,下斜眼主要表现为眼睛的内眼角高,外眼角低,给人以忧郁、冷漠、软弱的印象,眼睛轻度下斜则给人一种天真稚嫩、反应较慢的印象。

矫正方法如下。

1. 眼影 可以着重于外眼角上方的晕染,颜色可选用温暖色调,如玫红色、橙色等暖色,晕染方向向上。内眼角上方的眼影晕染面积不宜过大,可选用冷色,如棕色、蓝色等。下眼影则可在内眼角下部略加棕色,而不宜过多强调外眼角。

2. 眼线 描画上眼线时,要根据外眼角下斜的程度适当提升落笔位置,并在尾部加粗及上扬。向内延伸则不用一直画至内眼角,可在中间位置淡出。这样可以使内眼角在视觉上下降,外眼角提升。

3. 眉毛 根据眼睛下斜的程度做适当上扬和平直的修饰,但不可过度向上矫正,以免产生不协调感。

（三）厚眼睑

外观特征:俗称"肿眼泡",即上眼睑处的脂肪肥厚,骨骼结构表现不明显,外观平坦或水肿,给人的印象是沉着稳重、忧郁、不开朗、表情略僵硬。

矫正方法如下。

1. 眼影 要着重改善骨骼结构的重现,重点在上眼睑沟处用偏深的结构色表现,晕染面积不宜过大,过渡到接近眉毛处颜色变浅,再在鼻梁骨、眉弓骨、眶外缘处涂用亮色的眼影粉使其突出,相比之下,上眼睑就不那么肿胀厚重了。另外一种方法是,运用水平晕染,由睫毛根处颜色最深逐渐向上渐淡,此法容易掌握,掌握好色彩过渡就可以起到较好的矫正作用。眼影色宜选择棕、褐等阴影色,不能使用能强调突出的浅色、亮色。

2. 眼线 描画眼线时上眼线要略宽,中间尽量平直,尾部可轻度上扬;下眼线尾部着重描画,但不宜过粗,画至眼中部就可以自然淡出,内侧下眼线可以不画。

3. 眉毛 眉毛不宜修饰得过细,应中等粗细而略有弧度,可以加强棱角,弱化眼睑的肿胀感。

（四）小眼睛

外观特征:眼裂过小、长度不够,给人感觉很温和,但眼睛缺乏神采,难以给人留下深刻印象。

矫正方法如下。

1. 眼影 眼影的描画以棕色、灰色等阴影色为宜,靠近上眼睑睫毛根部颜色较深,向上晕染过渡变浅,眶上缘外侧处可用亮色眼影粉,来达到突出眼睛的立体深邃感。

2. 眼线 眼线修饰的重点在于上眼线要由内眼角至外眼角处由细渐粗,尾部可适当加长。下眼线亦由外眼角至内眼角,逐渐变细,上下睫毛线不要封闭,这样会使眼睛的宽度、长度的视觉延伸度不够。

3. 眉毛 眉毛不要太粗,要注意眉形的柔美,不能过于突兀。

（五）细长眼

外观特征:细长眼是指眼裂窄小,而宽度较长,是典型的东方人的眼形,妩媚但眼睛易显得无神。

矫正方法如下。

1. 眼影 眼影色的重点在上眼睑的眼球上方中部做相对集中的晕染,可略微向上晕染,宜选用暖色,如橙色、粉红色等,靠近内眼角及外眼角处做淡化处理,并在眶上缘施用亮色,增加眼部的立体感。

2. 眼线 上下眼睑的中部略粗、两端略细,不要延长,过渡要自然。

3. 眉毛 可根据脸形描画,适当缩短眉尾长度。

（六）单眼睑

外观特征:单眼睑按照厚度特征区分,可分为两种类型,其一是上眼睑处有肿胀现象,其二是上眼睑处脂肪较薄,眼窝清晰可辨。

矫正方法如下。

第一种类型:上眼睑接近睫毛根处,运用较深的阴影色,如咖啡色等,做向上晕染,根部晕色较深,向上渐浅,柔和过渡。用亮色眼影粉于眶外缘处,强调眼部的立体感。下眼睑处的眼影和上眼睑相呼应,也可略向下晕染,使眼睛显得大而有神。

第二种类型:在距上睫毛线约 5 mm 处,施用咖啡色,并逐渐向上晕开呈自然弧形,然后可根据眼睛结构,在其下部与睫毛根之间用亮色,造成“假双”的效果。下眼睑处的眼影由睫毛根部向外晕染,与上方呼应。此法有一定难度,需要多加练习,熟练后更能体现真实、自然。

1. 眼线 第一种类型:眼线可描画成上下同样粗的效果,且上眼线尾部可略向外扬;第二种类型:上眼线在睫毛根处开始,边缘柔和,由内眼角向外眼角描画,尾部略上扬。下眼线在外眼角的睫毛根处向内眼角处淡化,可使眼睛显得自然真实而灵动。

2. 眉毛 第一种类型:眉毛不宜描画得过细,可略粗些;第二种类型:眉毛随眼睛弧度自然描画,不可过粗。

（七）圆眼睛

外观特征:眼睛的长度过小,眼裂宽度基本正常,内眼角与外眼角的距离较近,给人感觉机敏,但有时会显得严厉或惊讶状。

矫正方法如下。

1. 眼影 棕色眼影做横向晕染,内眼角处可向鼻根晕染;外眼角则向外上方晕染,眼部中间的眼影晕染不宜过高,在眶上缘处用亮色展现立体结构。

2. 眼线 上眼线的描画由内眼角至外眼角并逐渐加粗,尾部略上扬,但其中部尽量平直;下眼线应平直,尾部可略加长。

3. 眉毛 眉毛可选择平直略加长些。

（八）双眼间距过窄

外观特征:双眼间距小于一只眼睛的长度,给人感觉局促、内向、拘谨、小心眼之感。

矫正方法如下。

1. 眼影 重点放在外眼角,晕染面积向外延伸。

2. 眼线 上眼睑的眼线在尾部向外拉长,下眼睑不用画一整条睫毛线,可根据实际情况做出适当的调整,为外 1/2。

3. 眉毛 修眉时眉头可略向后移,适当加长眉尾,尽量使两眉间的距离等于一只眼睛的长度。

（九）双眼间距过宽

外观特征:双眼间距大于一只眼睛的长度,给人一种幼稚、年轻、轻度傻气的感觉,若间距过大则给人精神不集中、反应慢的感觉。

矫正方法如下。

1. 眼影 眼影不宜选用过浅或过暖的颜色,否则会有膨胀感,咖啡色较合适,应该着重内眼角的描画。

2. 眼线 在描画眼线时,上眼睑的眼线在内眼角处可向前约 2 mm,且前半眼线略粗重,至外眼角时渐细,不要拉长。

3. 眉毛 眉头可略向前移,调整至两眉间距等于一眼的长度,可有效地调整眼形。

（十）眼袋水肿

外观特征:下眼睑处的眼袋肥厚水肿,显得老相、眼部疲倦无神。

矫正方法如下。

1. 眼影 眼影宜选用柔和的阴影色,不宜过分强调,如咖啡色、浅灰色。

2. 眼线 眼线可着重上眼睑的描画,但不可过于夸张,会把人们的注意力转移至眼袋处,下眼睑处的眼线可选用浅咖啡色或做淡化处理。

六、鼻形与矫正

鼻子位于面部的正中央,是面部的制高点,突出而醒目,所以同样决定着人容貌外观。鼻部的修饰方法主要是涂两侧的鼻侧影和中央的提亮。鼻侧影面积的大小、位置的高低都会导致鼻形、脸形的变化。

（一）塌鼻梁

外观特征:主要表现为鼻根低,鼻梁与眼睛平,甚至低于眼睛平面,面部中央凹陷,面部缺乏立体感,有部分人还同时伴有鼻部过短,就更加突出了鼻梁的高度不足。

矫正方法:矫正的重点在于利用深色和亮色提高鼻梁的高度。将较深的阴影色涂于内眼角窝部位,自眉头与鼻根相接处向鼻尖晕染,鼻梁上涂亮色。晕染时要掌握好色调的明暗过渡,亮色、阴影色衔接要自然,两侧鼻影中间提亮区不能过宽。

(二)鹰钩鼻

外观特征:鼻根高,鼻梁上端窄而突起,鼻尖呈钩状向前突出,鼻中隔倾斜后缩,面部缺乏温柔感,使人显得冷酷无情,在女性面部感觉尤甚。

矫正方法:矫正重点在于利用了深色和亮色对鼻梁进行处理。鼻根部用深影色使其变低,鼻梁上端过窄的部位涂亮色使其显宽。鼻尖用深色粉底修饰,鼻中隔用亮色使其延展。

(三)鼻子过长

外观特征:鼻子过长属于面部中庭太长,使鼻子显得过细,脸形显长,面部表情显得不生动。

矫正方法:矫正重点在于缩短鼻侧影的长度,重点刻画鼻部中央。鼻侧影不能全部晕染,应在鼻梁中部两侧上下渐弱,鼻梁上部平行向内眼角至上眼睑延伸,不与眉头相接,最后用亮色在鼻梁中部提亮。

(四)鼻子过短

外观特征:鼻子过短属于面部中庭偏短,使五官显得紧凑,给人以拘谨、不开朗的感觉。

矫正方法:矫正重点在于增加鼻侧影的长度,将阴影色从眉间的鼻根处至鼻尖做纵向晕染,鼻梁上的亮色晕染要长,从眉尖到鼻尖,使鼻形拉长。

(五)翘鼻

外观特征:鼻根低,鼻梁线条流畅但较短,鼻尖向上翘,鼻孔可见,鼻中隔明显,使人显得活泼可爱,但过于上翘则有滑稽、不成熟的感觉。

矫正方法:矫正重点在于利用阴影色矫正鼻尖并拉长鼻子的长度。在鼻根两侧用阴影色使中庭比例正常,鼻中隔用阴影色收敛,并在鼻根部用亮色提亮。

(六)尖形鼻

外观特征:鼻梁窄,鼻翼贴于鼻尖,鼻尖瘦小单薄,鼻形显得过于瘦长,使人显得小气、难以亲近。

矫正方法:矫正重点在于利用亮色使鼻部变得丰满圆润。鼻梁上的亮色要达到一定的宽度,鼻尖的亮色向外晕染,鼻翼涂亮色。

(七)蒜头鼻

外观特征:鼻根低,鼻梁较窄,鼻头平,鼻翼肥大,有头重脚轻的感觉,使人显得不灵气。

矫正方法:矫正重点在于利用阴影色和亮色营造鼻头部位的立体感。鼻根、鼻梁用亮色晕染,使其显高、显宽,鼻尖用亮色,鼻翼用阴影色,突出鼻尖,收缩鼻翼,使之与鼻梁不协调差距缩小。

七、唇形与矫正

唇是面部活动度最大的部位,同时也是最能体现女性魅力的部位,为了获得较为理想的唇形,人们主要通过遮盖、重新勾画唇形等手段进行矫正。

(一)嘴唇过厚

外观特征:唇形有立体感,显得丰满、性感,但过于厚重的唇形会使女性缺少秀美的感觉。

矫正方法:矫正重点在于运用遮盖的手法调整唇形的厚度。首先在涂底色时用粉底掩盖、模糊唇部轮廓。然后不画唇线,用唇刷直接勾画唇形,将唇部轮廓整体收缩,最后涂抹均匀,颜色不宜过于鲜亮,这样可使外轮廓柔和,从而使人们忽略对厚重唇部的注意力。

(二)嘴唇过薄

外观特征:上唇与下唇的宽度均过于单薄,从而使人显得刻薄,缺少女性丰满、圆润的曲线美。

矫正方法:矫正重点在于利用唇线勾画出较丰满的唇形。用唇线笔将向外整体扩展轮廓线,上唇的唇线描画要圆润,下唇要增厚。在扩充的部位选用略深的口红与唇色相接,唇中部可用淡色珠光口红或唇彩,抬高唇部高度,使唇丰满性感。

(三)嘴角下垂

外观特征:唇角下垂使人显得严肃不开朗、老相。

矫正方法:矫正重点在于提高唇角的高度。画上唇线时唇峰略压低,唇角略提高,嘴角向内收。描画下唇线时,唇角向内收敛与上唇线交会,唇中部的唇色要比唇角略浅些,抬高唇部高度,突出唇的中部,减弱视觉上对唇角的注意力。

(四)突唇

外观特征:唇中部外翻凸起,有外翻、不协调的感觉。

矫正方法:采用转移注意力的方法,忽略视觉上对唇中部的注意力。唇线宜选用浅一点的颜色,可处理得模糊些,产生凹进的效果。唇色不宜选用鲜艳或珠光色口红,宜选用中性色。另外,可加强眼部、眉部的修饰,转移人们对唇形的关注。

(五)平直唇形

外观特征:唇部轮廓平直,唇峰不明显,缺乏曲线美、给人以过于严肃之感。

矫正方法:矫正重点在于强调唇部的轮廓结构。勾画上唇线时,用唇线笔勾画唇峰,并把唇角向里收,下唇画成船形,然后根据喜好添入口红色,中央涂浅色号或珠光唇彩。

(六)唇形过大

外观特征:嘴角的外形过于宽大,会使面部比例失调,略显傻气。

矫正方法:重点整体缩小唇部并强调唇部的立体感,使唇部有一定的棱角。在涂面部底色时,将唇部轮廓进行遮盖,用唇线勾画唇形时要微向里收缩 2 mm 左右,上唇强调唇峰,下唇则描画成船形,唇部色彩宜选用中性色彩。

(七)唇形过小

外观特征:嘴唇的外形过于短小,尤其是下面部脸形较宽时,易使面部比例失调。

矫正方法:重点在于调整唇部的宽度和厚度。用唇线笔将唇形微向外廓扩充,但不可扩充过多,扩充 2 mm 左右,唇部色彩宜选用偏暖的淡色。

(林 蕾)

第四节　不同妆型的化妆

化妆技术,从遗留的古代雕刻、壁画及墓葬文化上来看,有着悠久的历史,国外主要始于公元两千年前的埃及，而我国也在夏商时期的宫廷有了记载，成语"洗尽铅华"就说明了当时含铅的化妆品的重要性。在千百年的逐步完善的过程中，已成为一门艺术，而一切艺术来源于生活而又高于生活，化妆艺术也是如此。下面我们就最实用的日妆、晚妆、新娘妆来学习。

一、日妆

（一）特点

日妆（图 6-15）也称淡妆，用于一般人的日常生活和工作，在自然光和柔和的灯光下，对面部进行轻微修饰，以达到与服装、环境等因素的和谐统一。无论什么妆型，妆色要求清淡典雅、自然协调，化妆手法要求精致，不留痕迹，妆型效果自然生动。

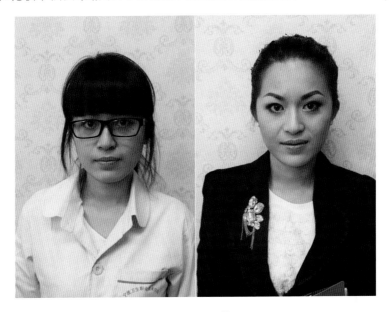

图 6-15　日妆

（二）操作要点

1. 基本步骤　洁肤→修眉→化妆水→润肤霜→粉底→定妆→鼻影（鼻影也可在涂抹粉底的步骤里完成）→眼妆→画眉→腮红→画唇→修整妆面→梳理发型。

2. 操作技巧

（1）洁肤：首先可以通过用冷水和热水交替洗脸来打开毛孔，肌肤经过一冷一热刺激很容易做到这一点。然后加水用整个手掌轻搓出丰富泡沫，这样就可以通过手掌的温度让清洁类产品更易深入肌肤，再用指腹轻轻揉搓使毛孔打开。细微角落的深度清洁也是不能忽视，例如，鼻翼部位要重点加强，轻轻地按压鼻头处并向一侧拉开，另一只手对鼻翼的细小部位进行揉搓打圈清洁。清洁皮肤是化妆的最基础步骤，同时可适当加些按摩的指法和力度，可以舒展皮肤张力，加快血液循环，增强细胞活力。有了这个基础再上妆，可以增加化妆品与皮肤的亲和力，使妆面牢固、自然。

（2）修眉：标准眉的定位，眼内角与鼻翼之间连线延长即为眉毛的正确起点，并标下记号；鼻翼与眼瞳外沿所形成的斜角线的延长线即为眉峰所在；鼻翼与外眼角连线的延长线即为眉尾位置。首先要根据脸形调整眉毛的形状，除去多余的眉毛，修整好眉形，拔眉法和剃眉法均可采取，可以边修边用眉梳梳理，配合使用眉剪；然后根据需要的眉形再用眉粉或眉笔填充,颜色要配合肤色、发色来调整。

（3）化妆水:用化妆棉蘸化妆水均匀涂抹在皮肤上,并用手指轻轻充分弹拍,使其完全渗透入皮肤。

（4）润肤霜:可滋润皮肤,在皮肤与彩妆化妆品之间形成保护层,可防止彩妆化妆品的色素等对皮肤的直接损害。

（5）粉底:基础化妆的最重要一环,能够改善肤色与皮肤质感,使皮肤细腻、剔透。

①将专用化妆海绵打湿,以不挤出水为宜,用浅色粉底由上而下、由内向外使用拍、按等手法涂抹均匀。

②用深浅不同的同色系粉底,调整面部凹凸关系和脸形轮廓。

③涂抹粉底时,下眼睑、内外眼角、鼻翼两旁、唇角等部位都应仔细涂抹、均匀覆盖。涂抹唇角时,嘴唇要略张开;涂抹下眼睑时,眼睛向上看。

④需要用遮盖力强的粉底化妆时,需要分两次涂抹。先薄薄涂一层,使粉底与皮肤充分贴合,然后再涂一层,涂抹时不能粗暴地来回涂抹,认真地以轻按法为主;粉底涂抹要薄而均匀,展示皮肤自然、清透的光彩,重点注意有皱褶的部位,厚而干燥的粉底反而会使皱褶更加明显,凸显缺陷。

（6）定妆:用粉底同色系或透明的蜜粉以固定粉底,减少粉底在皮肤上的油腻感,并可防止底妆与彩妆脱落;粉质要细腻透明,扑粉要薄而均匀,可以用粉扑或大号粉刷定妆。

（7）鼻影:选择与妆色协调的暗色,涂于鼻梁两侧,根据鼻形进行晕染。鼻侧影的修饰要浅淡自然,边缘过渡柔和,不能为了矫正鼻形过分使用较深的阴影色,这样会使面部显得不干净、生硬感;鼻影中间的宽度要掌握好,根据脸形调整,不可过宽或过窄。

（8）眼妆:眼部化妆分为三部曲,分别是晕染眼影、描画眼线和涂染睫毛。

①晕染眼影:眼影是强调眼部凹凸结构的重要一环,运用得好可以增加眼部立体感,使眼神深邃。眼影色的选择要与服饰颜色相配。色彩过渡要柔和,搭配要简洁。对于上睑肿胀或有眼袋者,为避免突出缺陷,眼影色忌用暖色调或珠光亮色。

②描画眼线:描画眼线可使眼部轮廓清晰,增强眼睛的黑白对比度,这样可弥补眼形的不足,并使人显得神采奕奕。目前流行的美瞳线:上眼线线条要细,紧贴睫毛根部描画,不能为了改变眼形而将眼线画得太粗、拉得过长或尾部挑得过高。下眼线的描画要浅淡,一般可以从外眼角的 1/3 部位或 1/2 部位起,不要画得太满。

③涂染睫毛:为了增强睫毛的浓密感,更加突显眼部的神采,我们要正确使用睫毛膏。夹卷睫毛后再涂染睫毛膏,会使眼睛显得富有魅力,但睫毛膏不能涂染得过多、过厚,产生"苍蝇脚"样效果,日妆不宜粘贴假睫毛,使妆容太假。

（9）画眉:眼睛是整个面部的焦点,而眉毛是眼睛的门户,眉形的描画要与眼形、脸形相协调。日妆的眉色要浅淡自然,可用眉刷蘸深棕色、灰黑色眼影粉涂在眉毛部位,同时可以用浅咖啡色或浅灰色在眉头轻轻晕染,也可以用眉笔描画,再用眉刷晕开,这样会显得自然柔美。一般使用眉粉描画会更加自然,眉笔的描画界限清晰、眉形更容易掌握,熟练后可以两种方法结合使用。

（10）腮红:腮红的晕染可使人显得面色红润、健康精神,并可弥补脸形的不足。腮红的位置和面积的大小根据脸形晕染,腮红的颜色与口红、眼影色相协调。画日妆时腮红宜自然、浅淡,如果肤色健康自然,也可以不用。

（11）画唇:根据脸形调整唇形和厚薄,先用唇线笔或化妆刷仔细描画唇部轮廓,再涂抹与妆色协调的唇膏,如果有油光或需要遮盖不良的唇色,可用纸巾吸去,并再次涂抹,使唇形、唇色更加自然。

(12)修整妆面:整个妆面完成之后可以通过化妆镜或者站得稍远一些,仔细对比化妆后的整体效果,看看底色是否均匀,左右是否对称,检查妆型、妆色是否协调,若有不协调可做适当修改。

(13)梳理发型:用梳子将头发梳理整齐,整理好发型。

(三)注意事项

(1)化妆的底色非常重要,一定要多加练习,要薄而均匀,要强调肤色的自然清透。根据脸型的底色来调整是妆面成功的基础。

(2)描画的线条要虚实结合、要柔和。修饰眉毛要顺着眉毛的生长方向进行修剪,描画眉毛的线条是重点;鼻侧影的宽窄也要配合脸型设计,线条要柔和。

(3)日妆化妆色彩之间对比不要太强,过渡要自然,用色要简洁。

二、晚妆

(一)特点

1. 概念 晚妆一般指用于晚会、晚宴及各种宴会的化妆,也叫宴会妆。与相对清淡的日妆相比,晚妆有以下特点。

(1)妆容浓艳:晚上的社交活动一般在室内或室外灯光下进行,灯光相对较弱,朦胧柔和,反而更加能够突显化妆的效果;而在弱灯光下,我们东方人的五官轮廓会显得更加不够清晰,所以妆容过于浅淡则效果不足,所以晚妆应该相对浓艳,化妆色彩要更加丰富、鲜亮,可加用有珠光的眼影、唇彩。

(2)捉人眼球:晚上的活动多处于应酬需要,在灯光朦胧、心情愉悦的特定环境下,人们能够在相互间产生梦幻般的朦胧感,这就给我们的化妆师提供了展示娴熟化妆技术的好机会,可以充分发挥想象力,突破传统的限制性,达到更好的化妆效果。

2. 造型分类

(1)社交性晚妆:社交性晚妆(图6-16)是指应用于生活中的晚会、晚宴化妆。此类活动多在室内,其光源一般为暖色调光源,使面部有朦胧感,因此妆面要色系丰富,五官刻画适当夸张,充分体现女性的妩媚、高雅、端庄。社交性晚妆要求妆容色彩与服装、服饰、发型的颜色、样式相协调,要体现女性独有的个性魅力。正式场合的晚妆妆色不可过于艳丽,妆型要细腻,尤其是眼部的修饰既要强调结构,又要注意用色不要过于复杂。

(2)展示性晚妆:展示性晚妆(图6-17)是化妆比赛的重点项目,多用于参加比赛或技术交流,具有很强的可塑性、创造性。由于创作空间广阔,造型手段大胆丰富,是化妆比赛的重点项目。用于比赛的宴会妆,妆色浓艳,色彩搭配丰富,妩媚高贵,五官轮廓描画要清晰可适度夸张,加强凹凸结构,能掩盖和矫正面部不足。

(二)操作要点

1. 基本步骤

(1)设计主题:作品的主题是灵魂,一个完美的作品要有明确的主题。正如写文章一样,先明确主题,然后围绕主题进行阐述。作为参赛的作品,必须围绕主题进行创作构思,所有的手段如化妆的风格、用色、服装、饰物等都为主题服务。只有这样才能使作品在比赛中出类拔

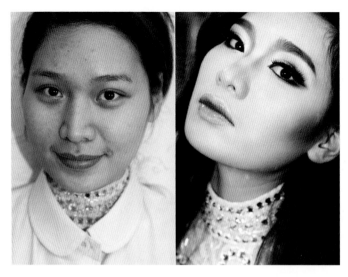

图 6-16　社交性晚妆

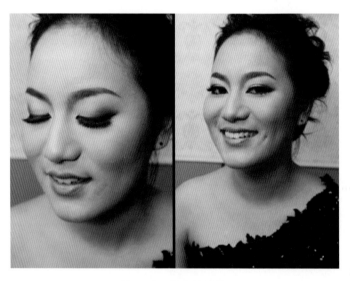

图 6-17　展示性晚妆

萃、脱颖而出、与众不同,富有旺盛的生命力。

（2）晚妆服饰的选择：为了防止穿着服饰时弄花了妆容或影响头饰的位置,一般都是先穿着服装,再上妆。晚宴服装的服饰一般以礼服为主,也称社交服,用于出席晚会、宴请等场合。按照国际惯例,男性的晚礼服为西装、燕尾服。女性的晚礼服根据不同的场合就丰富得多,旗袍、紧身长裙、带裙衩的长裙、露背装和造型新颖的短裙。晚礼服讲究气派,用料高档做工精细,晚礼服的配饰讲究、做工细腻,光彩夺目,与服装相呼应,起到画龙点睛的作用,但是焦点只有一个,不宜过于复杂。而展示性晚妆的丰富性更是不言而喻,不同的时期、不同的场合,不同的主题都会有不同的惊艳。

（3）妆面的步骤：修眉→净面护肤→遮瑕膏→粉底→定妆→鼻影→眼妆→画眉→腮红→画唇→修整妆面→梳理发型→服饰整理。

2. 化妆用品用具　粉底、眼影、唇膏、美目贴、假睫毛、眼线液、眉笔、蜜粉、假发和发饰等化妆工具。

3. 操作技巧

（1）修眉：主要是根据脸形做出调整，使用眉钳夹除或刀片刮除散乱多余的眉毛，修出符合的眉形。

（2）净面护肤：洁肤后用收敛性化妆水弹拍面部及颈部，涂润肤霜或乳液轻轻按摩。增加皮肤水合作用，提高皮肤含水量，使上妆变得容易，不容易脱妆和卡粉。

（3）遮瑕膏：遮盖面部色素痣、小片色斑，调整暗沉肤色。社交场合要经得起细看，比赛或交流时也要面对高清的照相机镜头。

（4）涂粉底：使用遮盖性强的粉底或粉底霜，使皮肤细腻嫩白有光泽。先薄薄涂一层，待粉底霜与皮肤相融后再涂一层，使用轻按方法，不要用力来回涂抹，增强粉底与皮肤的亲和力，并将裸露的肩、胸、背、臂、下肢等部位都均匀涂抹。除面部外的粉底色要略深些，可选择偏红色的或适当加些红颜色，这样，可使皮肤在强光的照射下显出红润健康的自然肤色。

（5）定妆：用透明蜜粉固定粉底，蜜粉可防止粉底脱落、妆面变形。施粉后会使妆面产生朦胧感，减弱了亮丽感，可用湿毛巾在扑粉后的妆面上轻按，这样既防止妆面脱落又可保持亮丽的光泽。也可以使用含有珠光成分的定妆粉，但是定妆效果会略差。

（6）鼻影：可根据脸形和鼻形的需要进行矫正，主要强调鼻子的立体感，以冲淡灯光带来的轮廓感减弱，暗色与亮色的对比应用可以相对增强，过渡要自然柔和。

（7）眼妆

①眼影：根据晚会、晚宴的需要和服饰色彩选择适当的眼影种类和色系，并可加荧光粉点缀。色彩的明暗对比可增强，特别注意强调眼形的凹凸结构；色彩的纯度可略高，使妆色显得艳丽，增强整个面部的立体感。

②眼线：一个参赛作品既要看整体造型是否有突破，又要看局部，特别是是否有新意的眼部描画方法、娴熟的晕染技巧及合理的色彩搭配。因此，眼影的处理是比赛的考察重点，眼影晕染的形式要求色彩与主题相呼应并具有前瞻性。而社交性晚妆可以使用带有珠光的棕色眼影大面积地刷在眼窝部分作为打底，而画到眼尾部分时，稍稍扬起，让眼部更加迷人。随后，再使用黑色眼影沿着睫毛根部绘制眼线，上眼线可适当加粗，眼尾略扬并加粗，下眼线的眼尾略粗，内眼角略细，加强了眼部的层次感。

③睫毛：也可以粘假睫毛，但应与自身睫毛混为一体，共同夹卷后涂睫毛膏。涂染睫毛膏时可分两次涂染，这样涂得浓使睫毛显得浓密，又不失其利落的自然感。睫毛膏的总量要控制，不能产生结块和晕染到上下眼睑的情况。

（8）画眉：用眉刷蘸棕褐色眼影粉涂刷在眉形上，再用黑色眉笔描画，描画后用眉刷将眉色晕开。眉形要整齐，眉色要艳丽。展示性晚妆的眉毛根据情况处理，如果主题需要可以弱化眉毛的处理，甚至可以不画，配合其他的彩绘或装饰。

（9）腮红：根据脸形的需要，选择与眼影色协调的胭脂晕染在适当的部位，用于改善面部凹凸关系、调整脸形。

（10）画唇：先用唇线笔勾画唇轮廓，再选择与眼影色、胭脂色协调的浓艳的唇膏涂满唇面，并在唇的高光部位涂增亮唇膏、唇彩或唇油，增加唇部的立体感。

（11）修整妆面：整个妆面完成之后应检查对比整体效果，看看妆型、妆色是否协调。

（12）梳理发型：发式的选择要与妆型特点及脸形、服装相吻合。展示性晚妆的发型相对比较复杂，配合主题有很大的发展空间。线条、几何图形、板块、纹理是发型构成的四大要素，是发型整体及局部的外观样式或发饰线条的总和，纹理的样式反映在晚宴发型的梳理上可用螺旋纹样或连续螺旋纹样表达出最高境界与技艺。

（13）服饰整理：整理发式、佩戴的饰物和服装，可以略远距离观察，发现细节上的缺陷。

（三）注意事项

（1）妆色要艳而不俗，丰富而不繁杂，要紧扣需要的场合和主题。

（2）妆色与服装和服饰的搭配整体要协调。

（3）妆面凹凸结构及五官轮廓的立体感可作适当调整，但不能因过于强调立体感而失真。

三、新娘妆

结婚是人生中的一件大事，每位新娘都想留下人生最美好的回忆，尤其是婚礼当天，新娘更是万众瞩目的焦点所在，所以人们非常重视服饰的穿着和妆容的优雅，尤其是新娘结婚当日的服饰和化妆会更加讲究。不同宗教、不同国家、不同民族、不同地区的人们有着不同的风俗习俗。因此，婚礼妆没有统一的模式，具体要根据风俗、季节和服饰的变化而变化。因此，新娘化妆就有别于一般日妆、晚妆，显得格外慎重，不仅要注重脸形、底色的修饰，化妆的整体表现尤其要自然、高雅、喜庆，而且要使新娘的妆容能够持久不脱妆。总之，新娘的妆扮特别要注重整体美感的呈现。

在举行婚礼这一天，西方的习俗是新娘头戴白色花环，身穿白色连衣婚纱，裙长及地，象征着纯洁和吉祥长久。新郎身着深色西服，佩带领带，象征沉稳可靠。按西方惯例，初婚新娘穿白色婚纱，再婚新娘穿淡色婚纱。

我国传统婚礼服是新郎身着长袍马褂或中山装改良而成的上衣，以深色为主要色调，新娘为秀禾服——大红裙褂（秀禾服的"褂"是指上身的对襟衣，"裙"则是下身长裙），裙褂的档次则按照各人经济条件来选择，新郎新娘的服饰上常有相近的暗花和刺绣，象征着两人是"天生一对"。现代青年对婚礼服饰的要求并不严格，新郎多为深色西装，新娘身着白色婚纱、彩色婚纱、旗袍、西装套裙等。新娘的饰物应细腻精致，且耳饰、颈饰、手饰要配套。头饰要根据服装选择，穿婚纱的头饰多选择鲜花或干花，穿旗袍应选择发冠、发簪，着西装可以选择简单的水钻发卡。

（一）新娘妆的特点

新娘妆（图 6-18）的妆面用色应以暖色调和偏暖色为主，主要是由于在婚宴或婚纱摄影的妆容要表现出喜庆与柔美的氛围。但是随着人们对婚礼理念的更新和婚纱的普遍应用，现代的婚纱摄影也经常使用一些柔和的冷色调化妆。新娘妆型给人以端庄、典雅、大方的美感，但妆色浓度应掌握在淡浓妆之间，不宜过于妖艳，妆面更要妩媚明快、清丽脱俗。

（二）操作要点

1. 妆面的步骤　修眉→净面护肤→修饰眼形→遮瑕膏→粉底→定妆→鼻影→眼妆→画眉→腮红→画唇→修整妆面→梳理发型→服饰整理。

2. 化妆用品用具　新娘妆的用品、用具一般包括粉底、眼影、唇膏、眼线笔或眼线液、睫毛膏、眉笔、美目贴、假睫毛、发夹、假发、饰物、纸巾、棉棒、香水等及发型梳理工具。

3. 操作技巧

（1）修眉：新娘应在前一天将眉形修整好。如果没有提前修整好，应用剃刀修眉而不用眉钳拔除，避免局部产生红肿，影响上妆效果。

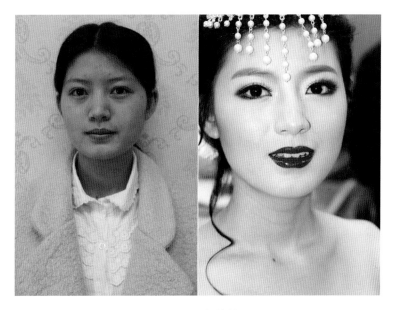

图 6-18 新娘妆

（2）净面护肤：彻底清洁面部，使用收敛性化妆水于整个面部与颈部轻拍致皮肤吸收。涂护肤霜或乳液，进行轻柔的皮肤按摩，促进局部血液循环，增强化妆品与皮肤的贴和性。

（3）修饰眼形：眼形的调整与修饰应该使用双眼皮贴矫正眼形。

（4）遮瑕膏：遮盖皮肤上的色素痣、色斑等瑕疵，调整暗沉肤色。

（5）粉底：粉底不宜涂得过厚，过厚会显得失真、僵化，不符合新娘的柔美特质。涂抹时多用拍、按的方法，使粉底与皮肤融为一体，并将与面部相接的所有裸露部位的皮肤都涂敷均匀，柔和过渡。

（6）定妆：遮盖粉底的油腻感，产生朦胧感，扑粉要均匀，并用粉刷扫去多余的浮粉。

（7）鼻影：根据脸形和鼻形的需要晕染，色彩晕染要协调，线条不宜过于锐利。

（8）眼妆：①晕染眼影。眼影色与服饰色协调，以简洁为宜，切忌繁杂。②描画眼线。上眼线要沿睫毛根部描画，下眼线从外眼角向内眼角描画至 2/3 的部位，宜细、线条要流畅。③睫毛。先用睫毛夹夹卷睫毛，如果睫毛短而稀疏，应用假睫毛，然后使真假睫毛融为一体，选择防水加长睫毛液涂染，可用睫毛梳仔细梳理调整，睫毛膏用量要适中。

（9）画眉：用眉刷蘸灰色或咖啡色眼影粉，涂刷出基本形状，再用咖啡色眉笔或黑色眉笔顺眉毛长势描画眉形，用眉刷将颜色晕染开，眉头色宜淡，过渡宜自然。

（10）腮红：腮红晕染要浅淡自然、根据脸形调整部位，根据整体妆容筛选色系。

（11）画唇：先涂滋润性唇膏，再画唇线涂唇膏。涂完后用纸巾吸去唇面上的浮色，然后再涂一层唇膏，使唇色滋润且持久。

（12）修整妆面：在妆面基本完成后，要站得稍远一些看妆形、观察妆色是否对称协调。

（13）梳理发型：整理发型、发饰。

（14）服饰整理：整理婚纱或礼服，最后喷洒香水。

（三）注意事项

（1）婚礼前一个月就要开始皮肤护理，不要前一天进行过度护理，以免出现过敏情况，同时不要忽略手部护理及修饰。一定要提前试妆，试妆时考虑顾客个性特征，注意与新娘及家人沟通，以确定化妆风格，以达到最满意的效果。

（2）由于新娘需要一直保持良好的状态，所以妆容的持久性是非常重要的。底妆环节十分重要，要使用油性粉底，可以涂两层，认真定妆以除去油光。

（3）婚礼中补妆的重点是底色的修补，不可直接增补粉底。应先用吸油纸，去除多余油脂、汗液，用海绵拍匀后再涂敷粉底进行修补。而唇部的修补不要破坏唇轮廓，适当增添唇色，修补时张开口，尤其要注意唇角处的修色。

（林　蕾）

第七章 美甲技术

第一节 美甲基础知识

一、美甲的起源与发展

美甲文化的历史源远流长,古代拥有修长、华丽指甲的人,多半属于上流社会,地位显赫,不必从事体力劳动。发展到今天,美甲已经成为整体形象设计中不可或缺的部分,是时尚美容品位和气质的象征。

(一)外国古代美甲发展史

指甲的装饰最早可追溯到 6000 年前的古埃及人,那时人们用指甲花将指甲染成金色。考古学家还曾在埃及艳后的墓中发现了一个化妆盒,里面记载着涂上特殊的指甲油可通向西方极乐世界。19 世纪的英国皇室贵族就有留甲的传统,象征着地位和权利。

(二)中国古代美甲发展史

在我国,美甲的历史同样非常悠久。唐朝时人们已经开始用凤仙花染甲。做法是将腐蚀性较强的凤仙花的花和叶放在小钵中捣碎,加入少量明矾,将指甲连续浸染三到五次,数月都不会褪色。中国古代官员佩戴金属假指甲增加指甲长度,显示其权势地位。

(三)现代美甲的兴起

现代美甲兴起于 20 世纪 30 年代,当时美国好莱坞的明星及贵妇名流们喜欢用真甲粘贴和装饰受损的指甲,促使一些化学工程师发明了贴片甲、水晶甲、丝绸甲,深受好莱坞明星的喜爱。法式水晶甲的兴起,掀起了世界美甲的热潮,美甲开始平民化。

二、指(趾)甲的构造

指(趾)甲覆盖在指(趾)末端,由多层紧密的角化细胞构成,本身不含任何神经和血管,呈白色半透明状。正常健康的指(趾)甲表面光滑、亮泽、饱满,光线可以透过,由于反射了指(趾)甲下甲床的颜色而呈淡红色,指甲生长速度为每 3 月约长 1 cm,趾甲生长速度为每 9 月约长 1 cm。一般夏季比冬季生长速度稍快。疾病、营养状况、环境和生活习惯的改变可影响甲的颜色、形态和生长速度。

指(趾)甲的一般结构如图 7-1 所示。

1. 甲前缘 甲延伸出皮肤的部分,由于下方没有支撑,并且缺乏水分和油分,所以容易断裂。

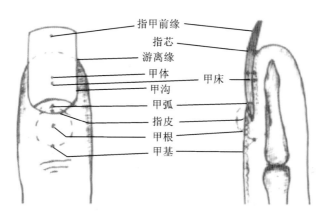

图 7-1　指甲的构造

2. 甲板　指(趾)甲外露的部分,由多层紧密的角化细胞构成,本身不含任何神经和血管,附着在甲床上。甲板与皮肤表皮的角质层不同,它并不脱落;与毛发也不同,甲板连续生长,无周期性。

3. 甲床　甲板下的皮肤组织,由生发层和真皮层构成。甲床内含丰富的毛细血管、神经末梢,无汗腺和皮脂腺,是指甲的营养来源。

4. 甲根　指(趾)甲伸入近端皮肤中的部分,较薄软,其作用是以新生的细胞推动衰老细胞向外生长,促进指甲更新,相当于农作物的根茎。

5. 甲母质　甲根深面的甲床,是甲的生长区,其作用是产生组成甲的角化细胞以促进甲生长,相当于农作物的土壤。甲板的厚度和宽度由甲母质的大小和形状决定,甲母质受损会造成甲停止生长或畸形生长。

6. 甲半月　靠近甲根处新月状的淡白色区,是甲母质生发细胞远侧的标志,反映了未成熟的甲体细胞的颜色。

7. 指皮　覆盖在甲根部的一层皮肤,可保护指甲。

8. 指芯　甲前缘下的薄层皮肤,此处皮肤较敏感。

9. 甲廓　覆盖在甲板周围的皮肤。甲两侧凸起的皮肤称甲壁,可保护指甲;甲周围凹陷的皮肤称甲沟。

10. 微笑线　甲前缘与甲板处形成的弧线。

三、美甲的概念

指(趾)甲是皮肤的附属器官,覆盖在指(趾)末端,除了具有保护手指(足趾)的生理作用外,通过修饰还具有美化手指(足趾)和手(脚)形的作用。

美甲又称指(趾)甲美容,是指根据美容就医者的手(脚)形、甲形、肤色、肤质、服装的色彩和要求,对指(趾)甲进行清洁、修剪、保养及修饰美化的过程,是整体形象设计的一部分。

现今的美甲已不仅局限于对指(趾)甲的修剪、保养、美化,而且扩展到对手(足)部的美化设计、手(足)部皮肤的保养及各种问题指甲的处理。

四、手形与指甲形状

(一)常见的手形

1. 纤长形　这种手形的手指和手掌的长度相近,宽度也大致相同,每个手指都纤长匀称，指甲多呈椭圆形或方圆形。

2. 尖锥形 这种手形比较常见，手掌比手指部分宽厚，越到指尖越细，呈圆锥状，指甲多呈尖形。

3. 丰满形 这种手形偏方形，手掌和指肚都比较肥厚，指甲一般较短，呈方形、倒梯形。

4. 长方形 这种手形整个手掌呈规则的长方形，每个手指从指根到指尖几乎一样宽，指甲呈方圆形。

（二）常见的指甲形状

1. 椭圆形 指甲前缘呈椭圆形。在与手指形状十分协调的基础上，可增加手指的长度感从而使手指显得修长，改善粗短手指的形象，是比较理想的传统的东方甲形，深受广大女性的喜爱，适合于任何人。

2. 方圆形 指甲前缘平直，两角呈圆弧形。对于手指关节明显或手指瘦长者，方圆形指甲可以弥补其不足。此类指甲比较坚固耐磨，不易折断，对于喜欢留长指甲、指甲脆弱易断的人或经常展示手形的人都比较适合。

3. 方形 指甲前缘平直，两侧呈直角。此类指甲由于指尖受力比较均匀，接触面积大，不易断裂，是最坚固耐用的一种甲形，脚趾甲也可修成此种形状。方形指甲是比较时尚及个性化的甲形，深受职业女性和白领人士的喜爱，适用于经常用指尖工作的人，如电脑键盘操作者。

4. 圆形 指甲前缘呈圆形。此种甲形适合本身比较宽的指甲，可以使甲床显得细窄，从而在视觉上收窄指甲。

5. 尖形 指甲前缘呈尖形。此类指甲由于指尖接触面积小，所以是最易断裂的一种甲形。尖形指甲适合于手指纤细修长的人，可使手显得玲珑小巧，对于不经常从事手部工作的人较适合。

上述常见的指甲形状如图 7-2 所示。

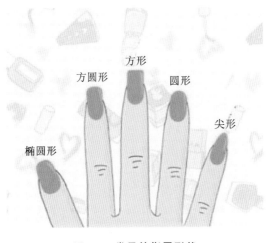

图 7-2 常见的指甲形状

五、美甲工具

"工欲善其事，必先利其器。"工具的齐备和正确选择是做好美甲的第一步。常用美甲工具见表 7-1。

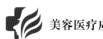

表 7-1 常用美甲工具

美甲类型	工 具	作 用
手指甲的养护	消毒液	用于消毒皮肤和工具
	洗甲水	用于清除指甲上的指甲油
	指甲剪	用于修剪指甲长度
	磨砂条	用于修整指甲的形状和贴片前指甲面的打磨。磨砂条的颗粒有粗细之分,颗粒越粗糙,磨损性就越强;颗粒越细,磨损性就越弱。常用的磨砂条型号有 180 号、120 号、100 号、80 号等,型号越小的磨砂条颗粒越粗糙,型号越大的磨砂条颗粒越细
	豆腐块	用于磨平指甲表面的纹路或水晶甲的抛光
	橘木棒	用于清除甲缘夹缝中的污垢
	泡手碗	用于盛放液体泡手
	皂液	用于泡手、清洁皮肤、软化指皮
	棉片	用于清洁指甲表面、甲沟、指芯
	指皮软化剂	用于软化指皮,使指皮易于推起
	指皮推	用于推起老化的指皮,以便于修剪
	指皮叉	用于去除指甲两侧老化的死皮
	指皮钳	用于剪断推起的指皮
	指缘营养油	用于营养指缘
	抛光块	一般有黑、白、灰三面。黑色面较柔软,可清除指甲表面凹凸不平的角质,也可用于丝绸指甲制作时的最后表面修形;白色面柔软、亮泽,可把指甲表面抛得更细,用于各类指甲制作后的抛光;灰色面极其柔软、亮泽,可把指甲表面抛亮,用于各类指甲制作后的精抛光。按照黑、白、灰的使用顺序依次抛光,可使指甲显得晶莹亮泽
	抛光条	可代替抛光块,便于携带
	指甲刷	用于清洁甲面上的甲粉
	抛光蜜蜡	保护指甲,增加指甲亮度
	羊皮锉	用于打磨蜡膏,使指甲光亮
	加钙底油	用来隔离有色指甲油,可增强指甲硬度,保护指甲
	亮油	可增加指甲的亮度
足趾甲的养护	足浴盆	用于盛放液体泡足
	脚砂板	用于打磨足茧
	隔趾海绵	用来分隔开足趾
贴片指甲的制作	一字剪	用于剪除多余的人造甲片
	镊子	用于取人造甲片、人造钻石和酒精棉球
	人造甲片	用于制作贴片甲,可延长指甲
	贴片胶	用于粘贴人造甲片

续表

美甲类型	工 具	作 用
水晶指甲的制作	水晶笔	用于制作水晶指甲
	水晶甲粉	用于制作水晶指甲,和水晶甲液相溶,会产生硬度同塑料的物质。常用的水晶甲粉有白色、透明、粉透、自然色及彩色
	水晶甲液	用于溶解水晶粉,制作水晶甲
	洗笔水	用于清洗水晶笔上残留的水晶甲粉
	黑磨块	用于水晶指甲的抛光
	消毒干燥黏合剂	用于粘贴水晶指甲,可吸收指甲表面的油分水分,使其易于粘贴,并有杀菌消毒的作用
	卸甲液	用于卸除水晶指甲
指甲彩绘	调色盘	用于各种色料的调配
	丙烯颜料	用于指甲彩绘
	画笔	包含水晶雕花笔和指甲彩绘笔
	指甲油	种类繁多,可根据设计需要选用来美化指(趾)甲
	手动打孔钻	用于在指甲上打孔,装吊饰
	指甲装饰物	用于指甲的美化设计。例如人造钻石、亮片、挂坠等

注:表格中所列手部指甲养护中的工具为美甲基本用具,其他美甲类型中所列工具为除美甲基本用具外所使用的一些专用工具。

六、指(趾)甲与健康

一个健康的人,指(趾)甲表面应该光滑、亮泽、饱满,呈淡红色,甲板质地坚韧。如果人体在某一阶段的健康状况受到影响,指(趾)甲的颜色、质地、形状也会发生变化。

(一)指(趾)甲与营养

和指(趾)甲关系最密切的营养物质是蛋白质、维生素和矿物质。营养物质摄取不足,会使指(趾)甲变薄、变脆,失去原有的光泽。

1. 蛋白质 指(趾)甲生长必不可少的营养物质,如果蛋白质缺乏,会使指(趾)甲生长缓慢,且容易断裂。平时应多食用富含氨基酸的豆制品。

2. 维生素 指(趾)甲生长需要多种维生素,主要有维生素 A、B、D、E。

(1)缺乏维生素 A:皮肤和指(趾)甲会变得干燥。

(2)缺乏维生素 B:指(趾)甲变黑,表面有凹陷纵嵴。

(3)缺乏维生素 D:指(趾)甲变脆,易断裂。

(4)缺乏维生素 E:指(趾)甲失去光泽且生长速度缓慢。

3. 矿物质 矿物质与指(趾)甲密切相关的主要是钙、铁、锌元素。

(1)缺钙:指(趾)甲变脆,易断裂。

(2)缺铁:指(趾)甲变薄、翘起,严重时可形成勺形的指(趾)甲。

(3)缺锌:指(趾)甲上出现白点。

(二)常见的异常指(趾)甲颜色

1. 颜色发白 甲床的毛细血管内血液运行不畅所致。贫血、心脏或肝脏疾病也会使指

（趾）甲苍白而无血色。

2. 颜色发黄 抽烟或接触各类化学制品会使指（趾）甲发黄。

3. 颜色发黑 长期接触水银、染发剂或显影液，缺乏维生素 B_{12}。

4. 颜色发绿 真菌感染。

5. 颜色发蓝 肺部氧气不足、全身血液循环不畅或心脏疾病都可使指（趾）甲颜色变蓝。

6. 颜色呈棕褐色 长期使用含氧化剂的药膏或劣质甲油。

（三）常见的指（趾）甲疾病

1. 灰指（趾）甲 又称甲癣，表现为指（趾）甲增厚，失去光泽，指（趾）甲表面出现灰白色石灰质钙化灶，是一种甲真菌性疾病。

2. 甲沟炎 指甲周围软组织的化脓性感染，主要是由于手部（足部）不卫生或长期浸泡在水中造成的细菌或真菌感染所致。

3. 指（趾）甲萎缩 主要表现为指（趾）甲萎缩、失去光泽，严重时会使整个指（趾）甲剥脱。经常接触化学制品及指（趾）芯受损是导致指（趾）甲萎缩的主要原因。

（胡　玲）

第二节　自然指（趾）甲的养护

一、手部指甲的修形及养护程序

1. 消毒 用皮肤专用的消毒液对美甲师和美容就医者的双手进行消毒（图 7-3），去除手部皮肤和指甲上的细菌。

2. 去除甲油 用棉片蘸取洗甲水将指甲上残留的甲油擦去（图 7-4）。

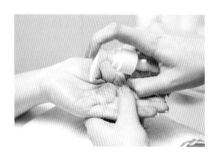

图 7-3　消毒

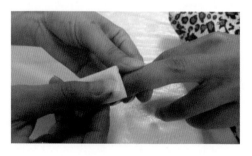

图 7-4　去除甲油

3. 修剪指甲 先用指甲剪将指甲剪成理想的长度和形状（图7-5），再用 180 号磨砂条打磨指甲前缘，打磨时要注意动作、方向，要从指甲两侧向中间修磨，不要来回打磨，以免损伤指甲。

不同形状的指甲的修磨方法如下。

（1）椭圆形指甲：用 180 号磨砂条从指甲两侧向中间按椭圆形轨迹打磨直到圆润光滑为止。

（2）方圆形指甲：将 180 号磨砂条与指甲面呈 45°角，从指甲两侧向中间打磨指甲前缘，再将磨砂条沿着指甲两侧向中间呈圆形曲线状打磨,最后将指甲两侧的尖角锉圆。

(3)方形指甲:将180号磨砂条与指甲前缘呈直角,从左向右水平打磨,再将指甲的侧面贴在磨砂条上,垂直打磨指甲两侧,最后从指甲两侧向中间方向平直修整对称。

(4)尖形指甲:将180号磨砂条与指甲前缘呈45°角进行打磨,再沿指甲前缘下方,从两侧向中间按曲线轨迹将指甲锉成尖形。

(5)圆形指甲:用180号磨砂条从指甲两侧向中间按圆形轨迹打磨直到圆润光滑为止。

4. 打磨甲缘 继续修饰指甲边缘的毛边和细屑,让指甲边缘呈光滑平整样貌(图7-6)。

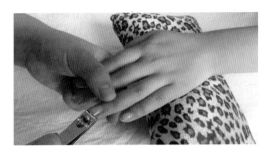
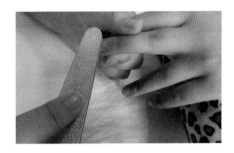

图 7-5 修剪指甲 　　　　　　　　图 7-6 打磨甲缘

5. 清洁指芯 用棉片包裹橘木棒的尖头蘸取酒精或皮肤专用消毒液清洁指甲前缘下和指芯上的污垢,清洁时动作要轻柔,避免刺伤指芯,如果指甲较长,可将手指翻转过来清洁指芯(图7-7)。

6. 泡手指 在泡手碗中加入适量温热的皂液,将左、右手的手指依次放入其中浸泡3～5 min(图7-8),使指皮松软,细嫩的皮肤浸泡时间略短,粗糙的皮肤浸泡时间略长,浸泡后用毛巾擦干。

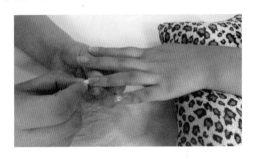
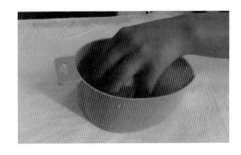

图 7-7 清洁指芯 　　　　　　　　图 7-8 泡手指

7. 软化指皮 在老化的指皮上涂上指皮软化剂,使其软化(图7-9),注意不要涂在甲板上,防止其软化。

8. 修剪指皮 用指皮推将老化的指皮向后缘推起,再用指皮钳夹起,用指皮剪剪去推起的指皮(图7-10至图7-12),注意使用时要剪断指皮后再提起指皮钳,不要牵拉,以免损伤皮肤,然后用指皮叉去除指甲两侧老化的死皮。

9. 营养指缘 将指缘营养油涂在指甲后缘,轻轻按摩使其被指缘皮肤吸收(图7-13)。

10. 抛光 用抛光块或抛光条按照黑、白、灰的次序,单向在指甲表面摩擦,抛出指甲亮度(图7-14和图7-15)。对于自然甲抛光,切切勿来回摩擦,否则摩擦产生的热可能导致指甲脱离,应该根据甲板表面的弧度倾斜抛光,在一个位置抛光次数不要连续超过三次。

11. 上抛光蜜蜡 将少量蜜蜡涂在指甲表面,用羊皮锉反复打磨上过蜜蜡的指甲(图

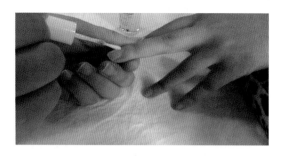

图 7-9　软化指皮

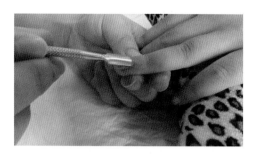

图 7-10　修剪指皮(1)

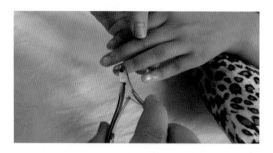

图 7-11　修剪指皮(2)

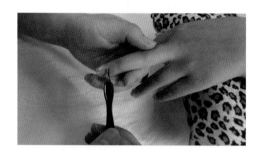

图 7-12　修剪指皮(3)

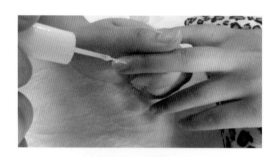

图 7-13　营养指缘

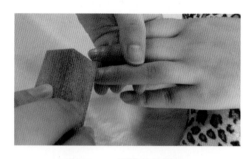

图 7-14　用抛光块抛光

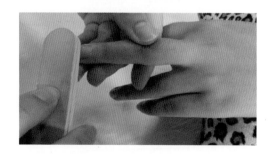

图 7-15　用抛光条抛光

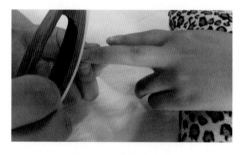

图 7-16　上抛光蜜蜡

7-16),可增加指甲的硬度、亮度,保护指甲。

12. 手部养护

(1)手部按摩:将按摩油涂在手部皮肤上,按摩 3～5 min(图 7-17),再用毛巾擦拭干净。手部按摩可以促进手部的血液循环,使皮肤光滑、润泽,有弹性。

(2)手蜡养护:将蜡膜放入蜡疗仪融化,并测试蜡温,以皮肤不感觉烫为宜,再将溶解后的蜡均匀刷于手部并戴上蜡膜手套,养护时间为 10～15 min,蜡膜充分发挥功效后,将蜡膜轻轻剥下并用毛巾擦拭干净,最后用酒精棉签擦去指甲上的浮油。

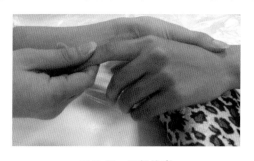

图 7-17 手部按摩

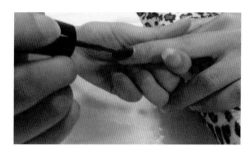

图 7-18 涂甲油

13. 涂甲油 在指甲上依次涂上加钙底油、甲油(两遍)和亮油(图 7-18),可根据美容就医者的需要选择合适的甲油颜色。

14. 整理工作台 清洁、整理工作台面,消毒使用过的工具。

二、足部趾甲的修形及养护程序

步骤 1~11 同手部养护程序类似。消毒→去除甲油→修剪趾甲→打磨甲缘→清洁趾芯→泡足趾→软化趾皮→修剪趾皮→营养趾缘→抛光→上抛光蜜蜡。

所不同的是在涂甲油之前,多一个上隔趾海绵(图 7-19)的步骤。用隔趾海绵将足趾隔开,以便于涂甲油。

然后涂甲油。在趾甲上依次涂上加钙底油、颜色指甲油、亮油,颜色指甲油根据美容就医者的要求进行选择,可涂两遍。

最后,整理工作台。清洁、整理工作台面,消毒使用过的工具。

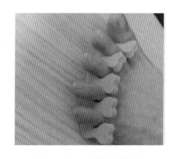

图 7-19 上隔趾海绵

(胡 玲)

第三节 装 饰 指 甲

为了美化指甲,我们可以发挥自己的想象力,在指甲上涂上缤纷的色彩、别致的图案,使指甲看上去多姿多彩、华丽与高雅。常用的指甲装饰方法有颜料彩绘、指甲喷绘、甲油勾绘、甲油拓印、贴花镶嵌、水晶雕花等。

一、甲油的常识

(一) 甲油的分类

1. 亮光甲油 一般的普通甲油,可增加指甲亮度。

2. 亮片甲油 在甲油中加入了亮片、亮粉。

3. 透明甲油 有透明感的甲油,可随着光线反射出光泽。

4. 雾光甲油 有磨砂玻璃般雾面质感的甲油。

5. 炫光甲油 在不同的光线下会显现出不同的颜色。

6. 珠光甲油 在特定的光线下,会有珠光效果。

(二)甲油的颜色

1. 自然色系 此类甲油颜色以肉色为主,分为浅红色、中性浅红色、透明无色等。

2. 暖色系 此类甲油颜色以暖红色为主,主要包括朱红、大红、橘红、棕红色等。

3. 冷色系 此类甲油主要包括玫瑰红、紫色、紫红、绿色、蓝色等。

4. 珠光色系 在甲油里加入金、银彩色亮珠,涂在指甲上,由于光线照射时的反射光使亮珠闪闪发光,装饰性较强。

(三)甲油的选择

进行指甲装饰时需要选择合适的甲油,甲油的选择应考虑以下因素:指甲颜色、手部皮肤、职业、年龄、服装、出席场合、季节。

1. 指甲颜色 中老年女性、健康不佳的人,指甲原有的红润色消失,显现出苍白色或黄白色,可选用自然色系中肉色或透明无色指甲油改善指甲的异常颜色,增加指甲的光洁度和色泽感。

2. 皮肤颜色 皮肤呈象牙白、麦肤色可选择暖色系的甲油,如橙色、深红色、古铜色;肤色偏红者可选择粉色、珊瑚色、酒红色甲油;肤色偏黄或苍白的人可选择暖红色系甲油;手部皮肤皱纹较多者可选择较鲜艳的甲油颜色,可使人的注意力集中于指甲而忽略手。

3. 职业 职业女性可选择粉红色、浅紫色等典雅、稳重、自然的浅色系甲油或有透明感的甲油,不要使用过于夸张、鲜艳的颜色。

4. 年龄 年轻人青春、时尚,可选择流行色系体现其个性;成熟女性端庄、典雅、秀美,可选择浅色系甲油。

5. 服装 甲油的颜色应与服装的色彩相协调。

6. 出席场合 出席宴会或婚礼时,可选择红色、紫色、珊瑚色、金色等能突显华贵气质的甲油。参加舞会或派对时,可选择前卫的香槟色、银色、有金属质感的紫色等色彩,并可在指甲上镶嵌钻石、粘贴金箔纸。

7. 季节 春、夏季天气较温暖,可选择浅色系,如粉红色、浅紫色、浅绿色、浅褐色等轻柔颜色;秋、冬季可选择深色系,如红褐色、瑰红色、玫瑰紫、深橘色、茶色等较稳重的颜色。

(四)甲油的涂抹

1. 涂抹方法

(1)轻轻摇动甲油瓶,使甲油能充分混合均匀。

(2)将甲油刷全部浸入甲油瓶中,蘸取甲油,取出时在瓶口处轻刮甲油刷外侧,使甲油在笔端聚成水滴状。

(3)先涂指甲的中间,再涂指甲左边,最后涂指甲右边,均由离指皮 0.8 mm 左右处涂至指甲,要涂得薄而均匀。

涂抹较宽大的指甲时,左右可留出 0.8 mm 左右的缝隙,会从视觉上感觉指甲变得细长。涂抹较长的指甲时,可先涂指甲前半部分,再涂抹后半部分(图 7-20 和图 7-21)。

(4)如果有多余甲油溢出,可用棉签蘸上洗甲水将其擦去(图 7-22)。

(5)待甲油干燥后,加涂一层亮油。

2. 注意事项

(1)涂抹时应按照一定的顺序,可从左手的小指开始,至右手的小指结束。

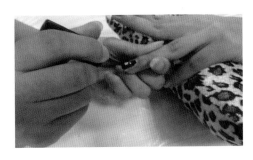

图 7-20　涂甲油(1)

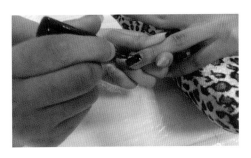

图 7-21　涂甲油(2)

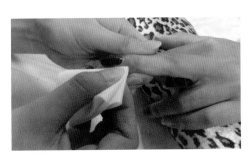

图 7-22　擦去溢出的甲油

（2）涂甲油前应先涂一层加钙底油，不仅能隔离有色甲油，增强指甲硬度，保护指甲，还便于甲油着色，防止甲油脱落。

（3）甲油用量要充足，一般每种颜色应涂 2～3 遍。

（4）不同颜色的甲油涂抹方法也不同，具体如下。

①深色甲油的涂法：一次涂抹的量不宜太多，否则会显得厚重、不均匀。涂 2～3 遍，每一遍更薄一些，效果会较好。

②浅色甲油的涂法：浅色甲油使用不当很容易露出涂抹不均匀的痕迹，在涂第一层时需特别注意甲油的蘸取量和刷甲油的倾斜度，并在第一层未干时尽快涂第二层。

③珠光色系甲油的涂法：珠光色系甲油容易干，在指甲刷上蘸取稍多一些的甲油，尽快涂好，否则会显得不均匀。刷子应直立使用，为避免留下痕迹，先涂两边，后涂中间。

④白色甲油的涂法：白色甲油涂抹时也易留下涂抹不均匀的痕迹，因此涂抹方法与珠光甲油相似，但第一笔蘸取的甲油量比珠光甲油要多，甲油刷与甲盖尽量垂直，迅速涂抹。

（五）甲油的去除

（1）将蘸满洗甲水的化妆棉轻敷在指甲上（图 7-23）。

（2）待甲油溶解后，再用化妆棉蘸取适量洗甲水，放在指甲上，由甲根朝甲尖方向擦净，不要来回涂擦。

（3）用棉签蘸取洗甲水，擦净残留在指甲四周的甲油（图 7-24 和图 7-25）。

（4）在指甲边缘涂上指缘营养油。

（5）涂加钙底油。

（六）使用甲油的注意事项

（1）如果甲油呈黏状、干裂，或者有颜色分离现象，提示甲油可能已经变质。

（2）甲油的保存期限一般为两年，未开封的甲油可保存 3 年。

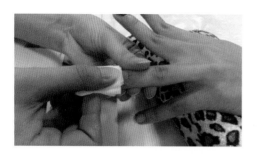

图 7-23　甲油的去除(1)

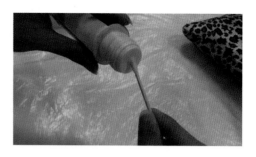

图 7-24　甲油的去除(2)

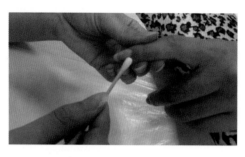

图 7-25　甲油的去除(3)

（3）甲油用过后瓶盖要拧紧,否则里面的溶剂容易挥发掉,甲油会变得很浓稠。

（4）如果甲油变浓稠,可用甲油专用稀释剂进行稀释,但一瓶甲油只能稀释 2～3 次。

（5）洗甲水或丙酮不宜用来稀释甲油。

（6）甲油放置一段时间后,色素成分会沉淀,再次使用前须摇匀,瓶子内的金属球会把色素成分分散出来。

二、指甲彩绘

指甲彩绘是指用各种绘具在指甲上描画出图案的艺术。

（一）指甲彩绘的操作程序

消毒→修剪指甲→清洁指芯→泡手指→软化指皮→修剪指皮→涂加钙底油→涂有色甲油→使用颜料、彩绘工具绘制图案,粘贴装饰物→再涂一层亮油,使指甲亮泽,并可使粘贴的装饰物不易脱落。

（二）指甲彩绘的操作方法

1. 颜料彩绘　充分发挥自己的想象力,用各色丙烯颜料在已涂好指甲油并且已干燥的甲面上描绘出各种各样不同的图案(图 7-26),干燥后再涂上亮油,保持色泽鲜艳持久。常用的图案有以下几种。

（1）植物类:花草等是初学者比较容易掌握的彩绘图案之一,如青松、翠竹、梅花、兰花、玫瑰等。

（2）动物类:可以在指甲上画上自己喜爱的动物或自己的属相,如兔、狗、猫、鸭、蝴蝶、蜻蜓等。

（3）卡通类:伴随我们成长的一些卡通人物也可作为时尚的彩绘图案,如米老鼠、唐老鸭、花仙子等。

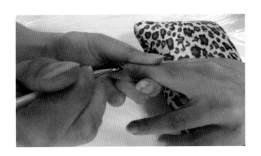

图 7-26　颜料彩绘

　　（4）人像类：如仕女、人像等。

　　（5）脸谱类：作为国粹的京剧艺术也走上了时尚丽人的指尖。

　　（6）书法类：爱好书法的人们也可将其书写在指尖，如隶书、行书等。

　　（7）风景类：如海边、高山、溪流等。

　　（8）故事类：也可将十指上的图案连成一个叙事故事或一组动态画面。

　　（9）图形类：如心形、线条等。

　　（10）节日类：如圣诞节的雪花、圣诞树、圣诞挂饰，春节的春联、鞭炮等。

　　2．指甲喷绘　用喷绘机和专用喷绘颜料，在甲面上喷出各种颜色渐变的效果或雾状色彩，并在此基础上绘制图案，可表现出颜料彩绘不易强调的层次与曲线。

　　3．甲油勾绘　用甲油和两用甲油笔，在指甲表面采用点、挑及拉线描绘的方法勾绘出简单美丽、变幻无穷的图案，是初学者容易掌握的彩绘方法。

　　4．甲油拓印　甲油拓印又称水染镶嵌甲，是运用甲油的比重及水的凝扩效果，采用双色或多色组合的方式，用甲油在水面上勾绘出奇幻的图案。操作时，先将甲油滴入水中，用专用的勾绘针笔画出图案，再将手指伸入水中的甲油中，用镊子去除浮在水面的甲油浮膜后将手指取出，用洗甲水清除掉多余的甲油，再涂上亮油。

　　5．贴花镶嵌　在彩绘后或涂有底色的指甲上进行进一步装饰，常用的指甲装饰物有水印贴花、金银箔、水晶钻、亮片及吊饰等。

　　（1）水印贴花装饰：用镊子取出喜爱的贴花图案，粘贴在涂好甲油的指甲的适当位置上，再涂一层彩绘专用的亮光油，让贴纸与指甲结合得更紧密，光泽度更持久（图 7-27 和图7-28）。注意选择、设计的指甲彩贴的图案应简洁，不宜在同一指甲上粘贴过多的彩贴。

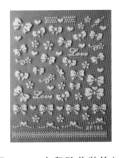

图 7-27　水印贴花装饰（1）

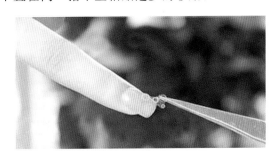

图 7-28　水印贴花装饰（2）

　　（2）金银箔装饰：先将金银箔捣碎，再将其粘贴在涂好甲油的指甲的适当位置上，并可配合彩线装饰。

　　（3）水晶钻装饰：涂好甲油后，待干，在贴水晶钻的位置上先涂上彩绘专用亮光油，将橘木棒或牙签尖端点上少量彩绘专用亮光油,用其粘取水晶钻,放在指甲上,排列成需要的图案,再涂上一层彩绘专用亮光油,使水晶钻不易脱落。

三、水晶雕花

水晶雕花是指用彩色水晶甲粉在指甲上制作出有凹凸立体感的图案效果。根据造型不同又分为水晶外雕、水晶内雕及水晶三维立体雕塑。

1. 水晶外雕　在已制作好的人造指甲表面雕塑各种图案,其手法大胆、配饰丰富,立体感更强,在日常生活中应用比较广泛。

2. 水晶内雕　在水晶指甲的夹层内雕塑出各种立体图案,制作成的指甲图案栩栩如生,晶莹亮泽。具体制作方法如下。

(1) 在指甲上粘贴人造甲片,并打磨出适宜的形状。

(2) 用水晶笔蘸取水晶甲液和彩色水晶甲粉在指甲上雕塑出花卉、动物、风景或卡通图案,图案不可雕塑过高。

(3) 在雕塑好的图案上覆盖一层透明水晶甲粉,再打磨指甲形状,抛光,最后涂亮油。

3. 水晶三维立体雕塑　制作成的水晶雕塑图案完全立体,具有三维效果,可大可小,是美甲师创意设计、艺术构思、文化素养的综合体现。此类指甲常用于展示、演出,其造型效果比较夸张,在日常生活中很少应用。

(刘子琦)

第四节　贴片指甲

人造指甲具有修补和装饰断落或受损指甲的功能,对于薄软脆裂的指甲有保护作用,可避免其撕裂或破损。根据使用工具、设备和材料的不同,人造指甲可分为贴片指甲、水晶指甲、丝绸指甲、光疗树脂指甲等几大类。本节主要介绍贴片指甲,其他的人造指甲将在后面几节中进行介绍。

根据人造贴片与指甲结合方式的不同,贴片指甲可分为全贴片、半贴片、浅贴片三类。根据人造贴片的色彩不同,可分为透明色、自然色、白色(法式)、彩色贴片。

一、全贴片指甲的制作

(一) 所需工具、用品

消毒液、洗甲水、指甲剪、100 号和 180 号磨砂条(用 100 号磨砂条刻磨,去除指甲表面油分,用 180 号磨砂条打磨指甲前缘形状)、橘木棒、泡手碗、皂液、指皮软化剂、指皮推、指皮剪、指皮叉、指缘营养油、指甲刷、人造甲片、贴片胶、一字剪、酒精、加钙底油、有色甲油、亮油和棉片等。

(二) 全贴片指甲的制作程序

1. 消毒　用皮肤专用的消毒液对美甲师和美容就医者的双手进行消毒,去除手部皮肤和指甲上的细菌。

2. 去除甲油 用棉片蘸取洗甲水将指甲上残留的甲油擦去。

3. 修剪指甲 用指甲剪剪去过长的指甲前缘,再用 180 号磨砂条打磨指甲前缘。

4. 清洁指芯 用棉片包裹的橘木棒的尖头蘸取酒精或皮肤专用消毒液清洁指甲前缘下和指芯上的污垢。

5. 泡手指 在泡手碗中加入适量温热的皂液,将左、右手的手指依次放入其中浸泡 3～5 min。

6. 软化指皮 在老化的指皮上涂上指皮软化剂,使其软化。

7. 修剪指皮 用指皮推将老化的指皮向后缘推起,再用指皮钳夹着,最后用指皮剪剪去推起的指皮。

8. 营养指缘 将指缘营养油涂在指甲后缘,轻轻按摩使其被指缘皮肤吸收。

9. 刻磨 用 100 号磨砂条打磨指甲表面,可增大接触面积并去除指甲表面油分,使人造甲片能更加牢固地贴在自然甲上,再用指甲刷扫去粉末(图 7-29)。

10. 选修贴片 根据美容就医者的指形选择不同型号的人造甲片,人造甲片的宽度以两侧甲沟之间的宽度为准,如果贴片大小不符应事先修剪好。

11. 注贴片胶 在贴片槽内注入贴片胶水,左右转动贴片,使胶水分布均匀(图 7-30)。

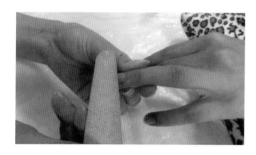

图 7-29 刻磨(1)

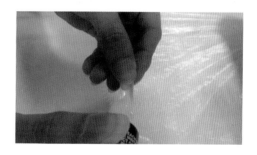

图 7-30 注贴片胶(1)

12. 粘贴片 以 45°角将人造甲片的后缘顶住自然指甲后缘,使其吻合,并将人造甲片由后向前轻轻压在自然指甲表面,待胶水干后松手(图 7-31)。

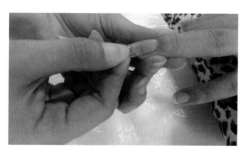

图 7-31 粘贴片(1)

13. 修整指甲前缘形状 根据美容就医者的需求,先用一字剪剪去多余的人造甲片,再用 180 号磨砂条打磨出合适的指甲形状。

14. 涂指甲油 在指甲上依次涂上加钙底油、颜色甲油(两遍)、亮油。

15. 整理工作台 清洁、整理工作台面,消毒使用过的工具。

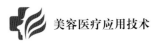

二、半贴片指甲的制作

(一) 所需工具、用品

除人造甲片为半甲片外,其余均与全贴片相同。

(二) 半贴片指甲的制作程序

步骤1～9同全贴片指甲的制作程序1～9步,即消毒→去除甲油→修剪指甲→清洁指芯→泡手指→软化指皮→修剪指皮→营养指缘→刻磨。

10. 选修贴片 根据美容就医者的指形选择不同型号的人造甲片(半贴片),甲片的宽度以两侧甲沟之间的宽度为准,甲片槽的深度以盖住1/2甲板为宜,如果贴片大小不符应事先修剪好。

11. 注贴片胶 在贴片槽内注入贴片胶水,左右转动贴片,使胶水分布均匀(图7-32)。

12. 粘贴片 以45°角将人造甲片轻卡在自然指甲前缘上,使其吻合,再将甲片轻压在甲板上(不要有气泡),使胶水槽盖住甲板的1/2,并矫正歪斜(图7-33)。

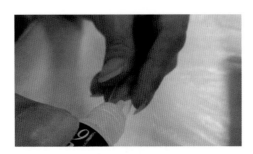
图7-32 注贴片胶(2)

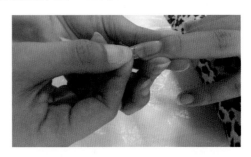
图7-33 粘贴片(2)

13. 修整指甲前缘形状 根据美容就医者的需求,先用一字剪剪去多余的人造甲片(图7-34),再用180号磨砂条打磨出合适的指甲形状(图7-35)。

14. 去接痕 用180号磨砂条去除甲片接痕(图7-36)。

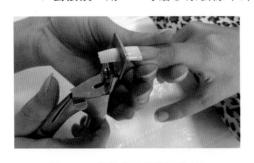
图7-34 修整指甲前缘形状(1)

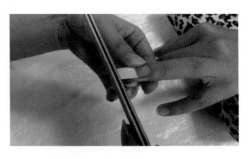
图7-35 修整指甲前缘形状(2)

15. 抛光 用抛光块抛光指甲表面。

16. 涂指甲油 在指甲上依次涂上加钙底油、颜色甲油(两遍)、亮油。

17. 整理工作台 清洁、整理工作台面,消毒使用过的工具。

(三) 浅贴片指甲的制作程序

与半贴片指甲的制作程序基本相同,只是粘贴片时,使胶水槽盖住甲板的三分之一即可(使人造甲片的后缘与微笑线吻合)。

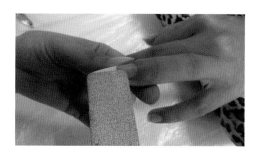

图 7-36 去接痕

三、贴片指甲的卸除方法

贴片指甲的卸除方法不同于普通指甲的卸除,只有掌握正确的甲片卸除方法,才能不损伤自然指甲。

(一)所需工具、用品

指甲剪、脱脂棉球、锡纸、180 号磨砂条、豆腐块、抛光块、指缘营养油、酒精棉签、加钙底油和营养亮油等。

(二)操作步骤

(1)用指甲剪剪除多余的人造甲片。

(2)用脱脂棉球蘸取适量卸甲液,盖在指甲表面。

(3)用锡纸包紧指甲,以免卸甲液挥发。

(4)20 min 后,将锡纸和脱脂棉球去掉。

(5)用 180 号磨砂条打磨指甲表面。

(6)用豆腐块抛平指甲表面纹路。

(7)用抛光块按黑、白、灰的顺序抛出指甲亮度。

(8)在指甲边缘涂指缘营养油,轻轻按摩使其被指缘皮肤吸收。

(9)用酒精棉签清洁指甲边缘及残留甲油。

(10)涂加钙底油。

(11)涂营养亮油。

(刘子琦)

第五节 水 晶 指 甲

水晶指甲是将水晶甲液与水晶甲粉进行调制而制作成的人造指甲,因其外观像水晶一样晶莹剔透而得名。水晶指甲不仅具有修补和装饰断落或受损指甲的功能,强化脆弱、生长缓慢的指甲,而且由于其水晶般的外观,还可起到美化、修饰指甲的作用。

一、水晶指甲的基本操作

水晶指甲的制作工艺精细,制作难度较大,必须经过专业的学习与训练才能很好地掌握制作技巧。

（一）工具

制作水晶指甲需要一些特殊的专用工具。

1. 水晶笔　水晶笔是制作水晶指甲的重要工具之一，形状像毛笔。水晶笔的材质和形状直接影响到水晶指甲的成型，笔杆可选用白桦木或耐腐蚀的有机杆，笔身应选用上等水貂毛制作。

2. 纸托板　纸托板是水晶指甲制作中使用最多的材料之一，可以校正自然指甲中形状有缺陷的指甲。纸托板操作的正确与否对水晶指甲的成型有重要的影响。

（1）纸托板的使用方法：①撕去纸托板的底纸，双手食指托住纸托板的下面，拇指压在纸托板的上面，轻轻弯曲制作出与指甲相近的拱度（图 7-37）。②将纸托板对准指关节的中心线，纸托板中心圆孔的边缘以 45°角卡住指甲前缘，旋转纸托板使其紧贴指甲前缘（图 7-38）。

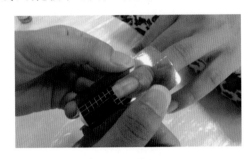
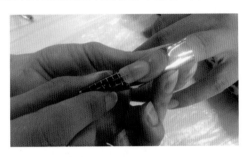

图 7-37　上纸托板（1）　　　　　　　　图 7-38　上纸托板（2）

（2）注意事项：①修剪自然指甲前缘时应留有 1～2 mm 的空距，以便于上纸托板。②纸托板不能与自然指甲吻合时可修剪纸托板中心圆孔边缘的形状。因为当自然指甲的拱度与纸托板拱度不吻合时，卡紧纸托板时会在两者指尖产生缝隙，制作水晶指甲时甲粉会渗入到缝隙中，造成指甲前缘过厚。

3. 水晶甲粉　又称亚克力粉，和水晶甲液相溶时会产生硬度同塑料类似的物质。常用的水晶甲粉有白色、透明、粉透、自然色及彩色。

4. 水晶甲液　又称亚克力水，用于溶解水晶甲粉。

（二）制作水晶指甲的基本训练

（1）制作水晶指甲首先要掌握的基本功是制作水晶粉球，用水晶笔蘸取水晶甲液和水晶甲粉使其形成水晶粉球，可在纸托板上反复练习，以了解和控制水晶粉球的固化过程。

（2）掌握了制作水晶粉球的基本功后，就可以练习用四笔成型法制作水晶指甲，熟练后还可以采用两笔成型或三笔成型法。

第一笔：用水晶笔蘸取适量的水晶甲液和白色水晶甲粉，形成第一粒白色水晶粉球，将其轻放在纸托板前缘靠近微笑线的位置，用笔身轻拍，再用水晶笔将水晶粉球的两侧推至微笑线，最后用笔尖调整，趁湿勾画出弧度合适的微笑线（图 7-39）。

第二笔：用水晶笔蘸取适量的水晶甲液和粉透色水晶甲粉，使其形成第二粒粉色透明水晶粉球，轻放在指甲板的前半部分靠近微笑线的位置，用笔尖将其向前抹平与白色前缘自然衔接（图 7-40）。

第三笔：用水晶笔取第三粒粉色透明水晶粉球，放在指甲后缘距离皮肤约 0.8 mm 处，用笔尖勾画出指甲后缘弧度，再用笔尖将其向前拉平，与指甲前半部分自然衔接（图 7-41）。

第四笔:用水晶笔取第四粒粉色透明水晶粉球,水晶甲液量稍大,放在指甲正中间,用笔尖抹平覆盖于整个指甲表面制造出整体形状(图 7-42)。

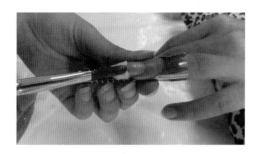

图 7-39 制作水晶指甲第一笔

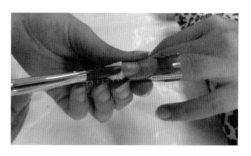

图 7-40 制作水晶指甲第二笔

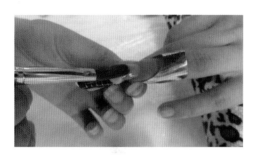

图 7-41 制作水晶指甲第三笔

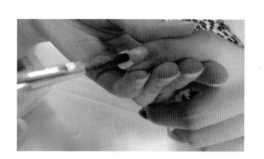

图 7-42 制作水晶指甲第四笔

二、贴片水晶指甲的制作程序

步骤 1～14 同半贴片指甲的制作程序 1～14,即消毒→去除甲油→修剪指甲→清洁指芯→泡手指→软化指皮→修剪指皮→营养指缘→刻磨→选修贴片→注贴片胶→粘贴片→修整指甲前缘形状→去接痕。

15. 涂消毒干燥黏合剂 在所有的指甲上涂第一遍消毒干燥黏合剂(图 7-43),待完全干燥后再涂第二遍,在其湿润的时候制作水晶指甲。

16. 制作贴片水晶指甲

(1)第一笔:用水晶笔蘸取适量的水晶甲液和水晶甲粉,使其形成第一粒水晶粉球,将其轻放在指甲的前半部分,用笔身拍平(图 7-44)。

(2)第二笔:用水晶笔蘸取适量的水晶甲液和水晶甲粉,使其形成第二粒水晶粉球,轻放在指甲后缘距离皮肤约 0.8 mm 处,用笔尖将其向前拉平,与第一笔相衔接(图 7-45)。

(3)第三笔:用水晶笔取第三粒水晶粉球,水晶甲液量稍大,放在指甲正中间,用笔尖抹平覆盖于整个指甲表面制造出整体形状(图 7-46)。

17. 修形 用 100 号磨砂条先依次打磨甲沟,使指甲宽度与甲沟宽度相符,再打磨指甲前缘形状,最后打磨指甲表面,使表面光滑,并调整指甲表面弧度。

18. 粗抛光 用黑磨块来回在指甲表面摩擦,进行粗抛光,去除指甲表面的磨痕(图 7-47)。

19. 除尘、营养指缘 用指甲刷清除甲屑(图 7-48),将指缘营养油涂在指甲后缘,轻轻按摩使其被指缘皮肤吸收。

20. 精抛光 用抛光块抛光指甲表面,使水晶指甲更加晶莹亮泽。

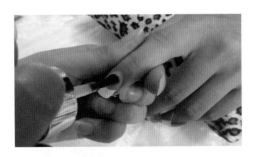

图 7-43 涂消毒干燥黏合剂

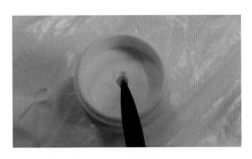

图 7-44 制作贴片水晶指甲第一笔

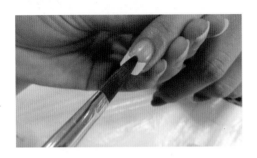

图 7-45 制作贴片水晶指甲第二笔

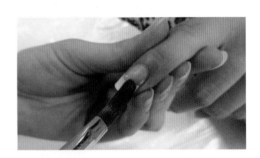

图 7-46 制作贴片水晶指甲第三笔

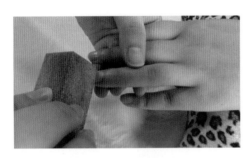

图 7-47 粗抛光

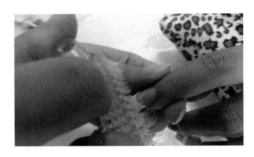

图 7-48 除尘

21. 涂亮油 用涂有色甲油的方式涂抹亮油,只需涂一遍即可。

三、法式贴片水晶指甲

与制作贴片水晶指甲所用工具、用品相同,制作程序与贴片水晶甲也基本相同,只是注意打磨指甲表面时不用去接痕,而是要保持微笑线清晰、完美的曲度。

四、法式水晶指甲

(一)所需工具、用品

磨砂条、黑磨块、白磨块、水晶笔、水晶甲粉、水晶甲液、水晶盅、洗笔水、卸甲液、消毒干燥黏合剂、纸托板、消毒液、洗甲水、指甲剪、泡手碗、橘木棒、皂液、指皮软化剂、指皮推、指皮剪、指皮叉、指缘营养油、指甲刷、抛光块、酒精、加钙底油、有色甲油、亮油和棉片等。

(二)法式水晶指甲的制作程序

步骤1~9同贴片指甲的制作程序1~9,即消毒→去除指甲油→修剪指甲→清洁指芯→泡手指→软化指皮→修剪指皮→营养指缘→刻磨。

10. 涂第一遍消毒干燥黏合剂 在所有的指甲上涂第一遍消毒干燥黏合剂。

11. 上纸托板 将纸托板对准指关节的中心线,将纸托板中心的圆孔的边缘以45°角卡住指甲前缘,旋转纸托板使其紧贴指甲前缘(图7-49)。

12. 涂第二遍消毒干燥黏合剂 在所有的指甲上涂第二遍消毒干燥黏合剂,在其湿润的时候制作法式水晶指甲。

13. 制作法式水晶指甲

(1)第一笔:用水晶笔蘸取适量的水晶甲液和白色水晶甲粉,使其形成第一粒白色水晶粉球,将其轻放在纸托板前缘靠近微笑线的位置,用笔身轻拍,再用水晶笔将水晶粉球的两侧推至微笑线,最后用笔尖调整,趁湿勾画出弧度合适的微笑线。

(2)第二笔:用水晶笔蘸取适量的水晶甲液和粉透色水晶甲粉,使其形成第二粒粉色透明水晶粉球,轻放在指甲板的前半部分靠近微笑线的位置,用笔尖将其向前抹平与白色前缘自然衔接。

(3)第三笔:用水晶笔取第三粒粉色透明水晶粉球,放在指甲后缘距离皮肤约0.8 mm处,用笔尖勾画出指甲后缘弧度,再用笔尖将其向前拉平,与指甲前半部分自然衔接。

(4)第四笔:用水晶笔取第四粒粉色透明水晶粉球,水晶甲液量稍大,放在指甲正中间,用笔尖抹平覆盖于整个指甲表面制造出整体形状。

14. 制造拱度 美容工作者将双手拇指放在指甲两侧,向中间轻轻挤压,呈现指甲自然拱度(图7-50)。

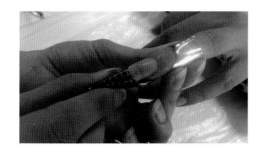
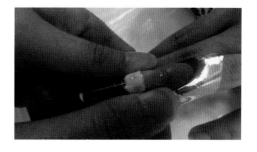

图 7-49　上纸托板(3)　　　　　　　　图 7-50　制造拱度

15. 修形 用100号磨砂条先依次打磨甲沟,使指甲宽度与甲沟宽度相符,再打磨指甲前缘形状,最后打磨指甲表面,使表面光滑,并调整指甲表面弧度。

16. 粗抛光 用黑、白磨块进行粗抛光,去除指甲表面的磨痕。

17. 除尘、营养指缘 用指甲刷扫除甲屑,将指缘营养油涂在指甲后缘,轻轻按摩使其被指缘皮肤吸收。

18. 精抛光 用抛光块抛光指甲表面,使水晶甲更加晶莹亮泽。

19. 涂亮油 用涂有色甲油的方式涂抹亮油,只需涂一遍即可。

五、琉璃甲

琉璃被誉为中国五大名器之首,它是以各种颜色的人造水晶为原料,以脱蜡铸造法高温烧结而成的艺术品。通常用于宫殿、庙宇、陵寝等重要建筑,也是艺术装饰的一种带色的陶器,其色彩流云漓彩、美轮美奂;其品质晶莹剔透、光彩夺目。琉璃甲是美甲师结合传统的琉璃,在指甲上打造的流行时尚艺术,利用特殊材料及幻彩琉璃液让指甲产生类似琉璃的梦幻色彩,是爱美的女性喜爱的全新美甲项目。

琉璃甲的制作程序如下。

步骤 1～9 同贴片指甲的制作程序 1～9,即消毒→去除甲油→修剪指甲→清洁指芯→泡手指→软化指皮→修剪指皮→营养指缘→刻磨。

10. 涂抹凝胶黏合剂 在指甲表面涂抹凝胶黏合剂,放入光疗灯中照射后取出。

11. 上纸托板 将纸托板对准指关节的中心线,将纸托板中心圆孔的边缘以 45°角卡住指甲前缘,旋转纸托板使其紧贴指甲前缘。

12. 上锡纸 将一张锡纸揉皱后展平,贴在纸托板上,可达到琉璃的褶皱效果(图7-51)。

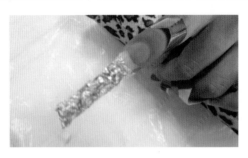

图 7-51 上锡纸

13. 第一遍造型 在指甲上涂上透明延甲浆,并放入光疗灯中照射 2～4 min(图 7-52 和图 7-53)。

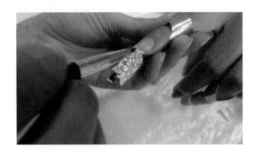

图 7-52 琉璃甲第一遍造型(1)

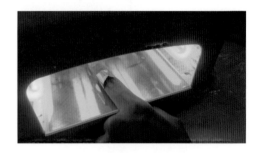

图 7-53 琉璃甲第一遍造型(2)

14. 第二遍造型 根据设计的要求在指甲上涂上各色琉璃胶,并放入光疗灯中照射 2～4 min,取出后用表面清洁剂擦拭(图 7-54 和图 7-55)。

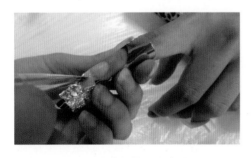

图 7-54 琉璃甲第二遍造型(1)

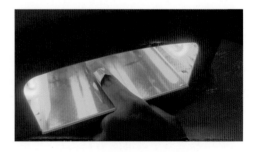

图 7-55 琉璃甲第二遍造型(2)

15. 修形 取下纸托板及锡纸后,用 100 号磨砂条依次打磨甲沟,使指甲宽度与甲沟宽度相符,再打磨指甲前缘形状,最后打磨指甲表面,使其光滑,并调整指甲表面弧度。

16. 定型 用光疗笔将定型浆涂于整个指甲表面,要涂得薄而均匀。再将指甲放入光疗灯中光疗 2 min 左右,取出后用表面清洁剂擦拭。

17. 涂营养油 将指缘营养油涂在指甲后缘,轻轻按摩使其被指缘皮肤吸收。

六、水晶指甲的卸除方法

水晶指甲佩戴 3~6 个月后,会发生老化变脆、发黄、翘起等现象,需及时将其卸除。掌握正确的卸除方法非常重要,如果卸除不当,会损伤自然指甲。常用的卸除水晶指甲的方法有容器卸除法(图 7-56)和锡纸卸除法(图 7-57)两种。

1. 容器卸除法 在玻璃容器中倒入适量的水晶指甲专用卸甲液,将手指伸入其中浸泡约 15 min,经过浸泡的水晶指甲膨胀发软,这时用卸甲推由甲根向指尖将其推起、清除,残留的水晶指甲遇到空气后又会立即硬化,需重新浸泡,直至彻底清除干净,最后用纸巾擦拭干净。

2. 锡纸卸除法 用浸有卸甲液的棉片依次贴敷在十个手指的指甲上,用锡纸包裹指甲约 15 min,打开锡纸,水晶指甲膨胀发软,用卸甲推由甲根向指尖将其推起、清除。

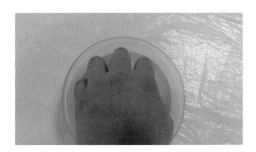 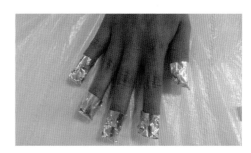

图 7-56 容器卸除法　　　　　　　图 7-57 锡纸卸除法

(刘子琦)

第六节　丝绸指甲和光疗树脂指甲

一、丝绸指甲

人们一直将丝绸看成是贵族的象征,因此丝绸指甲会使女士显得雍容华贵。丝绸指甲是用弧形超薄的护甲片,配以丝绸加固,在丝绸面涂上特殊的化学树脂胶,通过溶网处理以及抛光使丝绸透明化,呈现晶莹亮泽的形态。丝绸指甲自然坚固,颜色、形态及薄厚程度更接近真甲,制作过程简单、容易掌握。

（一）所需工具、用品

1. 丝绸网 可由天然蚕丝或纤维丝织成。丝材质的经纬交叉力加固于指甲之上,可增加指甲的牢固度,并具有很好的弹性。

2. 丝绸剪 用于修剪丝绸。

3. 松脂胶 在自然指甲上形成一层牢固的外膜,既保护指甲,又形成双重的黏附力,使丝绸网不易脱落,同时也保证指甲在锉平时表面平滑均匀。

4. 反应液 与松脂胶配合使用的速干剂,可以使松脂胶迅速干燥又不会引起灼热感。其余用品与贴片指甲所需用品相同。

(二)丝绸甲的制作程序

步骤 1～14 同半贴片指甲的制作程序 1～14,即消毒→去除甲油→修剪指甲→清洁指芯→泡手指→软化指皮→修剪指皮→营养指缘→刻磨→选修贴片→注贴片胶→粘贴片→修整指甲前缘形状→去接痕。

15. 喷反应液 在指甲表面涂松脂胶,喷反应液。

16. 修剪丝绸网 依据美容就医者指甲表面的大小,用丝绸剪修剪丝绸网,丝绸网略小于甲面,距离指甲后缘约 3 mm,距两侧甲沟约 1.5 mm 的距离,将丝绸网后缘修剪成与指甲后缘相同的弧度。

17. 贴丝绸 用丝绸剪将丝绸网贴放在指甲表面,距离指甲后缘约 3 mm,距两侧甲沟约 1.5 mm 的距离,用塑料纸压膜轻压,让丝绸紧贴于指甲表面。应该用镊子和丝绸剪配合移动丝绸网,尽量不要用手接触丝绸网,以免丝绸网上粘了粉尘、油分、水分,不能吸收胶液,会导致丝绸网明显露出。

18. 溶网 将松脂胶均匀地涂在丝绸表面,使丝绸透明化,在指甲表面喷反应液;第二次涂松脂胶,第二次涂反应液;第三次涂松脂胶,第三次涂反应液。注意要涂得薄而均匀,松脂胶如果一次量涂的太多,涂反应液时就会感到灼热,因此应分三次少量多次涂用松脂胶。

19. 修形 用 180 号磨砂条修形,打磨指甲外侧、内侧、表面、前缘,再用白磨块去除指甲表面磨痕。

20. 除尘、营养指缘 用指甲刷扫除甲屑,将指缘营养油涂在指甲后缘,轻轻按摩使其被指缘皮肤吸收。

21. 抛光 用抛光块抛光指甲表面。

22. 涂甲油 用涂有色甲油的方式涂抹所需甲油。

二、光疗树脂指甲

光疗树脂指甲是将树脂材料通过紫外线灯照射产生光合作用而使树脂固化制成的一种人造指甲。光疗树脂指甲采用纯天然树脂材料,透明、有光泽,不仅能保护指甲,而且能有效地矫正甲形。其优点和缺点如下。

优点:纯天然树脂是一种无毒、无刺激的化学物品,对人体指甲无害;在操作过程中没有任何刺激性气味,对人体的呼吸及神经系统无影响;具有与自然指甲一样的韧性、弹性、不易断裂;本身晶莹剔透、光泽透明,无需抛光、涂亮油;色泽不易脱落,不易发黄;持久耐用,有利于为真甲塑形。

缺点:卸甲比较困难,需要打磨很久,在打磨至很薄后,再将指甲浸泡到脱甲剂内;卸甲后,指甲会出现干枯缺水无营养的状态,需要用一些营养油涂抹在指甲上,以提供足够的营养。

(一)所需工具、用品

1. 造型浆 用纯天然树脂材料制成,无毒无味,有光泽,用于塑造树脂指甲的形状,有白色、粉红色、透明色。

2. 定型浆 用纯天然树脂材料制成,用于光疗树脂指甲的定型。

3. 表面清洁剂 清洁光疗树脂指甲表面。

4. 光疗笔 笔毛薄而扁,毛质较硬,是制作光疗树脂指甲时取放光疗树脂浆的工具。

5. 光疗灯 内置有紫外线灯管,可产生紫外线,与树脂产生光合作用,使树脂硬化。

6. 打磨机 打磨光疗树脂指甲表面。

其余用品用具同自然指甲修护。

(二)光疗树脂指甲的制作程序

步骤1~8同自然指甲修护的程序1~8,即消毒→去除甲油→修剪指甲→清洁指芯→泡手指→软化指皮→修剪指皮→营养指缘。

9. 刻磨 用100号磨砂条打磨指甲表面,可增大接触面积并去除指甲表面油分,使光疗树脂浆能更加牢固地贴在自然甲上,再用指甲刷扫去粉末(图7-58)。

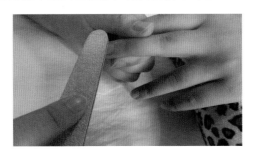

图 7-58 刻磨(2)

10. 上纸托板 将纸托板对准指关节的中心线,将纸托板中心圆孔的边缘以45°角卡住指甲前缘,旋转纸托板使其紧贴指甲前缘。

11. 制作光疗树脂指甲

(1)第一遍造型:用光疗笔取白色造型浆涂在指甲前缘,以螺旋的方式制作出指甲前缘(图7-59),将制作好的指甲放入光疗灯中光疗2~4 min(图7-60),取出后用表面清洁剂擦拭,用180号磨砂条打磨指甲前缘和表面。

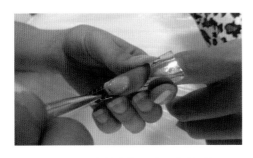

图 7-59 光疗树脂指甲第一遍造型(1)

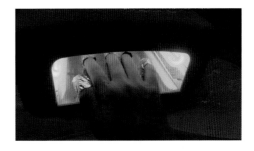

图 7-60 光疗树脂指甲第一遍造型(2)

(2)第二遍造型:用光疗笔取粉透色或透明色造型浆由距离指甲后缘约0.8 mm处涂于整个指甲表面,要涂得薄而均匀(图7-61),再将指甲第二次放入光疗灯中光疗2~4 min(图7-62),取出后用表面清洁剂擦拭。

(3)修形:卸下纸托板(图7-63),用180号磨砂条打磨指甲前缘形状,用打磨机打磨指甲表面(图7-64)。

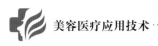

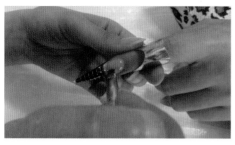

图 7-61　光疗树脂指甲第二遍造型(1)

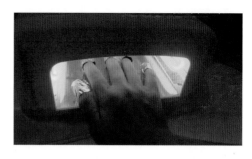

图 7-62　光疗树脂指甲第二遍造型(2)

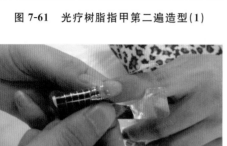

图 7-63　卸下纸托板

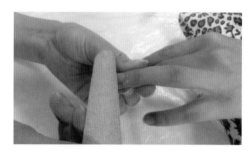

图 7-64　修形

（4）定型：用光疗笔将定型浆涂于整个指甲表面，要涂得薄而均匀（图 7-65），再将指甲放入光疗灯中光疗约 2 min（图 7-66），取出后用表面清洁剂擦拭。

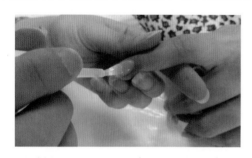

图 7-65　定型(1)

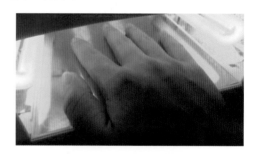

图 7-66　定型(2)

12. 涂营养油　将指缘营养油涂在指甲后缘，轻轻按摩使其被指缘皮肤吸收。

（刘子琦）

第八章 毛发养护

人体毛发和皮脂腺、汗腺、指甲一样都是皮肤的附属器之一。人体全身皮肤除手掌、足底、唇部、乳头和阴茎头等处之外,几乎都有毛发生长。

第一节 毛发的基本知识

一、毛发的分类

毛发按长短粗细划分,可分为长毛、短毛与毳毛。长毛主要指头发、胡须、阴毛和腋毛等;短毛如眉毛、睫毛、鼻毛和外耳道的短毛等;毳毛俗称汗毛,色淡,柔软,短细,广泛分布于面部、颈、躯干和四肢等处。

毛发按软硬划分,可分为软毛和硬毛。软毛细软,毛色浅淡,一般毳毛属于软毛;硬毛粗硬,毛色较深,一般长毛、短毛属于硬毛。

二、毛发的结构

人体各部位的毛发粗细和形状各不相同。毛发中以头发最粗且长,断面呈圆形;阴毛、腋毛呈波浪状或卷缩,断面呈椭圆形;眉毛断面似纺锤状;躯干及四肢的毳毛最细。人体脸部和身体毛发的生长角度不一样,一般情况下,颈部毛发以 30°角生长(即毛发与皮肤表面呈 30°角),下巴毛发以 60°角生长,面部毛发以 45°角生长(图 8-1 至图 8-3)。

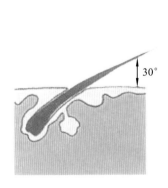

图 8-1　颈部毛发生长方向

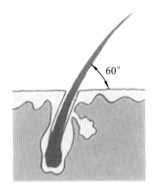

图 8-2　下巴毛发生长方向

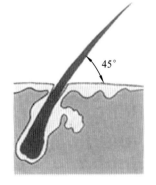

图 8-3　面部毛发生长方向

毛发由毛根和毛干组成,位于皮肤以外的部分称毛干,位于皮肤以内的部分称毛根,毛根末端膨大呈球状称毛球,包裹毛根的上皮和结缔组织的部分称为毛囊,毛球下端向内凹入的部分称毛乳头或真皮乳头,包含结缔组织、神经末梢和毛细血管,为毛球提供营养、维持毛发生长。毛球下层靠近乳头处称毛基质,是毛发及毛囊的生长区,相当于表皮的棘层和基底层,并有黑素细胞。以头发为例,毛发由同心圆状排列的细胞构成,可分为三层。髓质:位于毛发的中央,有 2~3 层皱缩的立方形角化细胞。毛发的末端和毳毛无髓质。皮质:毛发表面的主体,由几层棱形角化细胞构成,细胞内含大量色素颗粒。毛小皮:为毛发表面的一层薄而透明的角化细胞,彼此重叠如屋瓦状。

毛根长在皮肤内,并且被毛囊包围。毛囊,由内、外毛根鞘及结缔组织鞘所构成,它的生长呈周期性,即分为生长期(占毛发的 85%)、过渡期(仅占毛发的 1%)、休眠期(占毛发的 14%)。休眠期时毛囊下部消失,被一波纹状纤维性结缔组织突入其中,形成毛根内乳头(简称毛乳头),它能营养毛球,并有感觉功能。如果毛乳头萎缩或受到破坏,毛发则停止生长并逐渐脱落。毛囊的一侧有一束斜行的平滑肌,称为竖毛肌。当竖毛肌收缩时,可使毛发竖立。毛干由角化细胞构成,分为表皮、毛皮质及毛髓质三层。毛干由含黑色素的细长细胞所构成,胞质内含有黑色素颗粒,黑色素使毛发呈现颜色,黑色素含量的多少与毛发的颜色深浅有关。

毛发的结构如图 8-4 所示。

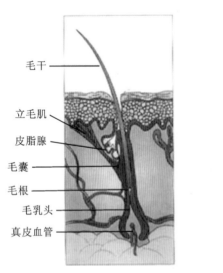
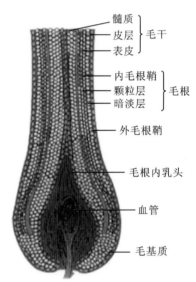

图 8-4　毛发的结构

三、毛发的微量元素

毛发由角化的上皮细胞构成,从毛囊的管状结构内生长出来,主要成分是角质蛋白。它是由多种氨基酸组成,其中以胱氨酸的含量最高,可达 15.5%。在显微镜下观察头发的横切面,可以看到头发主要是由角质蛋白分子组成的角质纤维通过螺旋式的组合相互缠绕而成。角质蛋白占头发重量的 65%~95%,此外还含有脂肪、色素及微量元素铁、铜、锌、锰等。头发中含有水分,含水量的多少与环境湿度有关,一般毛发的含水量为 6%~15%,使头发显得柔软。

人头发中有 29 种元素,并且其比例因人而异,就像指纹一样。这些元素可用中子活化法分析,有助于识别个人特征,在刑侦工作中可用于破案。头发又是了解人体内微量元素变化的理想窗口,经过对其分析可了解人体健康状况。凡患有心血管病的人头发中钴的含量就低,愈低表示病情愈重,呈负相关性;糖尿病病人头发中铬含量明显偏低;精神病病人头发中锰和镍的含量较正常人低;儿童头发中含锌量低时,其身高、体重及智力发育也不正常;含铜量过低时往往伴随着机体有不同程度的贫血。

四、毛发的生长周期

毛发的生长是毛球中一些被称作毛母基的幼稚细胞不断分裂、分化的结果。毛发生长中,开始长得较快,稍长时生长速度就渐次慢了下来,到了一定长度就停止生长。在毛母基细胞之间有许多黑素细胞,可以产生黑素颗粒传递到毛干角质细胞中。毛球基部有一较深的凹陷,疏松结缔组织突入此处,内含血管和神经,称毛乳头,能供给毛母基营养,保证毛发生长。如果毛乳头变小、萎缩,毛发生长停止,就会发生脱毛。

正常人体的发量为 9 万～14 万根。头发生长周期分为生长期(约 3 年)、退行期(约 3 周)和休止期(约 3 个月)。有 80%～90% 成熟的头发处于生长期,生长速度为每日 0.27～0.40 mm,持续生长约 1000 天可长 50～60 cm,10%～20% 的头发处于停滞期,约 3 个月,这期间周期循环是动态平衡的。若 10 根处于生长期的头发总是紧挨着 1 根停滞期的头发,正常人每日可脱 70～100 根头发,同时也有等量的头发再生。不同部位的毛发的生长期长短与生长周期长短的不同有关。眉毛和睫毛的生长周期仅为 2 个月。

毛发的生长周期各有不同,有的数月,有的数年,以头发最长,可达 4～6 年。

胎儿在母体中的第三个月即开始长毛,先在头部以后渐及全身。胎儿出生后,胎毛逐渐脱落,渐生永久性毛发。毛发生长随年龄与性别的不同有很大变化:阴毛、腋毛的生长预示着青春期已到;妇女面毛增加说明闭经期即将来临或已经来临;下肢的毛随着年龄的增长而变粗,中年以后常有少量头发脱落。毛发的颜色取决于毛干内角质细胞所含黑素量的多少。黑素颗粒多时呈黑色;黑素颗粒少时呈棕黑色或棕黄色;黑素颗粒很少时毛发呈灰色;完全缺乏时呈白色。人从 50 岁左右起,会出现黑白相间的须发,首先从两鬓开始,白发逐渐出现在额顶部,甚至出现白须。唯有眉毛受老化影响较慢。腋毛、大腿的毛在老年期生长速度下降,弹性减弱。毛的固着力,老年女性比男性强,黑毛比白毛强。年龄增加,睫毛变短。

五、毛发生长的影响因素

目前,毛发周期性生长的调控机制尚不明确,很大程度上毛发的生长受以下多种因素的影响。①物理损伤:梳头时的牵拉;②化学损伤:烫发剂、染发剂对头发的损伤;③热损伤:电吹风、电烫对头发的损伤;④日光损伤:紫外线照射,头发中的角蛋白降解,头发变脆变干。

影响各部位毛发发育的因素各不相同,额部为雌性激素所控制;下颌部、眉外侧处为甲状腺素所控制;腋毛、阴毛由肾上腺皮质所分泌的雄性激素所控制;须毛、胸毛、四肢的毛由雄性激素所控制。例如,雄性激素可促进胡须、腋毛的生长,雄性激素分泌相对旺盛的女性,体毛生长常常较浓密,甚至也可能长出胡须,反之,某些激素则可作为治疗的药物。

第二节　毛发养护的技术操作

人们的毛发养护主要体现在对睫毛、眉毛、头发的养护。

一、美睫

公元前 3100 年,古埃及人常用鳄鱼粪便、驴肝脏和蜂蜜混合物涂睫毛。1913 年,美国化学家威廉姆斯为帮妹妹美宝得到心上人,发明了一种以碳粉和凡士林搭配的美睫"魔棒"。威廉姆斯本人也因此获得灵感,创立了美宝莲品牌(Maybelline)。1914 年,化妆师 Max factor 发明了"蜡笔睫毛膏",能通过加热睫毛膏,使其滴落在睫毛上,增加睫毛效果。1931 年,第一款睫毛夹问世,使用 10 min 可以让睫毛变得卷翘。1938 年,奥地利舞蹈兼表演演员(Helene Vierthaler Winterstein)申请专利"第一款防水睫毛膏"。但这种含有松脂的产品容易引发过敏反应。1950 年,科学家们开始将蜂蜡、弹性纤维质等成分加入睫毛膏刷头,睫毛膏开始进入高科技产品研发领域。1957 年,Helena Rubinstein 引入带有睫毛膏刷头的管装液体睫毛膏。1966 年,英国知名报纸上刊登了 Twiggy 上、下眼睑共戴着 6 副假睫毛的照片,为增加睫毛的浓密度的女士们开始模仿这一风潮,在某些场合用假睫毛装扮自己。1998 年,一种化妆术由国外引入中国,可令睫毛增密、增长、增翘,这便是嫁接睫毛术。

目前,美睫方法主要有以下几种方法,专业美容院中最常见的美睫方法是为客人嫁接睫毛和烫睫毛。

(一)假睫毛及睫毛膏

许多人会利用假睫毛和睫毛膏来塑造出浓密、丰盈的睫毛效果,但此种方法容易使睫毛相互粘在一块,虽然浓密,看起来却非常的不自然,甚至出现"苍蝇腿"的问题,要想让妆容呈现出自然的美感,选择恰当的假睫毛和掌握正确的刷睫毛手法都非常的重要。

1. 睫毛化妆

(1)工具准备:睫毛刷、睫毛梳、化妆棉棒、睫毛夹、睫毛膏等。

(2)注意事项:在挑选睫毛夹的时候最好先试一试,注意选择适合自己眼睛弧度的,至于质地,则可以根据自己的喜好而定。

使用睫毛膏的方法和技巧,首先是挑选睫毛膏。关于睫毛膏,可以根据自己的需要选择适合的功能和颜色。东方人一般准备两种颜色的睫毛膏就可以了。毛发颜色深的,准备黑色和透明色;毛发颜色浅的,用咖啡色和透明色。彩色的浓密睫毛膏适合年轻娇艳的小女孩或盛装场合,平时可以在用了本色睫毛膏以后适当刷在睫毛尖上,增加效果。使用加密的睫毛膏的时候一定要谨慎,使用不当会给人很不自然的感觉。不管什么颜色和功能的睫毛膏,最好还是要能防水。

2. 方法步骤

(1)先用化妆棉棒沾化妆水轻轻擦干净睫毛,再扑一点散粉在上面。

(2)然后用睫毛夹夹住睫毛根部,停留几秒钟,再向尖部移动,每间隔 5 mm 左右夹紧停留一下,直到睫毛尖部。

(3)接下来打开你的睫毛膏,注意不要直接拉出来,动作要慢,到开口处旋转一下,将多余的睫毛膏去掉,然后把化妆镜放在低一些的位置上,双眼向下,开始涂。涂的时候,要从根部由内向外涂。先涂一层透明的睫毛膏,再涂有颜色的睫毛膏。

(4)注意在刷下睫毛的时候,睫毛刷和睫毛呈垂直状,下睫毛刷一层就够了。

(5)刷上睫毛的时候,睫毛刷和睫毛呈平行状,用"Z"字形刷法。不要一次涂太多,刷完一层,等干了以后再刷第二层。一般情况下,刷两层就行了,不要刷太多,否则睫毛会太重,在眼部会形成阴影,使其看起来好像有黑眼圈。

（6）刷睫毛膏的过程中，要不断用化妆棉棒清洁沾在皮肤和眼皮上的睫毛膏，有沾上的睫毛，要用干净的睫毛刷或是睫毛梳梳开。

（7）刷完以后千万不要眨眼睛，至少要等 10 s，等睫毛膏干了以后再眨。

（8）刷好了的睫毛不能再用睫毛夹夹了，因为这个时候的睫毛已经变硬了，再夹会很容易断掉。

3. 技巧 睫毛膏的高科技成分、材质、完美的刷头只为我们提供了物质基础，而想要妙笔生花则需要一些技巧。

（1）更粗：睫毛膏涂得越厚，睫毛看起来就越粗。从根部开始从下向上拉。每涂完一次，都要用干净的睫毛刷或者睫毛梳从根部把每根睫毛梳开，防止结块。用同样的方法再涂两三次睫毛膏。但是要注意，一定保证在前一次睫毛膏还没有干透的时候涂第 2 次。

（2）更长：涂抹 2 次，每次在睫毛膏未干时梳开睫毛，在睫毛尖部再涂两次，起到加长效果。

（3）更密：要想让睫毛看起来更密，刷睫毛时在睫毛的根部轻轻晃动，使根部覆盖更多的睫毛膏，这样看起来更浓密，然后向上拉出。

（4）更性感：如果想使睫毛看起来更性感，用沾满睫毛膏的睫毛刷，直接沿着睫毛的弧线从底部涂到顶端，只涂 1 次。这样的方法会使睫毛看起来有一点迷离凌乱，眨眼间便体现出恰到好处的性感。

（二）烫睫毛

烫睫毛的原理类似烫发，烫一次可保持 3 个月左右。美容师会根据美容就医者睫毛长度选取合适的睫毛卷芯，睫毛长选粗一点的卷芯，睫毛短选细一些的卷芯。

1. 目的 ①自然向上弯曲的睫毛，看上去会有加长的感觉；②睫毛自然向上翻卷时，眼部轮廓（眼上沿）看上去会有睁大的感觉，使人的眼睛看上去更大，更有精神；③烫后的睫毛，维持数月，既免去了每日夹睫毛的麻烦，又能达到使眼部美观的目的。

2. 原理 与烫发相同，即利用特制的卷芯、药水将睫毛卷起，固定弯度，使睫毛在一个时期内保持翘立弯曲。由于睫毛同人体其他毛发一样均由蛋白质构成，通过化学试剂（如碱性试剂）或物理方法（如加热）能使蛋白质变性，毛发形状发生改变，烫睫毛正是利用这一原理使睫毛的蛋白质变性从而变形，达到固定、上翘的效果。

3. 分类

（1）电烫：主要是给上好卷杠的睫毛用红外线照射加热，通过升温使其改变形状。

（2）冷烫：利用特制的卷杠将眼睫毛卷起，固定弯度，再用专用化学制剂冷烫精定型，以使眼睫毛在一定时期内保持弯翘状，与烫发相似。

①冷烫睫毛工具、物品的准备

a.准备特制胶水、棉片、棉签、纸巾、毛巾、牙签、睫毛梳、睫毛膏等。

b.准备卷杠，卷杠分粗、中、细三个型号，使用时应根据美容就医者睫毛长短及眼睛大小进行适当选择（图 8-5）。

c.准备烫睫毛药水套装（所含的刺激成分低于烫发，药水药效持久且不需加热）。通常情况下，一套烫睫毛套装包括 1 号冷烫剂、2 号定型剂、3 号滋润剂（护眼剂）、4 号清洁剂（图 8-6）。美容师为美容就医者烫睫毛前应仔细阅读所用药水使用说明书。

②冷烫睫毛的操作程序

a.卸眼妆，彻底清洗干净睫毛。

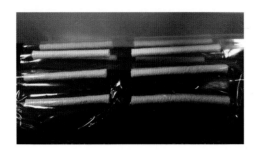

图 8-5　卷杠

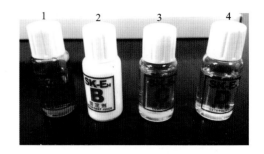

图 8-6　冷烫药水套装（1）

（1 号冷烫剂、2 号定型剂、3 号滋润剂（护眼剂）、4 号清洁剂）

b. 根据美容就医者睫毛长短选择适当型号的卷杠，睫毛较长者可选粗卷杠，睫毛中长者可选中粗卷杠，睫毛较短者可选细卷杠，并根据眼睛长度做适当修剪，将卷杠沿眼缘的自然弧度弯成一定形状，并紧贴于睫毛根部。

c. 在卷杠挨着睫毛的一面涂一薄层胶水，待半干后用牙签将睫毛从根部一根根呈放射状整齐地粘贴于卷杠上，不要交叉排列，也不要只粘住睫毛尖。

d. 为保护眼睛，可用两片干棉片滴 3 号滋润剂（护眼剂）盖在下眼睑。

e. 用棉签将 1 号冷烫剂均匀涂于粘好的睫毛上，在睫毛应翘起的部位可多涂一点。

f. 为减少药效的挥发，可盖上两片干棉片，再加盖一条毛巾，等候 15～20 min。

g. 时间足够后，用棉签蘸 4 号清洁剂将冷烫剂擦净。

h. 用棉签将 2 号定型剂涂于卷杠及睫毛根部，停留 10～15 min。

i. 时间足够后，用棉签蘸 4 号清洁剂将定型剂擦净，用牙签把睫毛一根根从卷杠上剥离并取下卷杠。

j. 用 4 号清洁剂清洗眼睫毛；用睫毛梳梳理睫毛；涂上睫毛膏，增强卷翘效果。

③注意事项

a. 眼部红肿或患有眼部疾病者不宜烫睫毛。

b. 烫睫毛前应检查药水是否过期。冷烫药水套装（图 8-7）可放于阴凉地方保存，防止失效。

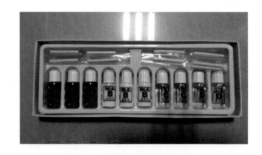

图 8-7　冷烫药水套装（2）

c. 上卷杠时要细心地将睫毛一根根理顺，然后卷到卷杠上，以免烫出的睫毛出现杂乱、交叉现象，同时注意勿将下眼睫毛卷于卷杠上。

d. 勿将冷烫剂、定型剂滴入眼中，以免损伤眼睛。若不慎入眼可用蒸馏水或泪液清洗。

e. 注意掌握药水用量的多少和时间，以免影响卷翘效果。

f. 卸卷杠时动作要轻柔。

g.勿频繁烫睫毛,以免损伤睫毛。

h.注意保护剩下的药水,用后应盖紧瓶口,避免受污染。

i.棉签沾过冷烫剂后绝不可重复使用。

（三）嫁接睫毛

嫁接睫毛是用特定的胶水把假睫毛一根一根或一束一束地粘贴入稀疏的睫毛中,嫁接成功后,不需要再涂睫毛膏,它比烫睫毛更生动、自然、完美,甚至可以以假乱真。嫁接睫毛的技术要求比较高,首先要用不含油脂的眼部卸妆液将眼睛四周的妆卸掉,以免影响真假睫毛之间的密合度。然后在假睫毛根部涂上粘胶,再与原来的睫毛相贴,用长而细的夹子将假睫毛放在眼毛根部,动作要灵巧、准确、快捷,以免胶水变干。假睫毛有不同的长度可供选择,也可自行修剪,插入的间隔距离可自我调节。无论沐浴、游泳、洗脸等,嫁接睫毛都能不受影响。

假睫毛通常为3根一束或单根组成,每只眼种植的假睫毛一般在7～8束左右。分长、中、短三种型号,长短各不相同,需根据美容就医者眼睛形状、大小及睫毛的长短来选择不同的型号,以增强逼真感。嫁接后应注意不要去碰、去拔,眼睛痒的时候,只需用食指轻拍眼皮就可以了。睡前脸部卸妆时,最好用棉棒和不含油脂的卸妆液,以避免假睫毛(图8-8 和图8-9)脱落。

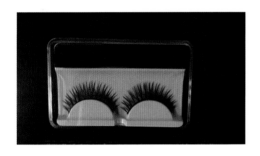

图 8-8　假睫毛

图 8-9　假睫毛

嫁接睫毛是一种快速、便捷的美睫方式,由于使用的是人工纤维粘在自己的睫毛上,所以尽量不要使用睫毛膏。睫毛膏的成分有可能与这些纤维发生化学反应,而且卸妆时也会导致植入的假睫毛脱落。在两次嫁接之间要间歇几天,让睫毛好好"呼吸"。

1. 睫毛类型　常见睫毛类型如下。

（1）短型号睫毛:适合眼睛小、睫毛较短且稀淡及想达到自然逼真效果的人(图8-10)。

（2）中型号睫毛:适合眼睛大小适中、睫毛密度适中及想达到修饰效果的人(图8-11)。

（3）长型号睫毛:适合大眼睛、睫毛密度适中及想达到使眼睛黑亮、具有舞台修饰效果的人(图8-12)。

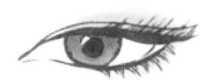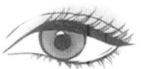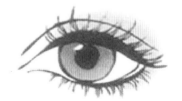

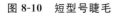

图 8-10　短型号睫毛　　　　图 8-11　中型号睫毛　　　　图 8-12　长型号睫毛

2. 嫁接睫毛与装假睫毛的区别　嫁接睫毛所使用的是特定胶水,保持时间较长,一般在

2 周左右,会随真睫毛的自然代谢脱落而脱落。而普通粘贴的假睫毛在不沾水的情况下一般只能维持 1 天左右。此外,由于嫁接睫毛是一束一束地粘贴上去的,与普通的粘贴假睫毛相比,更具生动、自然、逼真的效果。

3. 方法及步骤 准备大、中、小三种型号的专用假睫毛、专用粘贴胶水、洗睫用品、洗面奶、消炎液、70%酒精等用品。准备眉钳、棉棒、牙签、棉片等用品。根据美容就医者眼形、眼睛大小选择型号适宜的假睫毛。

操作程序如下。

(1) 美容师对嫁接睫毛所需用具及双手进行消毒。

(2) 清洁美容就医者眼部皮肤及睫毛并吹干。

(3) 剪取大小合适的隔离膜(可以是医用胶带、眼膜、眼贴纸),将美容就医者的上、下睫毛隔离开。

(4) 使用睫毛梳或者镊子,将睫毛逐根理顺。

(5) 美睫师需要根据美容就医者睫毛的长短,选择适合的不同材质的睫毛放在水台(亦可以是软垫或干净的无纺布上)。

(6) 嫁接:①将嫁接睫毛的胶水摇晃,目的是将矿物质摇匀。②挤出适量黑胶在胶台上,每次取胶要少,可勤取胶。③镊子夹住睫毛纤维的尾端,将根部 2/3 左右探入胶中,然后轻轻拖出。④粘了胶的睫毛粘至真睫毛的侧面,距离皮肤 0.5～1 mm,不可超过 1.5 mm。用眉钳将真假睫毛夹紧,使其衔接自然。用同样方法分别将一束一束或一根一根的假睫毛粘贴于美容就医者的睫毛根上,直到完成为止。一般情况下,每两束(根)假睫毛的间距在 1～2 mm。

(7) 嫁接后用睫毛刷清扫一遍,检测是否黏附牢固,如有脱落的需要补齐。

(8) 用小风扇或吹风机吹睫毛 5～10 min,睁眼后不刺眼即可。

4. 嫁接假睫毛操作注意事项 ①要注意观察美容就医者睫毛的长短、浓密及眼形大小,以此判定该使用何种类型的假睫毛。②粘睫毛所用胶水的用量要适中,过多会显得不自然,过少睫毛则会粘不上。③粘贴睫毛的动作要快,否则胶水易干,影响粘贴效果。④粘贴时需在睫毛根部留点空隙,以求自然。⑤卸除假睫毛时,切勿将洗睫液带入眼睛里。

5. 拆卸假睫毛注意事项 ①拆卸前务必对用具和双手做消毒处理。②清洁眼部皮肤。③将湿棉片置于下眼睑处。④左手用眉钳轻轻夹住假睫毛,右手取棉棒蘸些洗睫液,从假睫毛根部轻轻向下施力推擦,将假睫毛洗下,直到全部卸下为止。⑤拆卸假睫毛后,在睫毛根部要涂抹一些消炎药液。

6. 嫁接假睫毛后注意事项 ①不能用手或者毛巾揉搓眼睛,以免会对嫁接的睫毛造成不良的影响,对自身的睫毛也会造成不同程度的损害。②嫁接睫毛后的 5～8 h 内,尽量不要让睫毛接触水,或者是长时间处在充满热气、水蒸气的地方,确保嫁接睫毛的胶水完全干透。③嫁接睫毛后,美睫效果已经很显著,应尽量避免使用睫毛膏等油性较强的化妆品,否则会影响嫁接睫毛胶水的黏性和持久性。④可用清爽类眼部化妆品,动作轻柔,尽量避开嫁接的睫毛。每天使用睫毛护理液或者是用睫毛梳梳理睫毛,这样效果更好。⑤嫁接睫毛一般可以维持 4～6 周,会随自身睫毛脱落而掉落,睫毛的生长周期不同、保养情况不同,睫毛维持的时间也不同。

(四)睫毛移植术

浓密纤长的睫毛可以将眼睛装扮得深邃美丽,但睫毛移植时并不是越多越好,而是尽可能美丽又自然。

1. 手术原理 睫毛移植术是应用显微外科手术取出后枕部健康的毛囊组织,经过仔细地分离毛囊组织后,移植到被移植睫毛部位。毛囊存活后便会长出健康的新发,保持原有毛发的一切生物特性,不会再次坏死。

2. 手术时间 睫毛移植手术一般在局麻下完成,可以说手术痛苦不大,术后即可回家,但整个手术时间却较长,主要原因是将毛发分离成单个毛囊或极小的毛胚,需要花费较长时间,移植时则是单个毛囊或极小毛胚进行。

3. 睫毛移植适应人群 由于永久性毛发移植必须选择自体毛发,所以,接受移植者本人必须有一定数量和密度的毛发存在;其次,毛发脱落最好处于相对稳定期,即现阶段无明显大量毛发脱落。

4. 注意事项 在现存的睫毛基础上进行移植,首要考虑的是睫毛移植的方向,防止倒睫现象,把握好移植的角度(即与水平线成 $30°\sim40°$ 角),以达到自然美观的效果。通常情况下,一侧移植 $40\sim50$ 根即可,移植后的睫毛将会保持头发的特性,不断地生长,所以需要进行周期性的修整。

与移植眉毛同样的道理,移植中,需在显微镜下精心寻找并提取与睫毛特性相似的细短绒毛,这就要求分离人员的技术一定要精湛。这样,成功移植后的睫毛才会自然、无瘢痕。

二、脱毛

脱毛一般分为暂时性脱毛和永久性脱毛。

永久性脱毛包括脱毛机脱毛和激光脱毛等,暂时性脱毛包括物理性和化学性脱毛。使用脱毛膏、脱毛液、脱毛霜等进行脱毛的方法属于化学性脱毛,使用冻蜡、热蜡、线、剃刀、眉钳等进行脱毛的方法属于物理性脱毛(图 8-13)。

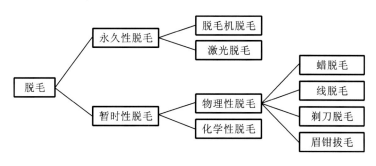

图 8-13 脱毛的分类

(一)永久性脱毛

1. 原理 永久性脱毛的原理是利用脱毛机和激光脱毛的方法作用于毛发,将其拔除,并破坏其毛囊和毛乳头,使毛发不能再生,从而达到永久性脱毛的效果。永久性脱毛常用于脱去腋毛、倒长的睫毛及杂乱生长的眉毛等。

2. 主要用品、用具 美容脱毛机、激光脱毛机、洗面奶、75%酒精、棉签、消炎膏等。

3. 永久性脱毛仪器及操作方法

(1)美容脱毛机:将产生的超高频振荡信号所形成的静电场作用于毛发,将其拔除,并破坏其毛囊和毛乳头,使毛发不能再生,从而达到永久性脱毛的效果。

①操作步骤与方法:a. 将脱毛部位彻底清洁、消毒。b. 将脱毛机的定时器定时,按使用说明书操作,一般定时 5 s。c. 用输电钳将要脱的毛发一根根夹住。d. 接通电源,打开开关。

e.通电 5 s 左右,仪器自动发出报警声,即可拔除毛发。f.将脱毛部位敷涂消炎膏。

这种脱毛方法无痛苦,不损伤周围皮肤,多次使用可使毛囊受损而失去再生能力,达到永久性脱毛的目的。

②脱毛后皮肤的反应及处理:一般情况下使用美容脱毛机脱毛,若操作方法正确,多数人无皮肤损伤,可不做处理。少数皮肤较敏感者会出现局部皮肤微红,甚至轻度红肿。一般在半小时内,异常情况便可自动消失。轻度红肿者可略做冷敷,其症状在一段时间内可消失。

③美容脱毛机脱毛的技术要求与注意事项:a.操作认真,将脱毛部位的每一根毛发都夹住。b.严格按照操作规程操作:先接通电源,后打开开关的顺序。c.严格掌握拔除毛发的定时要求。d.切不可忽略脱毛部位的清洁、消毒及敷涂消炎膏。

(2)激光脱毛:激光能非常顺利地透过皮肤,深达毛囊(毛发生长的部位),由于毛囊中有很多黑色素,所以能优先吸收大量的激光能量并最终转换成热能,使毛囊温度升高,达到破坏毛囊功能的目的。

①操作步骤与方法:a.将脱毛部位彻底清洁、消毒。b.剃除体表毛发,以避免治疗时表皮灼伤。c.将激光头接触治疗区,轻压后照射,瞬间可治疗 9 m^2 面积的区域。一般经 3～5 次疗程可获得满意的效果。

②脱毛后皮肤的反应及处理

操作中:a.疼痛:每次激光照射时,可能有轻微、瞬间的皮肤疼痛,停止照射即消失,无需麻醉。b.红斑:激光照射后在照射区域有暂时性皮肤发红。c.风团:激光照射后,在毛孔处有"一小肿块",1～2 h 后可自然消退。

操作后:激光脱毛时部分人可能会出现暂时性发红或肿胀,甚至轻度皮肤瘙痒,治疗后几小时红肿消退,皮肤恢复正常。激光不会损害皮肤,因此不用做任何处理。脱毛后很少有不适感,不影响正常的生活和工作。脱毛部位不同所需时间也不相同,脱除唇部周围毛发的时间为 5～10 min,脱除双小腿的毛发需要 30～40 min。

③注意事项:激光脱毛适合肤色浅、毛发深的人,如果肤色较深的人,激光会破坏皮肤色素而造成白斑或黑斑,往往需要几个月的时间才能逐渐复原。脱毛后要精心保养、严格防晒。

该方法方便易复发。激光脱毛和光子脱毛的原理相似,但激光的光点很小,治疗时比较麻烦,一般疗程为 3 次,每次间隔一个月至一个半月,而且容易复发。现代常用的脱毛激光包括红宝石激光、紫翠宝石激光、半导体激光及强脉冲光等。

激光治疗会对皮肤的色素造成伤害,出现渗血点,容易形成斑点,可能会留下瘢痕。所以选择前应该考虑清楚,并与医生沟通。

(3)光子脱毛:目前诸多整形医院中已经将光子脱毛作为安全、永久性脱毛的首选方法。通过发射出的特殊强脉冲光穿透皮肤直达毛囊根部,在避免对周围组织损伤的同时,达到去除毛发的效果。

(4)其他:电解除毛是最有效的永久性除毛的方法。该法是将一些针插入毛囊,然后通入弱的直流电,完全破坏毛根。虽然,这种方法较彻底,但必须有经验的皮肤科医生或美容师才可施用。它耗时多,成本费用也较高。对每根毛都要进行处理,即使是有资历的美容师一次也只能清除 25～100 根毛。

(二)暂时性脱毛

1. 暂时性脱毛的原理 暂时性脱毛是利用脱毛蜡、脱毛膏等暂时性将毛发脱去,但不久还会长出新毛。暂时性脱毛可分为化学性脱毛和物理性脱毛。

（1）化学性脱毛：化学性脱毛常用的化学脱毛剂主要有脱毛膏、脱毛霜和脱毛液。其中含有能够溶解毛发的化学成分，可溶化毛干，达到脱毛的目的。此种方法多用于脱细小的绒毛，经常使用可使新生毛发变稀变轻。

化学脱毛剂是现今最流行的脱毛剂，它可使表面的毛发除净，无痛楚，并使皮肤更平滑，且可消除毛头，延缓其生长。

①化学脱毛剂操作方法与步骤：a.洗净脱毛部位。b.将脱毛膏（霜）顺毛发生长方向涂于需脱毛部位的皮肤上。c.等待足够长时间（按产品使用说明），用扁平刮板逆毛发生长方向将脱毛膏和毳毛刮下，或用湿棉片逆毛发生长的方向将脱毛膏和毳毛一同擦下。d.用温水清洗局部皮肤。e.涂护肤霜。

②化学脱毛剂使用注意事项：a.化学性脱毛剂对皮肤刺激性较大，过敏性皮肤不宜使用。b.仔细阅读说明，注意脱毛膏（霜）的效力强度不同，涂皮肤后等待的时间也不同。c.化学脱毛剂对皮肤刺激性大，长时间附着在皮肤上会伤害皮肤，故在使用时，其附着于皮肤的时间不可过长，应及时清理。d.化学脱毛剂一般情况下适用于脱细小的绒毛。e.上唇部皮肤较敏感，一般应避免使用化学脱毛剂。

（2）物理性脱毛

①线脱毛：民间常说的"绞脸"，主要用于脱鬓角绒毛。

②刀剃（刀刮）：用剃刀刮毛。剃毛的主要优点是快捷、简便和有效，适用于怕痛而且皮肤敏感的人。对于除去较粗和较硬的、生长在较平皮肤表面的须毛是很有效的，但对于长于躯体凹凸不平的皮肤表面上（如小腿和腋下）的柔毛，在剪除时易造成皮肤的损伤，而且切除仅至毛孔入口，数天后又长出黑色的毛头，柔毛还会变得粗硬。最好要养成天天刮的习惯，否则长出一层黑色的小胡茬很不雅观。去毛之前在皮肤上涂抹剃膏，就不会伤害到毛囊，这样可以减少刮伤的概率。

③拔毛：用眉钳或小镊子拔毛。

④脱毛器：购买脱毛器的时候，最好选择质量较好的女士专用脱毛器，这样的脱毛器刀片比较柔和，不会伤害娇嫩的皮肤。主要用于除去女性面部和小腿的毳毛、腋毛。

⑤蜡脱毛：蜡脱毛又分为冻蜡脱毛和热蜡脱毛（表8-1），这是美容院常用的脱毛方法，能达到暂时性脱毛效果，此法快速简便、痛感小。然而石蜡脱毛的难点是对技术方面要求较高，关键是打蜡要正确，掌握要领：冻蜡应打厚，便于在使用不同布条时均能揭掉蜡块；热蜡要涂薄，以便揭蜡块时不至于将皮肤扯起来。了解正确的打蜡技法和操作程序是提供满意、安全、舒适的脱毛服务的关键。

表 8-1   冻蜡脱毛和热蜡脱毛方法

项目	冻 蜡 脱 毛	热 蜡 脱 毛
产品	冻蜡，主要成分为多种树脂，黏着性强，可溶于水，成胶状。使用时不用加热，可直接涂于脱毛处皮肤，并与皮肤紧密黏着，无不适感，适用于敏感部位皮肤脱毛	热蜡为蜂蜡与树脂混合而成，一般呈固体状态，使用前需加热熔化，待温度降到适宜的温度时，方可涂在皮肤上

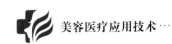

续表

项目	冻 蜡 脱 毛	热 蜡 脱 毛
步骤	①清洁脱毛部位皮肤； ②将需脱毛部位薄薄涂一层爽身粉吸去油脂，起到隔离蜡与皮肤，保护皮肤的作用； ③用扁平刮板将冻蜡顺毛发生长方向薄而均匀地涂于皮肤上； ④将纤维纸平铺覆盖在蜡面上，并轻轻按压，将纤维纸、脱毛蜡与皮肤粘紧； ⑤一手按住皮肤，另一只手执纤维纸边，逆毛发生长的方向快速将纤维纸揭下，毛发会随纸一起脱下； ⑥将局部清洗干净，涂护肤霜或柔肤水，其主要作用是滋润皮肤	①用熔蜡器将蜡块加热熔化； ②将欲脱毛处皮肤清洁干净； ③在欲脱毛处均匀地涂一层爽身粉； ④待蜡降到适宜的温度时，用刮板将蜡顺毛发生长的方向，薄而均匀地涂于脱毛处皮肤； ⑤将纤维纸平铺覆盖于蜡面上，轻按压实； ⑥用一手按住皮肤，另一手持纤维纸边，逆毛发生长的方向快速揭下； ⑦将局部清洗干净，涂护肤霜
区别点	使用方便，广泛适用于各种皮肤，但成本较高	成本较低，操作较麻烦，且应熟练准确地掌握蜡的温度，以免过热灼伤美容就医者或因过凉影响脱毛效果

2. 不同部位蜡脱毛的步骤、方法 由于冻蜡脱毛法具有方便快捷、经济实惠的特点，因而在专业美容院中应用较为广泛。但操作时需掌握一定的技巧，才能取得良好的效果。涂蜡技法和熟练程度是决定效果的关键，只有掌握了正确的涂蜡技法和步骤的美容师才能为美容就医者提供满意、安全、舒适的脱毛服务。

冻蜡脱毛过程中注意打蜡前应将所脱毛部位的皮肤清洁干净，所涂的蜡应尽可能粘紧皮肤，分区小片地进行，取蜡时应将粘住的毛发连根从毛囊中拔出。

（1）四肢脱毛（以热蜡脱毛为例）：四肢热蜡脱毛在美容院脱毛服务中最为普遍。四肢脱毛服务常包括大腿、小腿、手臂等部位。脱毛前美容师应仔细观察该部位的毛发生长情况并根据美容就医者的要求和毛发生长的快慢来提供服务。

①用品、用具：脱毛蜡、扁平刮板、纤维纸、爽身粉、粉扑、熔蜡器等。

②准备工作：a.使用热蜡时，必须先用熔蜡器将蜡块熔化，备用。b.将欲脱毛处皮肤清洁干净。c.用粉扑将爽身粉薄而均匀地涂于四肢需脱毛处的皮肤上。

③操作步骤与方法：a.用扁平刮板取少量脱毛蜡，与皮肤约呈45°角将其顺着毛发生长方向薄而均匀地涂开。b.将纤维纸铺在蜡面上，轻按压实。一手按住皮肤，另一手将纤维纸逆毛发生长的方向快速揭下。继续对其余部位脱毛。c.清洗干净后涂护肤霜。

④注意事项：a.涂脱毛蜡一定要顺着毛发生长方向，揭纸时要逆毛发生长方向。b.揭纸动作要快，否则会感觉疼痛。c.脱毛要彻底，脱毛部位不能有残余毛发。d.使用热蜡时，温度在40～55 ℃为宜，避免烫伤皮肤。e.涂热蜡时，动作要快，以免因蜡冷却凝固而影响脱毛效果。

（2）脱腋毛：由于人体腋下神经丰富，很敏感，故一般采用冻蜡脱腋毛（图8-14）。许多女性顾客喜欢用拔的方式来处理腋下不雅观的毛发，这样容易引起发炎，也易导致毛发向内生长，而用冻蜡脱毛不仅更为安全、可靠，间隔的时间也会更长。

①主要用品、用具：剪刀，其余主要用品和用具同四肢脱毛。

②准备工作：a.将腋毛剪至约1 cm，以方便涂蜡，并增加蜡的附着力。b.将局部皮肤清洁

干净。c.涂爽身粉。

③操作程序:同四肢脱毛方法。

④注意事项:a.腋下毛发向各个方向生长,在打蜡前需仔细观察毛发生长方向。b.修剪腋毛要长短合适,太长或太短均会影响脱毛效果。c.腋部皮肤较敏感,每一次脱毛面积要小,逐步进行,直到完全脱净。

(3)脱唇毛、鬓角绒毛:若上唇部毛发生长较浓密,影响美观,可以用脱毛蜡或脱毛膏脱毛。唇部皮肤非常敏感,脱毛时易变红甚至轻微发肿,去蜡时要格外小心(图 8-15)。

①主要用品、用具:脱毛蜡或脱毛膏,其余用品同脱四肢毛。

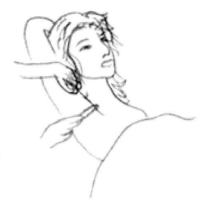

图 8-14 冻蜡脱腋毛

②准备工作(以热蜡脱毛为例):a.加热熔化蜡块。b.局部清洁,涂爽身粉。

③操作步骤与方法:同四肢脱毛方法。

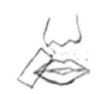

图 8-15 脱唇毛

注意事项:a.上唇左右两侧毛发生长的方向不同,在脱毛过程中应注意观察,分别进行。b.唇部皮肤较敏感,用蜡脱毛时,要小片地脱。避免将蜡滴在不需脱毛的部位。c.唇毛细而柔软,采用化学脱毛剂脱毛具有不易疼痛的特点,但脱毛后应及时用清水清洗干净,以免刺激皮肤。

(4)脱眉毛:如果美容就医者的眉毛很浓而且不规则,长出眉线之外,可先用蜡来除去部分眉毛,然后再用镊子进行修理。此法快速,尤其适合眉毛浓密且杂乱的人士,但在美容院中应用较少。

①工具准备:镜子、剪刀、镊子、棉布条或纤维纸、爽身粉、粉扑、刮板、眉钳、眉笔、清洗溶液、小木片、眼部卸妆液、海绵、冷蜡、茶树精油。

②美容就医者准备:详问美容就医者有无过敏史,征询美容就医者个人意见。

③操作程序及方法

a.修整眉形:漂亮的眉形可以改善整个面部形象,美容师掌握熟练的眉毛成形脱毛技术很重要。每张脸都有其自然形状和特点,美容师应根据美容就医者个人的脸形特点确定其眉形,使修出的双眉自然美观。

将眉笔放置在鼻翼与内眼角之间这条直线上,眉头应该开始于眉笔处,如果有过多的眉毛要脱掉,用笔在那个部位点几下,以作为脱毛的起点。为了找出眉弧线,用眉笔将鼻翼与虹膜外沿连线,眉笔与眉毛相连这一点便是弧形的最高点。眉毛应总是长出眼梢外沿,将眉笔一端放在鼻翼根处,另一端放在眼的外角,确定眉尾。这是标准脸形的修眉标准,对于不同的美容就医者脸形,还应根据其个人特点来确定眉形,增加美感。确定其形状之后,将眉毛刷成光滑的纹路,用眉笔标出从什么地方开始脱毛。递镜子给美容就医者,商量并确认到底哪里的眉毛应该脱掉。

b.清洁和消毒:首先,用眼部卸妆液彻底去除眼妆并朝下清洁眉毛。然后,用热水和海绵彻底清洗要脱毛的部位,直到所有的清洁剂和化妆品被清除掉,然后等皮肤变干。将特长的眉毛修剪掉,更容易脱毛,使美容就医者感觉更舒服。

c.打蜡:将小木片的一端浸入冷蜡中,从眼骨的内侧向外侧抹一薄层蜡,小心不要将蜡滴在不需脱毛的部位。

d.脱毛:将细棉布条轻轻均匀地压在脱毛部位,以打蜡的方向用手指和手掌按平蜡泥,留大约 2 cm 的细棉布边,以便撕下。注意按需要脱毛部位的大小分区涂蜡,小块小块地脱毛,以免沾上不需要脱的毛。以眉毛生长相反的方向快速扯掉布条,拔毛时,蜡块会打卷或迅速地缩回去,朝上拔,否则会把皮肤连同毛发一块撕掉,甚至将毛发扯断,而不是连根拔出。快速扯掉布条后,另一只手快速地放在脱毛部位以抑制神经疼痛。用放大灯检查脱毛部位,用镊子拔掉遗漏的毛发。拿一面镜子给美容就医者,让美容就医者检查脱毛部位并征询其意见。倒几滴茶树精油或柔肤水擦拭脱毛部位,确保没有蜡残留在美容就医者皮肤上。协助美容就医者整理仪容。

需要注意的是,眉形对人的外貌漂亮与否关系很大,清除散乱眉毛时应特别注意对眉形的影响,涂蜡面积不可过大,应谨慎处理。如果眉毛生长不是很乱,最好不用脱毛蜡,用眉钳修整即可。

第三节　毛发的日常护理

一、不同发质的特点

头发是人体的长毛,发质的类型由头部产生的皮脂量决定。以下为五种常见的发质。

1. 油性发质　发丝油腻,洗发次日,发根则出现油垢,容易头痒。这种发质是由于油脂分泌增加,大多与内分泌紊乱、遗传、精神压力大、过度梳理及经常进食高脂食物有关。发质细者,油性头发的可能性较大,这是因为每一根细发的圆周较小,单位面积上的毛囊较多,皮脂腺同样增多,故分泌皮脂也多。

护理:洗发时注意清洁头皮,水温不可过热,否则会刺激头皮,若使用护发素,只需涂在头发上,尽量不要接触到头皮。

2. 干性发质　油脂少,头发干枯、无光泽;缠绕、容易打结;松散,头皮干燥、容易有头皮屑。特别在浸湿的情况下难以梳理,通常头发根部颇稠密,但至发梢则变得稀薄,有时发梢还开叉。头发僵硬、弹性较低,其弹性伸展长度往往小于 25%。干性发质是由于皮脂分泌不足或头发角蛋白缺乏水分,经常漂染或烫发、用过热的水洗发或过度洗发及天气干燥等因素易使头发发干。

护理:不用天天洗发,但要用营养丰富的洗发水,洗发后应用修护液。

3. 中性发质　不油腻,不干燥,柔软顺滑,有光泽,油脂分泌正常,只有少量头皮屑。每天脱发不超过 30 根。如果没有经过烫发或染发,保持原来的发型,则头发柔顺飘逸。

护理:定期修剪头发,保持头发营养充足。

4. 混合性发质　头皮油但头发干,靠近头皮 1 cm 左右以内的头发很多油,越往发梢越干燥甚至开叉。处于行经期的妇女和青春期的少年多为混合型发质。此外,过度进行烫发或染发,又护理不当,也会造成发丝干燥但头皮仍油腻的发质。

护理:可选用油性发质洗发水,然后用营养丰富的护发用品,以防分支及折断。

5. 过敏性发质　头皮容易红肿,头皮屑大块掉下。

护理:洗发时注意清洁头皮及水温,不可过热,使用温和的防敏洗发水,不要太用力刺激头皮。

二、洗发、护发产品的选用

(一)洗发用品

洗发用品的品种繁多,按功用分为普通香波、调理香波、去头屑香波等;按特殊原料分为皂角香波、蛋白香波、芦荟香波等;按不同发质分为干性头发、中性头发、油性头发洗发香波等。

洗发香波不但能清除头发的污垢和头皮屑,而且还具有很多作用:使头发柔顺、滑爽;使头发不缠结、易梳理;增强头发韧性,使头发不易断裂、脱落;修复受损发质,解决头发分叉问题;增加头发光泽,改善头发枯黄、暗淡等情况;具有护色、防晒等功能;适当去油与补充油分;解决头痒、头屑等问题。

(二)护发用品

护发用品主要为护发素(又称头发调理剂),它的主要成分是阳离子季铵盐。一般认为,头发带有负电荷,用香波或香皂(主要是阴离子洗涤剂,肥皂也属于此类)洗发后,会使头发带有更多的负电荷,从而使头发产生静电,致使梳理不便。在使用护发素过程中,其中的主要成分阳离子季铵盐能中和残留在头发表面的阴离子,并留下一层均匀的单分子膜。故使用护发素能使头发柔软、易梳、抗静电,并使头发的机械损伤和化学烫、电烫、染发剂所带来的损伤受到一定程度的修复。

1. 按修复功能分

(1)pH 修护型(又称为深层护发素):如果头发缺水,发质干燥,应该选用 pH 修护型。pH 值呈中性,比较适合中干性发质和受损不太严重的头发(如紫外线照射或日常梳理不当所引起的损伤),使用后能在头发的鳞片表层形成保护膜,平衡 pH 值,有效防止水分流失,用后头发顺滑易梳理,可做日常护理之用,一般每周 1 次。

(2)修复型发膜:如果头发经过多次烫发和染发,头发中的蛋白质、水分和维生素等会流失更多,造成头发重度损伤,应选用修复型发膜。它能够修复多孔的角质层,补充流失的角蛋白、维他素,使角质层中的氢链键重新恢复弹性。

(3)纯蛋白再生生化倒膜:如果头发已完全失去韧性(极度受损,一拉就断),应选择纯蛋白再生生化倒膜。它的主要成分是提取接近头发蛋白组成结构的动、植物纯蛋白,用后能迅速弥补头发表面出现的空洞,配合专业的头皮按摩治疗乳液,能固定发根,促进表皮血液循环,起到再现头发生命力、生化发根的双重功效。

2. 按作用类别分

(1)免洗护发素:可以防止秀发的毛鳞片表面受到损害,产生静电。它里面的某些成分只可以被头发表面所吸收,所以免洗护发素不能够起到根治受损发质的作用。

免洗护发素还包括发尾防护素,它起到防止发尾爆裂、分叉的作用,因为发尾护发素的油性比较大,所以它可使你的发尖看起来更润泽光亮,不易打结。在使用发胶、摩丝、发蜡等之前使用免洗护发素,可以避免给发质带来损害。

(2)水洗护发素:将护发素冲洗干净,保持头发垂直冲洗,这样头发就不再凌乱。护发素在使用的时候,营养已经渗入发丝。所以洗的时候一定要把表面残留的冲干净,不然会产生很多头屑。

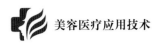

（3）染后护发素：刚染过头发后用一般洗发水洗发，会使颜色褪去很快。因一般洗发水打开的毛鳞片的程度很大，清洗力很强，所以每次洗发会带走许多色素，一般护发素也只能维护其表面，而不会保护其色素。专业的针对染发的洗发水与护发素能够稳定色素粒子，使之不易很快流失。此外吹风机的热也会加快色素脱落，所以，一定要在吹风前涂抹一些含护发素的产品来维护发芯中的色素，使其稳定。

（4）烫发护发素：使用烫后专用的洗发水后，配合其固定卷度护发素使卷度维持得更久，发丝更亮泽。在擦拭头发后、吹风造型前涂抹免冲洗的曲发护发素，可使头发保持天然均衡湿润，补充水分，用于头发开叉、干燥或不易梳理时，有助于保持头发水分，减少静电并增加光泽，在头发做热造型时还能产生保护膜特别适用于细柔的长发。

（三）乌发用品

外用乌发中药具有使须发发黄或者变白者还黑的作用。外用乌发中药主要有柏叶烧灰、芭蕉汁、木香、覆盆子、老姜、黑豆、百合等。先将白发拔去，以压油敷头、煎水洗头、涂发梳头、捣汁外用、皂角水洗头为主，将药点入，以增加疗效。

（四）润发、香发用品

具有明显的香发及润泽毛发的功效，主要用于毛发枯槁、色无光泽等，可令毛发香滑光泽，多系祛风香散润泽之品，可制成香油调涂、散剂掺到头发内，煎水洗头、膏剂涂发、鲜汁涂发、酒剂、香膏等。外用中药主要有鸡子白、猪胆、芭蕉汁、竹沥、薄荷、木瓜、山茶籽等。

（五）染发用品

具有令须发黄白者染之变黑的作用，主要选择生麻油、醋浆水等调涂、皂角水洗头、药物研末拔白发外敷，油剂外涂，膏剂均可。外用药有乌梅、木槿叶、黑大豆、青胡桃、铅丹等。

染发剂是给头发染色的一种化妆品。对苯二胺等氧化剂是染发剂的重要组成部分，它对头发角质蛋白的破坏力较大，易对头发（毛发蛋白）造成损伤。染发剂应安全性好、颜色持久、对头发损伤小。无毒染料制备染发剂可减少对毛发蛋白的直接破坏，不能非可逆性地扰乱毛发的正常结构及其表面脂质层。头发角蛋白丢失的程度随着头发损伤程度的增加而增加，头发的各种损伤与头发角蛋白丢失有着密切的关联。另外，也应当注意防止过敏。

（六）生发用品

具有明显使须发滋生或变长的功效，用之可令须发速生而黑润，包括了涂抹、以药膏剂梳头、水剂外洗、散剂、烧灰、汁液、酒剂等。外用药有侧柏叶、桑白皮、蓖麻子、皂荚叶、浮萍、醋米泔、旱莲草等。

三、自我护理

（一）洗发频率

正确的洗发能保证发质健康。冬、春季皮脂分泌量少，洗发周期略延长；夏季汗腺、皮脂腺分泌旺盛，洗发周期要短；秋季风大气候干燥，头发易痒，洗发周期略短。中性发皮脂分泌量适中，洗头为1次/5～7天；干性发皮脂分泌量少，洗发周期可略长，1次/7～10天；油性发皮脂分泌多，洗发周期略短，1次/3～5天。

（二）洗发的方法

1. 清洗 洗发用水温度应为30～40 ℃，先将头发打湿，再将适量的洗发水倒入手掌，以水稀释后摩擦起泡。如果用量过多,反而会因其中的化学合成物浓度过大而刺激头皮,产生皮屑。

2. 揉搓 用指腹和手掌均匀柔和地搓揉头发和头皮 3～5 min。使洗发水与头发充分结合,不要用力搔抓头发,以避免头发断裂或打结及损伤头皮。

3. 冲洗 以清水反复冲洗头发 3～5 次,直到彻底冲洗干净为止。

4. 护发 略微擦干头发上的水珠,将护发素均匀地抹在整个发区。轻轻按摩 3 min 左右,然后以清水反复冲洗,洗掉多余的护发素。护发素中的营养成分可在头发表面形成保护层,使头发光泽柔软,滋润有型,便于梳理。

5. 吸干 将湿发以干净的干毛巾包裹吸干或擦干水珠,然后用宽齿钝圆头的梳子梳发。头发自然风干最好。

电吹风机喷出的热风会破坏发质,造成头发和头皮的损伤。如果需要用吹风机吹干头发,则吹风机口要离头发有一定的距离,至少应保持 10 cm 的距离,热度不宜过大,且每处停留的时间不宜超过 3 s。吹风机与头发形成的角度应为 70°,吹发时间不宜过长。吹风机口附近热度有时可达 150 ℃左右。头发的基本成分是蛋白质,其中还含有 10%～13%的水分。过长时间频繁地吹风会使头发含水量低于 10%,那样,头发就会变得脆弱易断,头发中的蛋白质在高于 70 ℃的高温中会分解,因此过热地吹风会使头发烧焦。

（三）梳头

梳头有清洁头发和按摩头皮的功能,可以促进头皮的血液循环,增加毛囊的血液供应,有利于毛发的生长。

梳子的优劣会直接影响头发的美,梳子以木质的为佳,尼龙梳可产生毛发静电,忌用硬梳梳理头发,最好是黄杨木梳或水牛角梳。梳齿不要太尖、太硬及过密,以防止对头发及头皮的损伤。

梳头时如果头发较长不易一下梳理开,应先从发梢梳起,逐渐梳向发根,切不可从发根部硬梳。梳头时用发刷反复将头发前后、上下回旋地刷,使头发通顺,具弹性而富光泽。早晚可各刷数十遍。动作要轻柔,用力要均匀。

（四）烫发

毛发的生长需要营养,除正常的呼吸作用以外,人体通过头发供给毛发养分,这种养分供给一时一刻也不能停止。化学烫发剂恰恰有损头皮、毛囊、毛发,特别有损于那些因毛发脱落而裸露的毛囊,会渐渐减弱其供给营养的能力。因此,过多地烫发对头发生长是十分不利的。年轻人烫发周期为 2 个月以上;中年人烫发周期为 6 个月以上;老年人烫发周期在 1 年以上,少女不宜烫发,孕妇禁烫发。

烫发初兴时是用碱热法,随后发展到用电烫法。1930 年出现了"冷烫"法,它是一种近代的烫发方法,与传统的电烫法不同,它是用具有较强还原性的化学药剂使头发卷曲。冷烫法对头发也有一定的损伤,故一年烫发的次数最好不要超过两次。

（五）注意事项

尽量避免使用阴离子表面活性剂,其金属离子产生的沉淀物会沉积于头发表面,既影响美观,又使头发互相缠结,影响梳理,进一步加重毛小皮的损伤。

（罗红柳）

附 录

《美容医疗应用技术》教学大纲

（供医学美容技术、中医学、针灸推拿（美容方向）等专业使用）

一、课程性质

《美容医疗应用技术》是一门以医学美学为基础，运用医疗美容仪器、用品或手法来维护、改善人体容貌美和形体美的应用性学科，其技术来源于医学的各个领域，是医学美容技术专业的一门重要的临床专业课程，也是美容医学的重要组成部分。

《美容医疗应用技术》是医学美容技术专业核心课程之一，对专业人才培养目标中各个职业岗位都需要的、技能水平较强的专业核心能力——面部皮损的激光美容治疗、面部问题的注射美容治疗、美容文饰操作，以及其他美容操作等起到了主要支撑作用。

二、课程目标

通过本课程的理论知识和实践教学使学生掌握医学美容技术的操作规范，掌握美容文饰技术、注射美容技术、激光美容技术，以及其他美容技术的操作方法；熟悉医学美容技术的概念、基本任务、实施范围，养成良好的职业素质。

三、教学内容

根据三年制医学美容技术专业的专业特点，结合学科进展和市场的需求，突出实用性、先进性，本教材选择激光美容技术、高频电美容技术、超声波美容技术、冷冻美容技术、化学剥脱技术、注射美容技术、美容文饰技术、美容化妆技术、美甲技术、毛发养护等作为主要教学内容。

四、编写思路

首先，仍以坚持服务并服从于高职高专医学美容技术专业的人才培养规格和人才培养目标，围绕专业要求和职业能力进行构思设计，以美容师、美容导师、美容讲师等职业技能要求作为出发点，准确定位教材的知识点、技能点，力求符合高素质、高技能美容人才培养的要求，体现高等职业教育的特点。

其次，在编写中坚持质量第一，充分体现教材的科学性、先进性、实用性。本着突出医学美容技术技能的原则，重点介绍常见常用的美容医疗应用技术，优化内容，强调美容医疗技术在预防、治疗、美化皮肤方面的技术知识。

全书共分为 8 章,96 学时。课堂讲授(理论)48 学时,实训(实验)48 学时,不同专业学生具体教学内容和目标可根据实际情况适当调整。其内容包括绪论、美容医疗应用技术的医学美学基础、理化美容技术、注射美容技术、美容文饰技术、美容化妆技术、美甲技术及毛发养护。《美容医疗应用技术》重点突出,图文并茂,特别符合以专业培养目标为导向,以职业技能培养为根本的高等职业教育特色,使学生毕业后能独立、正确处理与专业相关的临床常见问题。

本教材适用于高职高专医学美容技术、中医学、针灸推拿(美容方向)等美容各相关专业的学生使用,也可作为教师参考用书;教材内容涵盖了美容师职业资格考试的相关内容,对美容师、美容导师、美容讲师等美容岗位从业人员也是很好的辅导用书。

五、教学方法

本课程的教学环节包括讲授、练习、示教、视频教学、学生实际操作练习等。通过各环节的教学使学生掌握《美容医疗应用技术》的基本理论知识和操作技能,培养和提高学生的自学能力,分析和解决问题的能力,力求使学生毕业后能从事基本的美容技术服务。

六、教学大纲

第一章　绪　　论

【目的与要求】　要求理解美容医疗应用技术的概念,熟悉实施的范围、基本原则及实施中的纠纷与防范。

【学时】　2 学时。

【教学内容】

(1)美容医疗应用技术的概念和对象。

(2)美容医疗应用技术的实施范围和基本原则。

(3)美容医疗应用技术实施的应用领域及发展前景。

第二章　美容医疗应用技术的医学美学基础

【目的与要求】　熟悉容貌和形体的医学美学基础知识。

【学时】　4 学时。

【教学内容】

(1)容貌的医学美学基础。

(2)形体的医学美学基础。

第三章　理化美容技术

【目的与要求】　掌握 CO_2 激光器光子嫩肤仪的美容应用。熟悉常用美容仪器的美容应用和使用方法及使用注意事项。

【学时】　20 学时。

【教学内容】

(1)激光美容技术。

(2)强脉冲光美容技术。

(3)射频美容技术。

（4）高频电美容技术。

（5）超声波美容技术。

（6）冷冻美容技术。

（7）化学剥脱技术。

（8）红蓝光美容技术。

（9）耳垂穿孔技术。

第四章　注射美容技术

【目的与要求】　掌握注射美容的常用原料及方法。

【学时】　4学时。

【教学内容】

（1）注射美容技术的概述。

（2）透明质酸注射美容技术。

（3）胶原注射美容技术。

（4）自体脂肪颗粒注射美容技术。

（5）羟基磷灰石注射美容技术。

（6）肉毒毒素注射美容技术。

第五章　美容文饰技术

【目的与要求】　掌握眉形设计的方法及眉形与脸形的选择关系；了解文眉的操作步骤，学会使用文眉机；了解文眼线和文唇的意义和操作步骤；掌握各种眼形的眼线设计；掌握各种唇的描画方法。

【学时】　16学时。

【教学内容】

（1）掌握文饰技术的操作：文眉技术、绣眉技术、文唇术、文眼线的操作。

（2）熟悉美容文饰的基本概念、美容文饰的原理、美容文饰的常用文饰用物、美容文饰的消毒剂卫生监控、美容文饰的麻醉方法、美容文饰的常用手法、美容文饰的常用物品、美容文饰的适应证和禁忌证、美容文饰的基本原则。

（3）熟悉美容文饰失败的修复方法。

第六章　美容化妆技术

【目的与要求】　了解美容化妆的目的，作用和化妆要素，熟悉美容化妆用品的种类和应用，掌握美容化妆的原则和化妆技巧。

【学时】　26学时。

【教学内容】

（1）美容化妆的概念和作用、原则、化妆的要素。

（2）美容化妆用品的种类和应用、美容化妆的用品、工具。

（3）色彩基础知识。

（4）化妆的基本步骤和基本方法。

（5）各种常见妆型的特点和化妆技巧。

（6）不同脸形的化妆矫正。

第七章　美　甲　技　术

【目的与要求】　掌握美甲的操作方法。

【学时】　16 学时。

【教学内容】

（1）美甲基础知识。

（2）自然甲的养护。

（3）装饰指甲（指甲彩绘、水晶雕花、贴片指甲、水晶指甲、光疗树脂指甲和丝绸指甲）。

第八章　毛　发　养　护

【目的与要求】　了解毛发的解剖生理，掌握毛发的护理技术。

【学时】　8 学时。

【教学内容】

（1）毛发的结构与生理。

（2）毛发的养护。

（3）脱毛技术。

（4）美睫。

章次	教　学　内　容	理论学时	实验学时	合　计
一	绪论	2	—	2
二	美容医疗应用技术的医学美学基础	4	—	4
三	理化美容技术	14	6	20
四	注射美容技术	4	—	4
五	美容文饰技术	4	12	16
六	美容化妆技术	10	16	26
七	美甲技术	4	12	16
八	毛发养护	6	2	8
	合计	48	48	96

主要参考文献

［1］ 吴继聪,郑云义,吕国钧.美容医疗应用技术——美容医学中的一个应用技术群［J］.实用美容整形外科杂志,2002,13(3):167-168.

［2］ 韩扣兰,张红.医疗美容技术专业的现状与发展［J］.实用医技杂志,2008,15(17):2300-2301.

［3］ 张丽宏.美容实用技术［M］.2版.北京:人民卫生出版社,2004.

［4］ 于江.美容医学造型艺术设计［M］.北京:人民卫生出版社,2010.

［5］ 周生力.整体形象设计［M］.北京:化学工业出版社,2012.

［6］ 周友秀.个人形象设计［M］.2版.长沙:湖南美术出版社,2011.

［7］ 关洁.个人形象设计［M］.北京:中国戏剧出版社,2011.

［8］ 裘名宜.医疗美容技术［M］.北京:人民卫生出版社,2010.

［9］ 聂莉,张秀丽,鲍海平.美容医疗应用技术［M］.2版.北京:科学出版社,2015.

［10］ 安洋.专业化妆技法超精解析［M］.北京:人民邮电出版社,2015.

［11］ 张信江,边二堂.医疗美容技术［M］.2版.北京:人民卫生出版社,2011.

［12］ 韩雪飞.基础化妆［M］.北京:化学工业出版社,2014.

［13］ 张平.中医对头发的养护［J］.河南中医,2013,33(2):298-299.